Ethische Aspekte der medizinischen Altersschätzung bei unbegleiteten minderjährigen Migrantinnen und Migranten

Marius Leander Huesmann

Ethische Aspekte der medizinischen Altersschätzung bei unbegleiteten minderjährigen Migrantinnen und Migranten

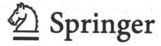

Marius Leander Huesmann
Oldenburg, Deutschland

Diese Arbeit wurde 2021 von der Universitätsmedizin Göttingen als Dissertation im Fach Humanmedizin angenommen und liegt hier in einer ungekürzten Fassung vor. Die Erstbetreuung erfolgte durch Prof. Dr. med. Claudia Wiesemann, Institut für Ethik und Geschichte der Medizin, Universitätsmedizin Göttingen.

ISBN 978-3-658-37765-6   ISBN 978-3-658-37766-3 (eBook)
https://doi.org/10.1007/978-3-658-37766-3

Die Deutsche Nationalbibliothek verzeichnet diese Publikation in der Deutschen Nationalbibliografie; detaillierte bibliografische Daten sind im Internet über http://dnb.d-nb.de abrufbar.

Planung/Lektorat: Renate Scheddin
Springer ist ein Imprint der eingetragenen Gesellschaft Springer Fachmedien Wiesbaden GmbH und ist ein Teil von Springer Nature.
Die Anschrift der Gesellschaft ist: Abraham-Lincoln-Str. 46, 65189 Wiesbaden, Germany

Inhaltsverzeichnis

Abkürzungsverzeichnis

AGFAD	Arbeitsgemeinschaft für Forensische Altersdiagnostik der Deutschen Gesellschaft für Rechtsmedizin
AGS	adrenogenitales Syndrom
AMG	Arzneimittelgesetz
AsylG	Asylgesetzbuch
AWMF	Arbeitsgemeinschaft der Wissenschaftlichen Medizinischen Fachgesellschaften
BGB	Bürgerliche Gesetzbuch
CT	Computertomographie
EDC	endokriner Disruptor
GH	Wachstumshormon
IGF	Insulin-ähnliche Wachstumsfaktoren
JGG	Jugendgerichtsgesetz
o. J.	ohne Jahresangabe
RöV	Röntgenverordnung
SGB	Sozialgesetzbuch
StGB	Strafgesetzbuch
StrlSchV	Strahlenschutzverordnung
UNICEF	United Nations Children's Fund
UN-KRK	Kinderrechtskonvention der Vereinten Nationen
UNSECAR	United Nations und Scientific Committee on the Effects of Atomic Radiation

Tabellenverzeichnis

Einleitung und Fragestellung

In den letzten 25 Jahren hat die Anzahl der Menschen, die sich auf der Flucht befinden, stetig zugenommen. Fluchtursachen sind unter anderem Kriege, Gewalt, Armut, Naturkatastrophen, Arbeitslosigkeit und Diskriminierungen. Die Entscheidung zur Flucht wird dabei selten aufgrund von nur einer Ursache getroffen. 2015 waren 25 Millionen Menschen außerhalb ihres Herkunftslandes auf der Flucht, von diesen waren 11 Millionen minderjährig (vgl. United Nations Children's Fund (UNICEF) 2016, S. 18). Nahezu 100.000 Minderjährige waren ohne ihre Erziehungsberechtigten auf der Flucht (vgl. UNICEF 2016, S. 38). Minderjährige, die alleine fliehen oder auf der Flucht von ihren Erziehungsberechtigten getrennt werden, können vielen Formen von Gewalt ausgesetzt sein und müssen zudem noch ihre Flucht selbstständig organisieren. Darüber hinaus sind einige Minderjährige auch noch Gefahren im Exilland ausgesetzt. Gefahren können dabei sowohl von Einzelpersonen, Personengruppen, staatlichen Akteuren oder von anderen Kindern ausgehen (vgl. UNICEF 2016, S. 17 ff., 34 ff.).

Minderjährige MigrantInnen[1] haben ein erhöhtes Schutzbedürfnis. Daher ist eine bedarfsgerechte Unterbringung dieser Personengruppe auch in Deutschland notwendig. Dies betonte am 11.02.2016 der Beauftragte für Fragen des sexuellen Kindesmissbrauchs Johannes-Wilhelm Rörig in einem ARD Tagesschaubericht von Jörg Seisselberg. Rörig berichtete, dass ihm fast jede Woche Fälle von

---

[1] In der vorliegenden Arbeit wurde der Ausdruck MigrantInnen gewählt, da dies alle Personen einschließt, die sich in einem anderen Land bzw. einer anderen Region, als ihrem Geburtsland oder ihrer Geburtsregion, aufhalten. Der Ausdruck Flüchtling würde nur formal als Flüchtling anerkannte Personen beinhalten, die entsprechende Fluchtgründe vorweisen können. Der Begriff Asylsuchende wiederum bezieht nur Personen mit ein, die Asyl beantragt haben (vgl. UNICEF 2016, S. 124). Darüber hinaus wurde eine Schreibweise mit Binnen-I gewählt, um die weibliche und männliche Form in einem Wort darstellen zu können.

M. L. Huesmann, *Ethische Aspekte der medizinischen Altersschätzung bei unbegleiteten minderjährigen Migrantinnen und Migranten*, https://doi.org/10.1007/978-3-658-37766-3_1

(sexueller) Gewalt gegen Kinder gemeldet würden, die in Erwachsenenunterkünften untergebracht seien. „Täter seien sowohl Helfer und Wachpersonal, als auch Flüchtlinge" (Seisselberg 2016).

Aufgrund ihrer besonderen Schutzbedürfnisse müssen unbegleitete[2] minderjährige MigrantInnen in Deutschland nach § 42 SGB VIII (8. Sozialgesetzbuch) durch das Jugendamt in Obhut genommen werden. So soll eine den Schutzbedürfnissen und Bedarfslagen entsprechende Unterbringung, Versorgung und Betreuung sichergestellt werden. Am 01. November 2015 trat hierzu das Gesetz zur Verbesserung der Unterbringung, Versorgung und Betreuung ausländischer Kinder und Jugendlicher (vgl. Bundesgesetzblatt Jahrgang 2015 Teil I Nr. 42) in Kraft.

Laut einem Bericht über die Situation unbegleiteter ausländischer Minderjähriger in Deutschland an den Deutschen Bundestag waren am 01. Februar 2017 43.840 unbegleitete Minderjährige in Deutschland in der Obhut der Kinder- und Jugendhilfe. Bei einem nicht unerheblichen Teil handelte es sich um Halbwaisen oder Waisen. Die häufigsten Herkunftsländer waren Afghanistan, Syrien und der Irak. Im Jahre 2015 beispielsweise waren 91 % der unbegleiteten Minderjährigen männlich und 68 % in einem Alter von 16 oder 17 Jahren. Die 14- bis 15-Jährigen stellten mit 24 % die zweitgrößte Gruppe dar (vgl. Deutscher Bundestag 18/11540, S. 5 ff.).

Die Minderjährigkeit ist eine Grundvoraussetzung für eine Inobhutnahme. Die Minderjährigkeit zu belegen stellt für einige Personen eine erhebliche Schwierigkeit dar. Die Gründe liegen unter anderem darin, dass in einigen Ländern keine Geburtsurkunden ausgestellt werden (jährlich bleiben rund 48 Millionen Kinder weltweit ohne eine Geburtsurkunde) oder die Urkunden vor oder während der Flucht verloren gehen (vgl. Deutsches Komitee für UNICEF 2006; UNICEF 2016, S. 40). Der fehlende Altersnachweis führt im Rahmen der Inobhutnahme zu Problemen. Nach § 42f SGB VIII hat das Jugendamt durch die Einsichtnahme in Ausweispapiere sowie ähnliche Dokumente oder mit Hilfe einer qualifizierten Inaugenscheinnahme das Alter einzuschätzen und festzustellen. Sollte dies nicht gelingen und weiterhin Zweifel an der Minderjährigkeit bestehen, kann die betroffene Person selbst, der/die VertreterIn oder das Jugendamt von Amtswegen eine ärztliche Untersuchung zur Altersschätzung veranlassen (vgl. § 42f SGB VIII). Die Methoden für eine medizinische Altersschätzung werden vom Gesetzgeber nicht benannt. So heißt es in den Beschlussempfehlungen

---

[2] „Ein ausländisches Kind oder ein ausländischer Jugendlicher ist grundsätzlich dann als unbegleitet zu betrachten, wenn die Einreise nicht in Begleitung eines Personensorgeberechtigten oder Erziehungsberechtigten erfolgt; dies gilt auch, wenn das Kind oder der Jugendliche verheiratet ist" (§42f I SGB VIII).

des Ausschusses für Familie, Senioren, Frauen und Jugend zum Entwurf eines
Gesetzes zur Verbesserung der Unterbringung, Versorgung und Betreuung ausländischer Kinder und Jugendlicher lediglich: „Die ärztliche Untersuchung ist mit
den schonendsten und soweit möglich zuverlässigsten Methoden von qualifizierten medizinischen Fachkräften durchzuführen" (Deutscher Bundestag 18/6392,
S. 21). Die Arbeitsgemeinschaft für Forensische Altersdiagnostik (AGFAD) der
Deutschen Gesellschaft für Rechtsmedizin hat zwei Empfehlungen für eine medizinische Altersschätzung herausgeben: die *Empfehlungen für die Altersdiagnostik
bei Jugendlichen und jungen Erwachsenen außerhalb des Strafverfahrens* sowie
Aktualisierte Empfehlungen für Altersschätzungen bei Lebenden im Strafverfahren.
Letztere gelten laut der AGFAD auch für Altersschätzungen außerhalb des Strafverfahrens, wenn eine Rechtsgrundlage für Röntgenuntersuchungen ohne eine
medizinische Indikation vorliegt (vgl. Lockemann et al. 2004; Lockemann et al.
o. J.; Schmeling et al. 2008; Schmeling et al. o. J.). Für die Altersdiagnostik bei
Jugendlichen und jungen Erwachsenen außerhalb des Strafverfahrens empfiehlt
die *AGFAD* „eine körperliche Untersuchung mit Erfassung anthropometrischer
Maße (Körperhöhe und -gewicht, Körperbautyp), der sexuellen Reifezeichen*
sowie möglicher altersrelevanter Entwicklungsstörungen" und eine „zahnärztliche Untersuchung mit Erhebung des Zahnstatus und Gebißbefundes, wobei die
Anfertigung von Röntgenaufnahmen nicht zulässig ist" (Lockemann et al. o. J.,
S. 2). Das Sternchen (*) weist auf eine Fußnote hin, in der festgehalten ist, dass
bei medizinischen Altersschätzungen im Auftrag von Jugendämtern nach § 42f
SGB VIII eine Genitalinspektion unzulässig ist (vgl. Lockemann et al. o. J., S. 2).
Weitere Einschränkungen zur Evaluation der sexuellen Reifezeichen werden nicht
beschrieben.

Die Empfehlung für Altersschätzungen im Strafverfahren, die auch bei Vorliegen einer Rechtsgrundlage für Röntgenuntersuchungen ohne eine medizinische
Indikation genutzt werden soll, umfasst folgende Untersuchungen:

- die körperliche Untersuchung mit Erfassung anthropometrischer Maße (Körperhöhe und -gewicht, Körperbautyp), der sexuellen Reifezeichen* sowie möglicher
  alterungsrelevanter Entwicklungsstörungen,
- die Röntgenuntersuchung der linken Hand,
- die zahnärztliche Untersuchung mit Erhebung des Zahnstatus und Röntgenuntersuchung des Gebisses,
- bei abgeschlossener Handskelettentwicklung eine zusätzliche Untersuchung der
  Schlüsselbeine, zurzeit bevorzugt mittels konventioneller Röntgendiagnostik bzw.
  Computertomographie (Schmeling et al. o. J., S. 2).

Auch hier weist das Sternchen (*) darauf hin, dass bei einer Altersschätzung im Auftrag von Jugendämtern nach § 42f SGB VIII eine Genitalinspektion unzulässig ist (vgl. Schmeling et al. o. J., S. 2). Weitere Einschränkungen zur Evaluation der sexuellen Reifezeichen werden auch hier nicht beschrieben.

Insbesondere die Probleme der Genitaluntersuchungen, der Zulässigkeit der Röntgenuntersuchungen und der Eindeutigkeit, mit der ein Alter nachgewiesen werden kann, wurden in den Medien immer wieder thematisiert. In den letzten Jahren fand darüber eine kontroverse Diskussion statt. Die Unzulässigkeit von Genitaluntersuchungen beispielsweise wurde im Rahmen der Gesetzesnovelle vom 01. November 2015 thematisiert (vgl. Deutscher Bundestag 18/6392, S. 21). Die Empfehlungen der AGFAD beinhalten diese dennoch weiterhin, machen aber entsprechend eine Ausnahme bei der Anordnung der Altersschätzung durch das Jugendamt (vgl. Schmeling et al. o. J.; Schmeling et al. 2008).

Die Diskussion um die medizinische Altersschätzung wurde über die letzten Jahre kontrovers geführt. Am 04.01.2018 beispielsweise druckte die Zeitung Die Zeit ein Interview mit dem Rechtsmediziner Prof. Dr. med. Klaus Püschel ab. Klaus Püschel ist Direktor des Instituts für Rechtsmedizin am Universitätsklinikum Hamburg-Eppendorf und Mitherausgeber der Zeitschrift Rechtsmedizin. In dem Interview führte Klaus Püschel aus, dass er die Entscheidung die Genitaluntersuchungen nicht mehr durchführen zu lassen zwar für falsch halte, diese aber respektieren würde. Er halte die Durchführung der Genitaluntersuchungen für unbedenklich und sei überzeugt, im Falle der medizinischen Altersschätzung im Sinne der Untersuchten zu handeln, da das Ergebnis für die betroffenen Person mehr Sicherheit und Ruhe bedeute. Darüber hinaus befürworte er die Untersuchungen, da diese, wie er angibt, in 95 % das richtige Ergebnis liefern würden und keine Erwachsenen in Einrichtungen von Kindern und Jugendlichen untergebracht werden sollten (vgl. Tieg 2018).

Bereits 2014, vor der Gesetzesnovelle, publizierte der Kinderarzt Dr. med. Thomas Nowotny einen Beitrag im Deutschen Ärzteblatt, der die Aussagesicherheit der verwendeten radiologischen Untersuchungsmethoden und der körperlichen Untersuchung anzweifelte. Darüber hinaus wurde die Zulässigkeit der Röntgendiagnostik verneint und die Genitaluntersuchungen als oft entwürdigend dargestellt (vgl. Nowotny et al. 2014, S. A-786 ff.). Thomas Gerst beschrieb 2015 in einer Randnotiz des Deutschen Ärzteblatts, dass die Altersschätzung keine ärztliche Aufgabe sei. Er zog hierzu eine Entschließung des 117. Deutschen Ärztetages (2014) heran, nach der eine Altersschätzung mittels Röntgenverfahren medizinisch nicht vertretbar sei (vgl. Gerst 2015, S. A-1261; 117. Deutscher Ärztetag 2014). Klaus Püschel dagegen bekräftigte 2015 in einem Leserbrief im Deutschen Ärzteblatt den Einsatz der Röntgendiagnostik und wies darauf hin, dass es bisher keine Gerichtsentscheidungen gab, die die Röntgendiagnostik zur Altersschätzung gänzlich als nicht zulässig erklärt habe. Des Weiteren legte er dar, dass die medizinische Altersschätzung sehr wohl ärztliche Aufgabe sei (vgl. Püschel 2015, S. A-1674).

2016 erschien im Deutschen Ärzteblatt eine Übersichtsarbeit von Schmeling et al. (2016) zur medizinischen Altersschätzung. Prof. Dr. med. Andreas Schmeling ist stellvertretender Direktor des Instituts für Rechtsmedizin des Universitätsklinikum Münster. Neben der Aussagesicherheit der Methoden wurde in diesem Artikel die gutachterliche Tätigkeit von ÄrztInnen hervorgehoben (vgl. Schmeling et al. 2016, S. 44 ff.). Im selben Jahr publizierte die Zentrale Ethikkommission bei der Bundesärztekammer (ZEKO) eine Stellungnahme zur medizinischen Altersschätzung bei unbegleiteten jungen Flüchtlingen. Diese plädierte für eine systematische Evaluation der Aussagekraft der Untersuchungsmethoden und für eine Analyse von deren Vereinbarkeit mit ethischen und juristischen Grundsätzen, gerade aufgrund der verwendeten Röntgendiagnostik und der Genitaluntersuchungen. Bis dahin solle man sich bei der Altersschätzung an den Empfehlungen der AGFAD für Untersuchungen außerhalb von Strafverfahren orientieren, wobei die ZEKO Genitaluntersuchungen zum Zwecke der Altersschätzung ablehnt (vgl. Bundesärztekammer 2016, S. A-1 ff.). Der Vorstand der Deutschen Gesellschaft für Rechtsmedizin kritisierte die Stellungnahme. Das Ziel einer medizinisch-wissenschaftlichen Stellungnahme mit rechtlichen und ethischen Schlussfolgerungen sei nicht erreicht worden, da die Behauptungen zur Aussagesicherheit der Methoden nicht zutreffend gewesen seien (vgl. Vorstand der Deutschen Gesellschaft für Rechtsmedizin 2016). Ähnliche Kritik übten auch Andreas Schmeling und Ernst Rudolf in einem Leserbrief im Deutschen Ärzteblatt (vgl. Schmeling und Rudolf 2016, S. A-2109 f.).

Kontroversen betrafen insbesondere die Aussagekraft der einzelnen Untersuchungsmethoden, die Zulässigkeit der Genitaluntersuchungen und der röntgenologischen Diagnostik. Eine solche detaillierte Analyse und eine darauf aufbauende ethische Bewertung der medizinischen Altersschätzung fehlt bisher. Die vorliegende Arbeit versucht diese Lücke zu schließen. Erste Ergebnisse dieser Arbeit wurden 2016 publiziert (vgl. Huesmann und Wiesemann 2016).

Bei der Annäherung an dieses komplexe Thema stellt sich zuallererst die Frage, wer von der medizinischen Altersschätzung betroffen ist. Dies ist in der Regel jene Altersgruppe, denen eine Minderjährigkeit nicht mehr direkt anzusehen ist, weil sie an der Grenze zur Volljährigkeit liegt. Darunter fallen etwa Personen, die den Behörden gegenüber ein Alter von 16 oder 17 Jahren angeben ohne dieses belegen zu können. Bei einem 12-Jährigen ist dagegen davon auszugehen, dass aufgrund von Verhaltensweisen und direkt sichtbaren körperlichen Merkmalen eine Minderjährigkeit ohnehin eher angenommen werden wird. Zusätzlich stellt die Altersgruppe der 16- und 17-Jährigen typischer Weise die größte Gruppe der unbegleiteten minderjährigen MigrantInnen in Deutschland dar (vgl. für das Jahr 2015 Deutscher Bundestag 18/11540, S. 5 ff.).

Für die ethische Diskussion erscheint relevant, zu identifizieren vor welchem Hintergrund die medizinische Altersschätzung angefordert wird, ob also die medizinische Altersschätzung zum Beispiel vor dem Hintergrund einer Inobhutnahme nach § 42 SGB VIII, aufenthaltsrechtlicher Erwägungen nach § 49 AufenthG (Aufenthaltsgesetz) oder im Rahmen eines Strafverfahrens stattfindet. In einem Strafverfahren muss die Diskussion über die Veranlassung der medizinischen Altersschätzung mit anderen Grundannahmen geführt werden als zur Inobhutnahme. Im Strafverfahren handelt es sich sowohl um eine richterliche Anordnung als auch gegebenenfalls um eine Abwägung gegen die Interessen einer direkt geschädigten Person. Bei einer richterlichen Anordnung ist davon auszugehen, dass für den Einzelfall ein Für und Wider der Anordnung der medizinischen Altersschätzung berücksichtigt wurde. In der vorliegenden Arbeit wurde der Fokus deshalb auf medizinische Altersschätzungen außerhalb von Strafverfahren gelegt, da in diesen Fällen meistens keine richterliche Anordnung besteht.

Für die vorliegende Arbeit ergeben sich aus diesen Vorüberlegungen zwei Hauptfragen: (1) Wie sicher ist die medizinische Altersschätzung, wenn es darum geht, eine Minderjährigkeit oder Volljährigkeit bei Personen nachzuweisen, die ein Alter von 16 oder 17 Jahren angeben? (2) Sind die Methoden der medizinischen Altersschätzung, die derzeit außerhalb von Strafverfahren eingesetzt werden, ethisch gerechtfertigt? Diese sollen im Rahmen der vorliegenden Arbeit beantwortet werden.

Methodische Grundlage der vorliegenden Arbeit

2

Um die erste Frage beantworten zu können, müssen die Untersuchungsmethoden der medizinischen Altersschätzung dargelegt und hinsichtlich ihrer Aussagekraft bewertet werden. Hierdurch wird eine Grundlage für die anschließende ethische Diskussion geschaffen. Für die zweite Frage nach der ethischen Bewertung von Methoden der medizinischen Altersschätzung ist die Aussagekraft der Untersuchungen von Bedeutung, da diese Annahmen mit in die ethische Analyse einfließen. Dies gilt insbesondere vor dem Hintergrund der Einschränkung in der Fragestellung, da es nicht um eine generelle Aussagekraft der Untersuchungen geht, sondern explizit um die Aussagekraft bei der größten Gruppe der unbegleiteten minderjährigen MigrantInnen, die Gruppe der 16- bis 17-Jährigen. Um sich der ersten Fragestellung der Arbeit zu nähern werden Primärstudien und soweit verfügbar Übersichtsarbeiten herangezogen. Da es irreführend sein kann, der Evidenz einzelner wissenschaftlicher Primärstudien zu vertrauen (vgl. Cochrane Deutschland et al. 2017, S. 7), werden jeweils mehrere Studien herangezogen. Somit wird die erste Frage der vorliegenden Arbeit mit einer Übersichtsarbeit beantwortet werden, bei dem die genutzten medizinischen Untersuchungsmethoden beschrieben und wissenschaftlich-kritisch gewürdigt werden. Im Folgenden wird zuerst erläutert, nach welchen Kriterien die Auswahl der Studien für die Übersicht der medizinischen Untersuchungsmethoden zur Altersschätzung stattfindet. Anschließend wird ausgeführt, welcher methodische Ansatz für die ethische Analyse zur Beantwortung der zweiten Frage verwendet wird.

© Der/die Autor(en), exklusiv lizenziert an Springer Fachmedien Wiesbaden GmbH, ein Teil von Springer Nature 2022
M. L. Huesmann, *Ethische Aspekte der medizinischen Altersschätzung bei unbegleiteten minderjährigen Migrantinnen und Migranten*,
https://doi.org/10.1007/978-3-658-37766-3_2

2.1 Analyse der Verfahren der medizinischen Altersschätzung

Um die eingesetzten Verfahren zur medizinischen Altersschätzung analysieren zu können, werden die derzeit genutzten Verfahren identifiziert und hinsichtlich ihrer Aussagekraft ausgewertet. Hierzu werden die Leitlinien der Arbeitsgemeinschaft für Forensische Altersdiagnostik (AGFAD) der Deutschen Gesellschaft für Rechtsmedizin sowie Fachzeitschriften, wie zum Beispiel Rechtsmedizin oder International Journal of Legal Medicine, herangezogen. So konnten die vier Untersuchungsbereiche körperliche Untersuchung, Beurteilung der Handverknöcherung, Weisheitszahnbeurteilung und röntgenologische Untersuchung der Schlüsselbeine mit den hierfür jeweils verwendeten Verfahren identifiziert werden. Die Tabelle 2.1 stellt die in der vorliegenden Arbeit diskutierten Methoden dar.

Tabelle 2.1 Identifizierte Untersuchungsmethoden der medizinischen Altersschätzung

Untersuchung	Methoden
Körperliche Untersuchung	– Tanner et al. (1962) – Flügel et al. (1986)
Handverknöcherung	– Greulich und Pyle (1959) – Thiemann und Nitz (2006) – Tanner und Whitehouse (1983) – Schmeling et al. (2004)
Weisheitszahnbeurteilung	– Demirjian et al. (1973) – Olze et al. (2010a, b)
Schlüsselbeinverknöcherung	Konventionelles Röntgen: – Schmeling et al. (2004) Computertomographie: – Schmeling et al. (2004) – Kellinghaus et al. (2010b)

(vgl. Schmeling et al. 2008; Schmeling 2011).

Bei den Erstbeschreibungen der körperlichen Untersuchung zur Altersschätzung und zur Beurteilung der Handverknöcherung reichen die Altersspannen nur bis an die Grenze der Volljährigkeit bzw. bis zur Volljährigkeit; die Studien werden deshalb nur eingeschränkt aussagekräftig für die hier verhandelte Fragestellung sein. Aus diesem Grund fiel die Entscheidung, diese nur zu beschreiben und mittels selektiv ausgewählter Studien ihre Aussagekraft zu prüfen. Das

Röntgen der Weisheitszähne wiederum erfasst den Bereich der Volljährigkeit, weshalb diese Methode genauer beschrieben wird. Allerdings werden auch hier selektiv Studien ausgewählt und wenn möglich Übersichtsarbeiten mit einbezogen, da eine systematische Übersichtsarbeit den Rahmen der vorliegenden Arbeit überschreiten würde. Für den Bereich der körperlichen Untersuchung, der röntgenologischen Untersuchungen der Hand und der Weisheitszähne wurden zur Identifizierung von relevanten Studien die Suchbegriffe „age" „assessment", „estimation", „determination", „forensic", „hand", „wrist", „greulich", „tanner", „flügel", „fluegel", „orthopantomogram", „third molar", „demirjian" – in unterschiedlichen Abhängigkeiten – in der Datenbank PubMed genutzt. PubMed ist eine umfassende Meta-Datenbank für den biomedizinischen Bereich des National Center for Biotechnology Information (U.S. National Library of Medicine).

Beim Röntgen der Weisheitszähne fielen bei der Identifizierung der Methoden zwei neue Ansätze (Olze et al. 2010a, b) zur Beurteilung der Weisheitszähne auf. Hier wird versucht den aktuellen Forschungsstand zu beleuchten. Hierzu fand eine PubMed-Suche mit den Schlagworten „age", „estimation", „assessment", „determination", „olze", „third molar", „periodontal ligament", „root pulp" in unterschiedlichen Abhängigkeiten statt.[1] Zudem werden Querverweise aus anderen Studien mitberücksichtigt. Die Studien werden soweit vorhanden mit der Sensitivität, Spezifität, dem Mindestalter, Höchstalter, der Standardabweichung und der Anzahl der ProbandInnen pro Altersgruppe dargestellt.

Bei der neueren Methode der röntgenologischen Untersuchung der Schlüsselbeinverknöcherung wird das konventionelle Röntgen nur der Übersicht halber dargestellt, da sich die aktuellen Empfehlungen aufgrund einer höheren Genauigkeit für die computertomographischen (CT) Untersuchungen aussprechen. Für die CT-Untersuchungen der Schlüsselbeinverknöcherung wird auf den aktuellen Forschungsstand eingegangen. Hierzu wurde nach den Empfehlungen des PRISMA-Statement für systematische Übersichtsarbeiten eine systematische Literaturrecherche durchgeführt (vgl. Ziegler et al. 2011, S. e9 ff.). Die initiale Idee, nur Studien einzuschließen, die die Sensitivität und Spezifität sowie den positiven und negativen prädiktiven Wert berechnen, um die Aussagekraft der Studien besser vergleichen zu können, musste nach einer Schlagwortsuche leider aufgegeben werden. In keiner der so identifizierten Studien wurden diese Parameter berechnet. Somit werden als Einschlusskriterien Altersangaben in den jeweiligen Stadien, die nach Frauen und Männern getrennt angegeben sind, und die Angabe der ProbandInnenanzahl in den jeweiligen Altersgruppen gewählt.

---

[1] Die Schlagwortsuche fand am 17.10.2019 statt. Die beschriebene Studie Al Qattan et al. (2020), wurde bereits 2019 vorab online veröffentlicht.

Dabei werden nur Studien berücksichtigt, in denen mehr als 150 ProbandInnen untersucht wurden, um auf aussagekräftige Studienkohorten zurückgreifen zu können. Davon ausgenommen sind Studien, in denen eine neue Methode erstmals beschrieben wird. Darüber hinaus müssen die Studien in Deutsch oder Englisch verfasst worden sein. Von vornherein ausgeschlossen werden Studien, deren Ziel nicht direkt die Altersbestimmung ist, sondern zum Beispiel die Überprüfung einer Bildaufnahmetechnik. Um den Pool der Studien, die mit einbezogen werden können, so groß wie möglich zu halten, wird die CT-Schichtdicke auf kleiner als zehn Millimeter festgesetzt, und es werden Studien mit einbezogen, die neben der fortgeschritteneren Schlüsselbeinseite auch die weniger entwickelte Schlüsselbeinseite evaluieren. Zudem werden auch Studien einbezogen, die eine abgewandelte Stadieneinteilung benutzen, wenn diese mit den Stadien nach Schmeling et al. (2004) und Kellinghaus et al. (2010b) zu vergleichen sind.

Die Literaturrecherche fand in zwei Datenbanken statt, zum einen bei der bereits beschrieben Meta-Datenbank PubMed und zum anderen bei Google Scholar, da diese Suchmaschine auch Artikel abdeckt, die nicht zwingend in spezialisierten Datenbanken vorhanden sind. Für die Schlagwortsuche wurde die Schlagwortabfolge „age and (estimation or assessment or determination) and (clavicle or clavicular) and (schmeling or kellinghaus)" verwendet. Die Suche ist auf die Jahre bis einschließlich 2019 beschränkt. Bei PubMed wurden 53 Treffer und bei Google Scholar 192 Treffer erzielt. Nach dem Entfernen von Duplikaten verblieben 212 Artikel. Diese Artikel wurden anschließend nach ihrem Titel für die Fragestellung der vorliegenden Arbeit bewertet. Hierdurch wurden 44 Artikel identifiziert, deren jeweilige Überschrift zur Fragestellung der vorliegenden Arbeit passt. Von diesen Artikeln wurden die Abstracts auf die Ein- und Ausschlusskriterien hin untersucht. 18 Artikel wurden aus folgenden Gründen ausgeschlossen: Bei einem Artikel ist die Studienkohorte zu klein, zwei sind in Chinesisch verfasst, zwei erklären lediglich die Methoden der Altersschätzung, drei beziehen sich auf das konventionelle Röntgen und zehn Artikel vergleichen verschiedene Untersuchungsmethoden bzw. Bildgebungsverfahren. Bei den verbleibenden 26 Artikeln wurden Volltextanalysen durchgeführt. Hierdurch wurden weitere neun Artikel ausgeschlossen. Bei einem Artikel fehlt die Geschlechteraufteilung, bei einem anderen ist die Studienkohorte zu klein, drei weitere verwenden andere, nicht äquivalente Methoden zur Altersschätzung und bei vier Artikeln liegen keine Angaben zur Altersverteilung vor. Somit wurden 17 Studien für die weiterführende Analyse identifiziert (siehe hierzu Abbildung 2.1).

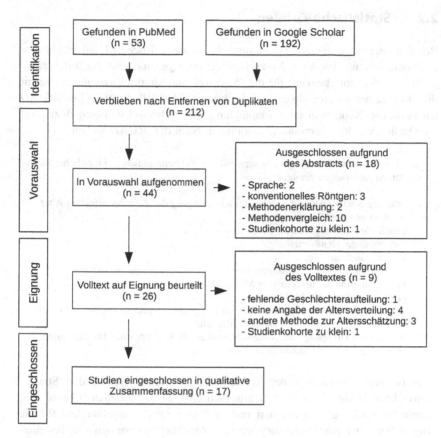

Abbildung 2.1 Flussdiagramm zur systematischen Literaturrecherche. (nach Ziegler et al. 2011, S. e11, herunterladbare Vorlage, die von WissenschaftlerInnen verwendet werden kann)

In der vorliegenden Arbeit wurden die Ergebnisse der systematischen Literaturrecherche überprüft, indem die in zwei systematischen Übersichtsarbeiten (Hermetet et al. 2018; Ding et al. 2018) eingeschlossenen Studien mit den eigenen identifizierten Studien abgeglichen wurden. Zusätzlich wurden die Literaturverzeichnisse der bereits identifizierten Studien auf weitere Studien überprüft, die den Ein- und Ausschlusskriterien entsprechen. Schlussendlich konnten hierdurch keine weiteren Studien identifiziert werden, die mit in die Analyse hätten einfließen können.

2.2   Statistische Größen

Bei den Methoden zur Altersschätzung wird „unter Rückgriff auf publizierte Referenzdaten auf das Alter des zu Beurteilenden geschlossen" (Gelbrich et al. 2010, S. 459). Entscheidend für die Präzision von Altersschätzungen ist somit die Qualität der Referenzdaten (vgl. Gelbrich et al. 2010, S. 459). Die *AGFAD* hat in diesem Kontext in ihren Empfehlungen für Altersschätzungen Bezug auf die Qualität von Referenzstudien genommen. Nach der *AGFAD* sollten

> die für forensische Altersdiagnosen verwendeten Referenzstudien [...] möglichst folgenden Anforderungen genügen:
>
> – adäquate Stichprobengröße, unter Berücksichtigung der Zahl der erfassten Altersklassen und Bevölkerungsgruppen,
> – gesicherte Altersangaben der Probanden,
> – gleichmäßige Altersverteilung,
> – Geschlechtertrennung,
> – Angabe des Untersuchungszeitpunktes,
> – klare Definition der untersuchten Merkmale,
> – genaue Beschreibung der Methodik,
> – Angaben zur Referenzpopulation hinsichtlich genetisch-geographischer Herkunft, sozioökonomischem Status, Gesundheitszustand,
> – Angabe von Gruppengröße, Mittelwert und einem Streuungsmaß für jedes untersuchte Merkmal (Schmeling et al. 2008, S. 452).

Zum besseren Verständnis der Referenzstudien werden die in den Studien verwendeten statistischen Größen arithmetisches Mittel, Median, Quartil und Standardabweichung kurz erläutert und in Bezug zur Aussagefähigkeit für die Fragestellung der Altersschätzung gesetzt. Anschließend werden die Testgütekriterien Sensitivität und Spezifität beschrieben und allgemeine Aussagen zur Stichprobengröße und Altersverteilung gemacht.

2.2.1   Mittelwert (Arithmetisches Mittel)

Der Mittelwert (arithmetisches Mittel) wird gebildet, indem alle Werte addiert und die resultierende Summe durch die Anzahl der Werte dividiert wird. Der Mittelwert berücksichtigt also alle Werte des Datensatzes mit gleichem Gewicht. Wenn zum Beispiel der größte Wert deutlich vergrößert wird, hat dies auch einen Effekt auf den Mittelwert (vgl. Mittag 2012, S. 59). Dieser ist also ein Lagemaß, der die zentrale Tendenz der Daten angibt (vgl. Benesch 2013, S. 29).

Die dem arithmetischen Mittel zugrunde liegende Idee ist, dass als Stellvertreter aller aufgetretenen Daten jene Zahl gewählt wird, die sich bei einer gleichmäßigen Aufteilung der Summe aller Daten (genannt die Merkmalssumme) auf die Beobachtungseinheiten ergeben würde. Das arithmetische Mittel der Einkommen ist also jenes, das auf jeden Einzelnen fallen würde, wenn das gesamte Einkommen aller Personen gleichmäßig auf alle Personen aufgeteilt werden würde. (Benesch 2013, S. 30)

2.2.2 Median (Zentralwert)

Der Median (Zentralwert) ist „grob gesprochen, der 'mittlere' Wert des geordneten Datensatzes" (Mittag 2012, S. 58). Wenn die Werte des Datensatzes nach der Größe geordnet werden, liegt der Median im Zentrum der Daten (vgl. Hornsteiner 2012, S. 30). „Der Median teilt also die Daten in zwei gleichgroße Hälften. Er ist das 50 %-Quantil" (Hornsteiner 2012, S. 30). Hierdurch ist dieser nicht so anfällig für extreme Werte (vgl. Mittag 2012, S. 59).

2.2.3 Spannweite

Durch die Kenntnis des Schwerpunktes (z. B. Mittelwert) wird noch nicht deutlich wie die einzelnen Werte des Datensatzes verteilt sind, ob sie zum Beispiel sehr weit verteilt oder sehr nah beieinander liegen (vgl. Mittag 2012, S. 64). Zur Verdeutlichung der Streuung von Daten kann die Spannweite der Daten genutzt werden, gerade wenn die Extremwerte von besonderem Interesse sind (vgl. Benesch 2013, S. 41). Errechnet wird die Spannweite „durch die Differenz zwischen größtem und kleinstem Wert aller vorliegenden Beobachtungen" (Benesch 2013, S. 41).

2.2.4 Quartil und Perzentil

Ein weiteres Hilfsmittel zur Beschreibung der Verteilung der Daten sind Quartile. Diese gehören zu den Lagemaßen und geben die zentrale Tendenz der Daten wieder. Sie geben an, in welchem Bereich der Messskala die Beobachtungseinheiten liegen. Die Quartile zerlegen eine geordnete Stichprobe in vier gleiche Teile. Unter dem unteren Quartil (0,25-Quantil) liegen mindestens ¼ (25 %) der Werte der geordneten Datenreihe und über dem oberen Quartil (0,75-Quantil) liegen auch ¼ (25 %) der Werte (vgl. Benesch 2013, S. 26, 41). Der Interquartilsabstand ist der Abstand der zentralen 50 % der geordneten Datenreihe (vgl.

Benesch 2013, S. 41). Dieser ist die Differenz des oberen und unteren Quartils
(vgl. Mittag 2012, S. 70) oder ergibt sich, anders gesagt, „bei Berechnung der
Spannweite nach Abschneiden von 25 % der größten und 25 % der kleinsten
Werte" (Benesch 2013, S. 41).

Perzentilen wiederum zerlegen die geordnete Stichprobe in hundert gleich
große Teile. Beispielsweise liegen unter der 95. Perzentile 95 % aller Merkmalsausprägungen der Rangliste (vgl. Benesch 2013, S. 28).

2.2.5 Standardabweichung

Ein Maß für die Streuung von Werten um den arithmetischen Mittelwert ist die
Standardabweichung (vgl. Benesch 2013, S. 43 f.). Die Standardabweichung der
Stichprobe kann als Schätzer für die im Allgemeinen unbekannte Streuung in der
Grundgesamtheit verwendet werden (vgl. Benesch 2013, S. 151). Dies führt allerdings „insbesondere bei kleinen Stichproben zu einer weiteren Ungenauigkeit der
Schätzung" (Benesch 2013, S. 151). Errechnet wird die Standardabweichung aus
der Quadratwurzel der Stichprobenvarianz (vgl. Benesch 2013, S. 43 f.), während
die Stichprobenvarianz „das Mittel (dividiert durch n-1) der quadratischen Abweichungen der Merkmalsausprägungen von ihrem arithmetischen Mittel" (Benesch
2013, S. 43) ist.

In normalverteilten Datensätzen gilt, dass ungefähr 2/3 der Daten im Bereich
der ersten Standardabweichung, ungefähr 95 % der Daten im Bereich der zweiten
Standardabweichung und ungefähr 99 % der Daten im Bereich der dreifachen Standardabweichung liegen. Bei nicht-normalverteilten Datensätzen gilt
allerdings, dass nur mindestens 75 % der Daten im Bereich der zweifachen
Standardabweichung und mindestens 90 % der Daten im Bereich der dreifachen
Standardabweichung liegen (vgl. Benesch 2013, S. 44).

Die Standardabweichung verknüpft also einen Streubereich mit der Aussage einer Wahrscheinlichkeit, mit der die Werte in diesem anzutreffen sind.
Es fällt auf, dass mit zunehmender Verkleinerung des Streubereiches der Anteil
der Werte, die von der Standardabweichung einbegriffen werden, abnimmt. Das
heißt, bei normalverteilten Datensätzen umfasst die zweifache Standardabweichung ungefähr 95 % der gemessenen Daten, nur 2/3 der gemessenen Daten
fallen in den Streubereich der ersten Standardabweichung. Im Gegensatz dazu
verringert sich bei nicht-normalverteilten Datensätzen der Bereich der zweifachen
Standardabweichung auf nur mindestens 75 %. Nach Fletcher et al. (2007) ähneln
gemessene biologische Merkmale nur grob der Normalverteilung, da es zusätzlich zu Zufallsschwankungen viele individuelle Variablen in der menschlichen

Entwicklung gibt, weshalb die zweifache Standardabweichung in der Regel nicht die gewünschten 95 % der Daten enthält, sondern weniger umfasst. Allerdings wird die Normalverteilung in der klinischen Medizin dennoch häufig genutzt, da Mittelwerte und Standardabweichungen mathematisch gut zu handhaben sind (vgl. Fletcher et al. 2007, S. 52 ff.). Zudem gebe es, so Fletcher, in der Medizin „die in gewisser Weise willkürliche Übereinkunft, dass alle Werte, die über 2 Standardabweichungen vom Mittelwert entfernt liegen, 'nicht normal' sind" (Fletcher et al. 2007, S. 54).

2.2.6 Sensitivität und Spezifität

Eine weitere Möglichkeit, Studienergebnisse darzustellen, ist die Berechnung der Sensitivität und Spezifität. Diese werden genutzt, um die Gültigkeit von diagnostischen Tests darzustellen, also um darlegen zu können, bei wieviel Prozent der Personen, die getestet wurden, das korrekte Ergebnis vorlag. Die Studienergebnisse werden hierzu in einer Vierfeldertafel – Testergebnis gegen den wirklichen Zustand – aufgetragen. Die Sensitivität beschreibt die Fähigkeit eines Tests, die wirklich Kranken bzw. *richtig positiven* zu erkennen. Hierzu wird die Anzahl der *richtig positiv* getesteten durch die Anzahl der *richtig positiv* und *falsch negativ* getesteten dividiert. Dagegen beschreibt die Spezifität die Fähigkeit, die wirklich Gesunden bzw. *richtig negativen* zu identifizieren. Hier wird die Anzahl der *richtig negativen* durch die Anzahl der *richtig negativen* und *falsch positiven* Ergebnisse dividiert. Eine Sensitivität von 80 % in einem Test heißt, dass in diesem Test 80 % der wirklich Kranken bzw. positiven auch als solche erkannt wurden und der Test bei 20 % das falsche Ergebnis lieferte. Eine Spezifität von 90 % sagt aus, dass in dem Test 90 % der Personen korrekt als gesund bzw. negativ identifiziert wurden und 10 % als gesund getestet wurden, obwohl diese in Wirklichkeit krank waren (vgl. Gordis 2014, S. 89 ff.). Nach Gordis sind innerhalb von Screeningprogrammen, bei denen eine Vielzahl von Personen untersucht werden, gerade die *falsch positiven* und *falsch negativen* Ergebnisse problematisch, die *falsch negativen* unter anderem, da diese Personen als gesund getestet wurden, obwohl sie krank sind. Bei den *falsch positiven* besteht das Problem, dass diese Personen weiteren unnötigen Tests unterzogen werden könnten (vgl. Gordis 2014, S. 89 ff.).

Ein sensitiver Test sollte also in Betracht gezogen werden, wenn schwerwiegende Nachteile durch das Übersehen einer Erkrankung zu erwarten sind, und ein spezifischer Test, wenn *falsch positive* Testresultate minimiert werden sollen. Ein hochspezifischer Test ist bei Nichtvorliegen einer Krankheit selten positiv.

Am sinnvollsten ist ein Test, der sowohl hochsensitiv als auch hochspezifisch ist. Allerdings besteht in der Regel eine gegenläufige Abhängigkeit zwischen Sensitivität und Spezifität. Wird die Sensitivität erhöht, erniedrigt sich die Spezifität und umgekehrt (vgl. Fletcher et al. 2007, S. 66 ff.).

Sensitivität und Spezifität lassen sich unter anderem bei fortlaufenden Messwerten durch das willkürliche Verschieben des Schwellenwertes (cutoff-point) – ab dem der Test positiv oder negativ eingestuft wird – verändern. Dies kann zum Beispiel im Rahmen eines diagnostischen Tests auf Diabetes mellitus geschehen, wenn ein Blutzucker-Wert definiert werden soll, der möglichst viele DiabetikerInnen erkennt, aber nicht zu viele Gesunde als DiabetikerInnen klassifiziert. Je nachdem, an welche Stelle der Blutzucker-Schwellenwert verschoben wird, verschieben sich auch die Werte für Sensitivität und Spezifität (vgl. Gordis 2014, S. 92 ff.). Wird der Schwellenwert des Blutzuckers in dem von Gordis (2014) angeführten Beispiel auf 80 mg/dl gesetzt, werden keine Personen als *falsch negativ* getestet, dafür aber viele als *falsch positiv*. Somit gäbe es eine Sensitivität von nahezu 100 % und eine niedrige Spezifität. Würde, wie im Beispiel gezeigt, der Schwellenwert auf 200 mg/dl festgesetzt werden, gäbe es viele *falsch negativ*, aber keine *falsch positiv* getesteten Personen. Somit läge die Spezifität bei 100 % und es wäre eine niedrige Sensitivität zu verzeichnen. Ob ein hoher oder ein niedriger Schwellenwert eingesetzt werden sollte, entscheidet sich danach, wie wichtig die Minimierung der Anzahl der *falsch positiven* oder *falsch negativen* Testresultate ist. Wenn ein Test zum Erkennen von Krankheiten eingesetzt wird, bleiben am Ende nämlich nur zwei Gruppen übrig: Personen, die positiv, und Personen, die negativ getestet wurden (vgl. Gordis 2014, S. 92 ff.).

Die Schwierigkeit in der Praxis besteht nach Fletcher et al. (2007) darin, bei einem Testergebnis zu entscheiden, ob der/die PatientIn die Krankheit wirklich hat, da von ihm/ihr nur das Testergebnis und nicht der wirkliche Zustand bekannt ist. Um diese Frage näherungsweise beantworten zu können, wird der prädiktive Wert herangezogen. Dieser gibt „die Wahrscheinlichkeit der Krankheit unter der Bedingung der Kenntnis des Testergebnisses" (Fletcher et al. 2007, S. 73) an. Der prädiktive Wert gibt also Auskunft darüber, wie wahrscheinlich die Erkrankung oder Nicht-Erkrankung des Patienten/der Patientin ist, wenn das Testergebnis positiv bzw. negativ ist. Der positive prädiktive Wert trifft eine Aussage darüber, wie wahrscheinlich eine Krankheit bei einem positivem Testergebnis ist, während der negative prädiktive Wert eine Aussage darüber macht, mit welcher Wahrscheinlichkeit eine Erkrankung nicht vorliegt, wenn das Testergebnis negativ ist.

Der positive prädiktive Wert für einen Test berechnet sich, indem die *richtig positiven* Ergebnisse durch die Gesamtzahl der positiv Getesteten dividiert werden. Äquivalent dazu wird der negative prädiktive Wert für einen Test berechnet, indem die *richtig negativen* Ergebnisse durch die Gesamtzahl der negativen Ergebnisse dividiert werden. Gordis (2014) leitet über die Berechnung des prädiktiven Wertes für eine Bevölkerung, innerhalb derer der Test angewendet wird, die Wichtigkeit der Prävalenz[2] der Erkrankung für die Berechnung her. In dem Beispiel wird von einem Test mit einer Sensitivität von 99 % und einer Spezifität von 95 % ausgegangen. Die Gesamtheit, auf die der Test angewendet wird, sind 10.000 Personen mit einer Krankheitsprävalenz von einem Prozent. Somit haben 100 Personen die Erkrankung und 9900 Personen nicht. Mit einer Sensitivität von 99 % erkennt der Test 99 von den 100 Personen mit der Erkrankung richtig. Aufgrund der Spezifität von 95 % erkennt der Test von den 9900 ohne die Erkrankung 9405 richtig als gesund. Somit werden bei einer Prävalenz von einem Prozent insgesamt 594 Personen als positiv gewertet, nämlich die 99 Personen aus der Berechnung der Sensitivität plus die 495 Personen, die bei der Berechnung der Spezifität als *falsch positiv* galten. Indem die 99 Personen durch die 594 Personen geteilt werden, errechnet sich ein positiver prädiktiver Wert von 17 %. In dem weiteren von Gordis (2014) gegebenen Beispiel wird die gleiche Berechnung mit einer Prävalenz von fünf Prozent durchgeführt. Das Ergebnis von 51 % zeigt, dass mit einer höheren Prävalenz in der untersuchten Bevölkerung auch der positive prädiktive Wert ansteigt. Gordis (2014) führt weiter aus, dass die Änderung der Spezifität einen größeren Effekt auf den prädiktiven Wert hat als eine Änderung der Sensitivität (vgl. Gordis 2014, S. 100 ff.).

Eine weitere Möglichkeit, die Leistungsfähigkeit eines diagnostischen Tests zu beschreiben sind *Likelihood-Quotienten*. „Sie fassen dieselbe Art von Informationen zusammen wie Sensitivität und Spezifität und können benutzt werden, um die Wahrscheinlichkeit einer Krankheit nach einem positiven oder negativen Test zu errechnen (positiver oder negativer prädiktiver Wert)" (Fletcher et al. 2007, S. 79).

Ein positiver Likelihood-Quotient eines Tests (LQ+) stellt das Verhältnis des Anteils der erkrankten Menschen mit einem positiven Testergebnis (Sensitivität) zum Anteil der nichterkrankten Menschen mit einem positiven Testergebnis (1 – Spezifität) dar. Ein negativer Likelihood-Quotient (LR-) wird berechnet, wenn das Testergebnis negativ ist. In diesem Fall ist er der Anteil von erkrankten Menschen mit einem negativen Testergebnis (1 – Sensitivität), dividiert durch den Anteil der nichterkrankten Menschen mit einem negativen Testergebnis (Spezifität) (Fletcher et al. 2007, S. 79).

---

[2] Die Prävalenz ist „ein bestimmter Anteil von Personen in einer bestimmten Grundgesamtheit zu einem bestimmten Zeitpunkt mit der betreffenden Krankheit" (Fletcher et al. 2007, S. 74).

2.2.7 Stichprobengröße

Die Stichprobengröße ist mit entscheidend für die Verallgemeinerungsfähigkeit
einer Studie auf eine Bevölkerung. Fletcher et al. (2007) beschreiben, dass eine
adäquate Stichprobengröße unter anderem von der Effektgröße, die man entdecken will, der Wahrscheinlichkcit eines falsch positiven bzw. falsch negativen
Schlusses und den Charakteristika der Studiendaten abhängt. Logischerweise
müssen die Studienkohorten umso größer sein, je kleiner die Differenzen sind, die
nachgewiesen werden sollen. Andererseits kann man mit relativ wenigen Proband-
dInnen Ergebnisse erzielen, „wenn man sich darauf einlässt, die Konsequenzen
eines großen Risikos für den falschen Schluss [...] zu akzeptieren" (Fletcher
et al. 2007, S. 239). Soll das Risiko, sich „auf diese Weise zu irren" (Fletcher
et al. 2007, S. 239), minimiert werden, ist dagegen eine größere Studienkohorte
nötig. Darüber hinaus hängt der erforderliche Umfang der Studienkohorte vom
Kontext der Studie ab. Wird in der Medizin zum Beispiel eine neue Therapie
dringend benötigt und die Nebenwirkungen sind gering, kann es vertretbar sein
die Ergebnisse einer kleinen Studienkohorte heranzuziehen, im Bewusstsein der
Gefahr, dass die Therapie vielleicht nicht so wirksam ist wie angenommen. Wenn
es allerdings eine neue nebenwirkungsreiche Therapie gibt, kann es sinnvoll sein,
die Wahrscheinlichkeit zu reduzieren, die neue Therapieform zu akzeptieren. Ein
Mechanismus, um hier mehr Sicherheit zu erlangen, liegt in der Vergrößerung
der Studienkohorten (vgl. Fletcher et al. 2007, S. 238 ff.). Für Fletcher et al.
(2007) ist es „offensichtlich, dass Studien, die weniger als 100 Patienten einbeziehen, eine ziemlich geringe Chance haben, statistisch signifikante Differenzen
selbst bei großen Therapieeffekten zu entdecken" (Fletcher et al. 2007, S. 241).
Gerade wenn es auf den Nachweis von seltenen Ereignissen ankommt, müssen
sehr viele Personen in die Studie einbezogen werden, um eine gute Chance zu
haben, ein seltenes Ereignis zu entdecken. Als Faustregel geben Fletcher et al.
(2007) an, dass die Gruppe der untersuchten ProbandInnen mindestens dreimal
so groß sein muss wie die Gruppe der Personen, in der das Ereignis geschätzt
einmal auftritt (vgl. Fletcher et al. 2007, S. 243). Darüber hinaus entscheidet
nicht nur die Größe der Stichprobe in welchem Ausmaß die Stichprobe der
Bevölkerung entspricht, sondern auch die Art der Rekrutierung (prospektiv oder
retrospektiv). Stichproben die nicht gezielt auf die Fragestellung, sondern nach
Gelegenheit ausgewählt werden, stellen die Herkunftsbevölkerung in der Regel
falsch dar und führen dadurch in die Irre (vgl. Fletcher et al. 2007, S. 26). „Sogar
eine bestimmte geographisch definierte Population ist eine verzerrte Stichprobe
von größeren Populationen, z. B. sind Krankenhauspatienten verzerrte Stichproben von Einwohnern eines Kreises, Kreise von Staaten, Staaten von Kontinenten

usw." (Fletcher et al. 2007, S. 33). Auch Gordis (2014) gibt zu bedenken, dass die Auswahl der Studienkohorte einen signifikanten Effekt auf die externe Validität bzw. die Verallgemeinerungsfähigkeit der Studie haben kann (vgl. Gordis 2014, S. 263).

Während die interne Validität die Gültigkeit der Ergebnisse der Studie für die Stichprobe, die untersucht wurde, darstellt, gibt die externe Validität den Grad der Vergleichbarkeit der ProbandInnen in der Studie mit der Bevölkerung an. Die interne Validität hängt davon ab, wie gut die Studie geplant und durchgeführt wurde und inwiefern die Ergebnisse von systematischen Fehlern (Bias) und Zufallsschwankungen beeinflusst werden. Zu bedenken gilt, dass auch eine Studie mit hoher interner Validität in die Irre führen kann, wenn diese auf die falsche Bevölkerung verallgemeinert wird (vgl. Fletcher et al. 2007, S. 31 ff.).

2.2.8 Diskussion der statistischen Größen

Nachdem geklärt wurde, welche Funktionen die einzelnen statistischen Größen erfüllen, ist noch zu klären, welche der Angaben in den publizierten Studien eine sinnvolle Interpretation der Studienergebnisse zulassen. Hierzu wird für ein besseres Verständnis der folgenden Kapitel noch einmal auf die statistischen Größen zurückgegriffen und diese anhand ihrer Verwendung in den Publikationen zur Altersschätzung diskutiert.

Der Median besagt in Studien zur Altersschätzung, dass 50 % der ProbandInnen über und unter dem angegebenen Wert liegen. Der Mittelwert in den jeweiligen Stadien nennt das mittlere Alter der ProbandInnen in dem jeweiligen Stadium. Diese beiden Werte geben das mittlere bzw. ungefähr mittlere Alter der Studienkohorte im jeweiligen Stadium an, aber nicht die Wahrscheinlichkeit für eine Einzelperson, tatsächlich diesem Alter zu entsprechen. Auch machen der Median und Mittelwert keine Aussage darüber, mit welcher Häufigkeit und welchem Abstand einzelne Werte innerhalb der Studienkohorte auftreten. Anschaulicher wird dies anhand eines kleinen Zahlenbeispiels. Werden die Zahlen (der geordneten Datenreihe) 5, 7, 8, 12, 13 addiert und durch 5 dividiert ergibt sich ein Mittelwert von 9. Der Median hingegen, der die Mitte der geordneten Datenreihe darstellt ist die 8. Die Zahlen 5, 5, 8, 12, 15 liefern den gleichen Median und Mittelwert wie das Zahlenbeispiel darüber. Beide ermittelten Zahlen geben also keine Auskunft darüber, mit welcher Häufigkeit welche Zahlen vorkommen, noch in welchem Verhältnis diese zueinander stehen. Lediglich bei sehr großen normalverteilten Datensätzen kann angenommen werden, dass sich ein Großteil der Daten um den Mittelwert gruppiert.

Der Interquartilabstand bildet die zentralen 50 % der Werte innerhalb der Studienkohorte zwischen dem oberen und unteren Quartil ab. Somit lässt der Interquartilabstand die unteren und oberen 25 % der Werte unberücksichtigt. Ausgedrückt in einem Zahlenbeispiel mit der Zahlenreihe 2, 4, 6, 8 bedeutet dies, dass nur die Zahlen 4 und 6 berücksichtigt werden, da sie die zentralen 50 % der Werte darstellen. Hier wird also nicht die gesamte Bandbreite der Studienergebnisse berücksichtigt. Für Altersschätzungen auf Grundlage dieses Wertes würden 50 % der in Studien ermittelten Altersdaten unberücksichtigt bleiben.

Da es bei der Altersschätzung weniger darum geht, ein Alter festzulegen, als eine Altersangabe auf ihren Wahrheitsgehalt zu überprüfen, muss letzten Endes eine Aussage darüber getroffen werden, ob das angegebene Alter zutreffen kann. Wie in den folgenden Kapiteln gezeigt wird, ist die Standardabweichung ein Maß, das in fast allen Studien zur forensischen Altersdiagnostik angegeben wird und – wie dargelegt – am ehesten eine Spannweite von Altersdaten mit einer Wahrscheinlichkeit verbindet. Allerdings ist die Standardabweichung abhängig von der Studie bzw. der Studienkohorte, da sie angibt, wie sich die einzelnen Werte um den Mittelwert gruppieren. Die Fragen, die daraus folgen, sind, welche Standardabweichung für den Nachweis einer Volljährigkeit oder Minderjährigkeit benötigt wird und welche Voraussetzungen an die Studie gestellt werden müssen.

Nach Ansicht von Lynnerup et al. (2008), die sich auf den – in Abschnitt 3.3.1 beschriebenen – Atlas von Greulich und Pyle beziehen, sollte eine forensische Altersschätzung Altersangaben sowohl für die einfache, als auch die zweifache Standardabweichung beinhalten (vgl. Lynnerup et al. 2008, S. 242.e4). Eine einfache Standardabweichung umfasst, wie oben beschrieben, bei Annahme einer Normalverteilung 2/3 der Kohorte, also ungefähr 66 %, mit der Konsequenz, dass noch ungefähr 34 % außerhalb dieser Spannweite liegen. Statistisch liegen somit auf jeder Seite der Normalverteilungskurve 17 % außerhalb der Spannweite der einfachen Standardabweichung. Da von den Betroffenen der Altersschätzung in den meisten Fällen versucht wird, eine Minderjährigkeit vor den Behörden geltend zu machen, sind die 17 % auf der „jüngeren Seite" der Normalverteilung von besonderem Interesse. Wenn diese außer Acht gelassen werden, könnten von 100 Personen statistisch bis 17 fälschlicherweise als volljährig betrachtet werden, da ihre Altersangabe als zu jung und damit als unwahr angesehen würde. Bei der normalverteilten zweifachen Standardabweichung würde sich dieses theoretisch auf 2,5 von 100 Personen verringern, da hierdurch ungefähr 95 % der Studienkohorte abgebildet werden und sich bei der Annahme von 5 % außerhalb der Spannweite somit noch 2,5 % auf der „jüngeren Seite" befinden würden.

Der Großteil der Studien zur forensischen Altersdiagnostik macht allerdings keine Angabe dazu, ob eine Normalverteilung vorliegt. Aufgrund der Evaluation von körperlichen Merkmalen kann jedoch in der Regel, wie dargelegt, nicht gänzlich von einer Normalverteilung ausgegangen werden, weshalb man davon ausgehen muss, dass ungefähr 75 % bis 95 % der ProbandInnen innerhalb der zweifachen Standardabweichung liegen. Insofern liegen auch entsprechend mehr Personen außerhalb der zweifachen Standardabweichung und würden unberücksichtigt bleiben. Greulich und Pyle etwa machen in ihrer Publikation, dem „Radiographic atlas of skeletal development of the hand and wrist", Angaben zur Standardabweichung. Bezogen auf ihre Daten aus der weiter unten näher beschriebenen Brush Foundation Studie aus den USA ist es für sie sehr wahrscheinlich, dass die einfache Standardabweichung ungefähr 2/3 der weißen Kinder und Jugendlichen der USA mit angemessenem Ernährungszustand und guter Gesundheit umfasst. Die zweifache Standardabweichung bezieht nach Greulich und Pyle ungefähr 90 % dieser Kinder und Jugendlichen ein sowie zusätzlich diejenigen mit verzögerter Entwicklung infolge von Krankheit oder schlechter Ernährung. Eine Abweichung des Knochenalters von mehr als der zweifachen Standardabweichung bedeutet nach Greulich und Pyle mit hoher Wahrscheinlichkeit, dass eine Entwicklungsverzögerung oder -beschleunigung vorliegt. Einschränkend führen sie allerdings an, dass die angegebenen Grenzen der Normalität bezogen auf die Standardabweichung nicht mehr als eine Daumenregel darstellen (vgl. Greulich und Pyle 1959, S. 49). Während die Brush Foundation Studie nur schwerwiegend körperlich und geistig erkrankte Kinder und Jugendliche aus ihrer Studie ausgeschlossen hat (vgl. Greulich und Pyle 1959, S. xii), basieren die meisten nachfolgenden Studien zur forensischen Altersdiagnostik auf Röntgen- und Computertomographie-Bildern von gesunden ProbandInnen ohne Entwicklungsverzögerungen oder -beschleunigungen, sodass die Annahme von Greulich und Pyle nicht direkt übertragbar ist.

Die Nutzung der einfachen Standardabweichung würde einen zu großen Teil der Werte unberücksichtigt lassen. Dies kann durch die zweifache Standardabweichung weiter reduziert werden, wobei auch hier je nach normalverteiltem oder nicht normalverteiltem Datensatz entsprechend Werte außer Acht gelassen werden. Um mehr Werte mit einzuschließen, wäre die dreifache Standardabweichung anzulegen, diese würde, wie später ersichtlich wird eine Altersschätzung aber sehr ungenau werden lassen.

Relevant für die Zuverlässigkeit der Ergebnisse ist auch die interne und externe Validität der Studien, die unter anderem mit der Altersverteilung und den Einschlusskriterien der ProbandInnen zusammenhängen. Zur Altersverteilung in den Studien zur forensischen Altersdiagnostik führen Gelbrich et al. (2010)

an, dass diese in den meisten Fällen durch „das demografische Profil des Pati-
entenguts an der untersuchenden klinischen Einrichtung" (Gelbrich et al. 2010,
S. 461) bestimmt wird. Dies resultiert daraus, dass aufgrund der genutzten Röntgenverfahren Referenzdaten oft von stattgefundenen klinischen Untersuchungen
stammen, da der Einsatz von Röntgenstrahlen in Deutschland der Röntgen- und
Strahlenschutzverordnung unterliegt und in der Regel einer medizinischen Indikation bedarf. Der Einsatz von Röntgenstrahlen zu Zwecken der medizinischen
Forschung ist durch das Bundesamt für Strahlenschutz genehmigungspflichtig
(§ 23 StrlSchV (Strahlenschutzverordnung)). Aufgrund der meist retrospektiven
Analyse von Daten aus stattgefundenen klinischen Untersuchungen ist das Alter
der untersuchten Personen in den vorhandenen Datensätzen ungleich verteilt. Für
Gelbrich et al. (2010) stellt jedoch „die gleichmäßige Altersverteilung der Probanden in der Referenzstichprobe […] ein Qualitätskriterium" (Gelbrich et al. 2010,
S. 459) dar. Eine ungleichmäßige Altersverteilung kann relevante Verzerrungen
der errechneten Daten zur Folge haben. So würde zum Beispiel die Beschränkung
von Daten auf einen bestimmten Altersbereich, eine Verschiebung des Mittelwertes zur Folge haben, hierdurch könnte dann die Aussagekraft der Gutachten
gefährdet sein, die auf diesen Studien beruhen. Andererseits haben Altersberei-
che außerhalb der Fragestellung nicht unbedingt einen Nutzen für die Studie.
„Idealerweise umfasst eine Referenzstichprobe den gesamten Altersbereich, in
dem das untersuchte biologische Merkmal variiert" (Gelbrich et al. 2010, S. 463).
Allerdings führen überproportional hohe Anteile jüngerer ProbandInnen zu einem
geringeren Schätzalter, während eine stärkere Vertretung älterer ProbandInnen das
geschätzte Alter in der Studie erhöht. Gelbrich et al. (2010) schlagen deshalb
eine Fallgewichtung der Referenzdaten bei ungleichmäßiger Altersverteilung vor,
um eine ungleichmäßige Besetzung der Altersgruppen auszugleichen. Auch die
Selektion von bestimmten Referenzdaten für den entsprechenden Altersbereich
wäre eine Möglichkeit, allerdings bedeutet ein Weglassen von Daten einen Ver-
zicht auf Information. Bei der von ihnen vorgeschlagenen Fallgewichtung erhalten
alle ProbandInnen desselben Altersjahrgangs das gleiche Gewicht. Die Gewichte
der einzelnen Altersjahrgänge werden auf einen gleichen Wert summiert. Dadurch
wird wie „in statistischen Rechnungen (etwa der Mittelwertberechnung) […]
jeder Proband so oft gezählt, wie sein Gewichtungswert angibt" (Gelbrich et al.
2010, S. 462). In ihrer Publikation berechneten sie anhand des Beispiels des
Demirjian-Stadiums D bei der Röntgenuntersuchung der Weisheitszähne einen
Unterschied im Mittelwert von 1,5 Jahren nach Fallgewichtung. Bei der Auswahl
von Referenzstudien muss somit ein besonderes Augenmerk auf die Charakteristika der Datensätze und die Altersverteilung gelegt werden. Andernfalls steigt

die Wahrscheinlichkeit, dass sich das Ergebnis je nach Referenzstudie ändert (vgl. Gelbrich et al. 2010, S. 459 ff.).

Zusammenfassend lässt sich sagen, dass der Mittelwert und der Median kein Maß für Wahrscheinlichkeiten darstellen, allenfalls lässt sich in großen Studienkohorten ein Trend der Datenverteilung ablesen. Die Standardabweichung als das in den Studien für die forensische Altersdiagnostik publizierte Maß ist nur eingeschränkt nutzbar. Ungenauigkeiten ergeben sich, wenn keine Normalverteilung vorliegt. Auch muss bedacht werden, dass sich – wie die Standardabweichung – auch die Minimal- und Maximalwerte innerhalb gewisser Grenzen – von Studie zu Studie – ändern.

In der forensischen Altersdiagnostik wird unter Anwendung der zweifachen Standardabweichung und des in den Studien erfassten Mindestalters untersucht, ob die von der untersuchten Person angegebene Altersangabe innerhalb dieser Grenzen liegt und eine Minderjährigkeit oder Volljährigkeit wahrscheinlich ist (vgl. Schmeling et al. 2016, S. 49). Fraglich ist aber, ob die Standardabweichung und das Mindestalter überhaupt das geeignete Maß sind, um die Fragestellung der forensischen Altersdiagnostik zu beantworten. Es geht in der forensischen Altersdiagnostik zur Klärung der Minderjährigkeit oder Volljährigkeit darum, ein angegebenes Alter zu überprüfen. Somit handelt es sich um einen Test, der zwei Zustände aufweist: volljährig: ja oder volljährig: nein bzw. positiv oder negativ. Diese Unterscheidung ließe sich, wie im Abschnitt 2.2.6 dargelegt, mit den Parametern des diagnostischen Tests – Sensitivität, Spezifität und prädiktivem Wert – am besten erfassen. Diese Ansicht vertritt auch Cole (2015) in seiner in Abschnitt 3.4.3 näher beschriebenen Publikation: „The maturity status of the distal radius and the lower third molar can be viewed as diagnostic tests to detect majority" (Cole 2015, S. 384). Die Darstellung der Studienergebnisse in Form einer Vierfeldertafel erlaubt nicht nur eine Aussage über die *falsch positiv* bewerteten Personen innerhalb einer Studie, die im Falle der Altersdiagnostik fälschlicher Weise als volljährig eingestuft worden wären, sondern auch über die falsch negativ beurteilten Personen. Diese wären fälschlicherweise als minderjährig eingestuft worden, obwohl sie volljährig sind. Fletcher et al. (2007) fordern, dass Studien, die den Wert eines diagnostischen Tests beurteilen wollen, Zahlen zu allen vier Feldern der Vierfeldertafel liefern sollten, da es „ohne diese Daten […] nicht möglich [ist], die Genauigkeit des Tests in vollem Umfang zu beurteilen" (Fletcher et al. 2007, S. 63). Außerdem sollten ihnen zufolge Sensitivität und Spezifität berücksichtigt werden, wenn entschieden wird, „ob der Test durchgeführt werden soll oder nicht" (Fletcher et al. 2007, S. 73). Einen weiteren wichtigen Aspekt geben Fletcher et al. (2007) aber auch beim diagnostischen Test zu bedenken: Wenn die Sensitivität und Spezifität aus kleinen Stichproben berechnet wird, werden aufgrund des Zufalls die wahre Sensitivität und Spezifität dadurch falsch ermittelt. Deshalb merken sie an, dass „angegebene Werte für Sensitivität und Spezifität nicht zu wörtlich genommen werden [sollten], wenn nur eine kleine Anzahl von Patienten untersucht wurde" (Fletcher et al. 2007, S. 72).

2.3   Methodik der ethischen Analyse

Die ethische Analyse der vorliegenden Arbeit erfolgt auf der Basis der Prinzipienethik nach Beauchamp und Childress. Die vier Prinzipien Autonomie, Nicht-Schaden, Wohltun und Gerechtigkeit leiten sich aus einem „common morality" Ansatz ab[3] (vgl. Beauchamp und Childress 2013). „Common morality" – Ansätze weisen einige praktische Merkmale auf:

> First, they rely on ordinary, shared moral beliefs for their starting content. Second, all common-morality theories hold that an ethical theory that cannot be made consistent with these pretheoretical moral values falls under suspicion. Third, all common-morality theories are pluralistic: They contain two or more nonabsolute (prima facie) moral principles (Beauchamp und Childress 2013, S. 410 f.).

Gerade die Praxistauglichkeit der Prinzipienethik ist für die vorliegende Arbeit wertvoll. Die vier Prinzipien sind nicht hierarchisch organisiert und können jeweils von den anderen abgeschwächt oder außer Kraft gesetzt werden (vgl. Beauchamp und Childress 2013, S. 15 f.). Somit ist es möglich, die Prinzipien gegeneinander abzuwägen und daraus Regeln für Handlungen abzuleiten. In der vorliegenden Arbeit wird die medizinische Altersschätzung anhand der vier Prinzipien kritisch diskutiert und auf dieser Grundlage moralisch bewertet. Im Folgenden werden die vier Prinzipien nach Beauchamp und Childress gesondert vorgestellt.

---

[3] Beauchamp und Childress wurden aufgrund ihres „common morality" Ansatzes vielfach kritisiert. Es wird bemängelt, dass eine Alltagsmoral keinen so tiefgreifenden theoretischen Unterbau aufweisen kann wie zum Beispiel der Utilitarismus oder Kantianismus. Dennoch gilt das Buch inzwischen als Standardwerk in der Bioethik (vgl. Düwell 2008, S. 29 ff., 89 ff.).

2.3.1 Wohltun (Beneficence)

Das Prinzip des Wohltuns in der Medizin besagt, dass Handlungen auszuführen sind, die das Wohlergehen von Personen bezwecken und ihnen Nutzen bringen. Dazu zählen:

1. Protect and defend the rights of others.
2. Prevent harm from occurring to others.
3. Remove conditions that will cause harm to others.
4. Help persons with disabilities.
5. Rescue persons in danger (Beauchamp und Childress 2013, S. 204).

Beauchamp und Childress unterscheiden zwischen speziellem und generellem Wohltun. Das spezielle Wohltun bezieht sich auf Personengruppen, gegenüber denen moralische Verpflichtungen oder Verträge bestehen, wie zum Beispiel Kindern, FreundInnen, MitarbeiterInnen oder PatientInnen. Als Beispiel hierfür führen die Autoren das Gesundheitswesen an, da die ÄrztInnen mit der Übernahme der professionellen Rolle auch Wohltuns-Verpflichtungen für ihre PatientInnen übernehmen. Im Fall des generellen Wohltuns besteht keine enge moralische Bindung gegenüber den jeweiligen Personen, aber trotzdem unter bestimmten Voraussetzungen eine Wohltuns-Verpflichtung (vgl. Beauchamp und Childress 2013, S. 202 ff.).

Apart from close moral relationships, such as contracts or the ties of family or friendship, we propose that a person X has a prima facie obligation of beneficence, in the form of a duty of rescue, toward a person Y if and only if each of the following conditions is satisfied (assuming that X is aware of the relevant facts):

1. Y is at risk of significant loss of or damage to life, health, or some other basic interest.
2. X's action is necessary (singly or in concert with others) to prevent this loss or damage.
3. X's action (singly or in concert with others) will probably prevent this loss or damage.
4. X's action would not present significant risks, cost, or burdens to X.
5. The benefit that Y can be expected to gain outweighs any harms, costs, or burdens that X is likely to incur. (Beauchamp und Childress 2013, S. 206 f.)

Die Abwägung zwischen Nutzen und Schaden erfolgt im Rahmen einer Chance-Risiko-Analyse. Chance stellt einen positiven Nutzen bzw. Wert wie Gesundheit und Wohlergehen dar, während Risiko einen potentiellen zukünftigen Schaden in Form von Einschränkungen, zum Beispiel im Bereich der Gesundheit und

des Wohlergehens meint. Bei einer Chance-Risiko-Analyse werden der jeweilige potenzielle Nutzen und Schaden identifiziert und anschließend gegeneinander
abgewogen. Handlungen werden dann als positiv bewertet, wenn der potentielle
Nutzen die Risiken des Schadens übersteigt (vgl. Beauchamp und Childress 2013,
S. 230 ff.).

2.3.2 Nicht-Schaden (Nonmaleficence)

Das Prinzip des Nicht-Schadens ist eines der grundlegenden Prinzipien der
Medizinethik. Es soll verhindern, dass Menschen im Rahmen medizinischer
Handlungen unnötig Schaden zugefügt wird oder diese dem Risiko eines unnötigen Schadens ausgesetzt werden. „The principle of nonmaleficence obligates us
to abstain from causing harm to others" (Beauchamp und Childress 2013, S. 150).
Ein Schaden kann sowohl durch eine direkte physische Verletzung entstehen, als
auch durch eine Handlung, bei der die Interessen einer Person missachtet werden. Handlungen mit Schadensfolgen sind allerdings nicht zwangsläufig falsch
oder unberechtigt. Es bedarf einer begründeten Rechtfertigung, um das Prinzip
verletzen zu dürfen. Als Beispiel führen Beauchamp und Childress die berech-
tigte Amputation eines Beines bei einem Patienten an, der ohne die Amputation
sterben würde (vgl. Beauchamp und Childress 2013, S. 150 ff.).

2.3.3 Gerechtigkeit (Justice)

Es gibt mehrere Gerechtigkeitstheorien. Beauchamp und Childress erwähnen vier
traditionelle sowie zwei neuere Theorien. Dabei handelt es sich um den Utilitarismus, Libertarismus, Kommunitarismus, Egalitarismus sowie den Befähigungs-
Ansatz (Capabilities Theory) und die „Well-being"-Theorie. Ihrer Ansicht nach
ist im Grunde keine Gerechtigkeitstheorie allein für den Gesundheitssektor ausreichend. In der vorliegenden Arbeit werden hauptsächlich zwei Theorien für die
Beantwortung von Fragestellungen mit Bezug auf Gerechtigkeit gewählt. Dies
ist zum einen der Utilitarismus und zum anderen der Egalitarismus mit einem
Ansatz der Chancengleichheit (Fair Opportunity).

Der Utilitarismus versucht, Verteilungsgerechtigkeit auf der Basis des Prinzips
des größten Nutzens für alle zu erreichen. Der Nutzen wird je nach Ausgestal-
tung der Theorie beispielsweise als Glück, individuelle Präferenzen oder anhand
von anderen Gütern definiert. Als Nutzen werden die Resultate von Handlungen

bewertet, aber nicht deren Intentionen oder Motive. Wenn es um eine Maximierung des Nutzens für alle geht, muss der Nutzen und Schaden aller betroffenen Personen einbezogen werden. Insgesamt soll soviel Nutzen wie möglich mit so wenig Schaden wie möglich realisiert werden (vgl. Beauchamp und Childress 2013, S. 254 f.; Düwell 2008, S. 65 ff.).

Der Egalitarismus macht sich für einen gleichen Zugang zu Ressourcen für alle stark. Grundlegende Sozialleistungen sollen identifiziert werden, die dann allen zugänglich gemacht werden müssen. Gleichzeitig werden in anderen Bereichen Ungleichheiten zugestanden, wie zum Beispiel beim Einkommen. Eine Besteuerung des Einkommens wiederum kann dann dazu beitragen, grundlegende Sozialleistungen bereitstellen zu können (vgl. Beauchamp und Childress 2013, S. 256 f.). Innerhalb der Theorie des Egalitarismus versucht der Ansatz der Chancengleichheit, soziale und natürliche (genetische) Ungleichheiten zu reduzieren, wie zum Beispiel gesellschaftliche Ungleichheit, die sich durch körperliche oder geistige Behinderung ergeben kann (vgl. Beauchamp und Childress 2013, S. 250 ff.). Ziel ist „[t]o overcome undeserved disadvanting conditions, whether they derive from the natural lottery or the social lottery, the rule demands compensation for disadvantages" (Beauchamp und Childress 2013, S. 264).

2.3.4 Respekt vor der Autonomie (Respect for Autonomy)

Unter Autonomie versteht man die Fähigkeit bzw. das Recht, Entscheidungen selbstbestimmt und frei von Zwängen treffen zu können. Beauchamp und Childress entwickeln drei Bedingungen für Autonomie, denen zufolge autonome Entscheidungen absichtlich, mit Verständnis und ohne Zwang getätigt werden müssen:

1. Beabsichtigte Handlungen: Damit eine Handlung beabsichtigt ist, muss sie im Gegensatz zu unbeabsichtigten Handlungen der Idee der handelnden Person entsprechen. Dies gilt auch dann, wenn das spätere Resultat nicht das ursprünglich intendierte ist.
2. Verständnis: Um autonom handeln zu können muss die betreffende Person die wesentlichen Bedingungen ihres Handelns ausreichend verstanden haben. Eine Handlung ist nicht autonom, wenn der/die Handelnde diese nicht adäquat verstanden hat. Konditionen, die das Verständnis einschränken können, sind unter anderem Krankheit, Unvernunft und Unreife. Defizite in der Kommunikation können außerdem das Verständnis behindern.

3. Kein Zwang: Eine Person soll frei von inneren wie auch äußeren Zwängen, die die Selbstbestimmung beeinflussen, handeln können.

Darüber hinaus geht es beim Respekt vor der Autonomie nicht nur darum Entscheidungen von Personen nicht zu ignorieren oder nicht gegen sie zu verstoßen, sondern auch darum, Andere in ihren autonomen Entscheidungen zu bestärken (vgl. Beauchamp und Childress 2013, S. 101 f.).

2.4   Aufbau der vorliegenden Arbeit

Um die eingangs beschriebenen Fragestellungen beantworten zu können wird die vorliegende Arbeit in zwei Abschnitte gegliedert. Der erste Teil widmet sich der ersten Fragestellung: Wie sicher ist die medizinische Altersschätzung darin, eine Minderjährigkeit oder Volljährigkeit bei Personen nachzuweisen, die ein Alter von 16 oder 17 Jahren angeben? Hierzu werden die einzelnen medizinischen Untersuchungsmethoden vorgestellt und anhand von Studien kritisch auf ihre Aussagekraft geprüft. Hierdurch wird ein Rahmen geschaffen, auf den während der ethischen Diskussion Bezug genommen werden kann.

Im zweiten Abschnitt wird die zweite Frage der vorliegenden Arbeit beantwortet: Sind die eingesetzten Methoden der medizinischen Altersschätzung ethisch gerechtfertigt? Hierzu werden der potenzielle Nutzen und Schaden gegeneinander abgewogen sowie Gerechtigkeitsaspekte der Untersuchungen dargelegt. Darüber hinaus wird anschließend die Einwilligung zur medizinischen Altersschätzung diskutiert. Abschließend werden die einzelnen Abschnitte zusammengefasst dargelegt und Schlussfolgerungen gezogen.

Verfahren der medizinischen Altersschätzung

Nach den aktualisierten Empfehlungen der AGFAD vom 14.03.2008 sollen zum Zwecke der Altersschätzung bei Lebenden im Strafverfahren die im Folgenden beschriebenen Methoden zum Einsatz kommen. Laut den Empfehlungen der AGFAD besteht derzeit breiter Konsens über diese am besten geeigneten Methoden. In der Zusammenschau sollen sie die Aussagesicherheit der Altersschätzung gegenüber der Verwendung nur einzelner Methoden erhöhen.

Hierbei handelt es sich um eine körperliche Untersuchung, die anthropometrische Maße wie Körperhöhe, -gewicht und -bautyp umfasst, wie auch die Erfassung der sexuellen Reifezeichen und mögliche für die Altersschätzung relevante Entwicklungsstörungen. Außerdem beinhalten die empfohlenen Untersuchungen die Beurteilung der Handskelettentwicklung durch eine Röntgenuntersuchung der linken Hand, eine zahnärztliche Untersuchung mit Erfassung des Zahnstatus und eine Röntgenübersichtsaufnahme des Gebisses. Für den Fall, dass die Entwicklung der untersuchten Merkmale abgeschlossen sein sollte, wird eine zusätzliche Untersuchung der Schlüsselbeine empfohlen. Derzeit wird diese Untersuchung in den meisten Fällen mit konventioneller Röntgendiagnostik oder Computertomographie durchgeführt. Jede dieser Teiluntersuchungen soll laut der Empfehlung von einem/r SpezialistIn des Fachgebiets durchgeführt werden, die/der über die entsprechende Erfahrung verfügt und sich zur Qualitätskontrolle den regelmäßig durch die AGFAD durchgeführten Ringversuchen unterzieht. Abschließend soll der/die koordinierende GutachterIn eine zusammenfassende Beurteilung auf Grundlage der einzelnen Gutachten vornehmen (vgl. Schmeling et al. 2008, S. 451 f.; Schmeling 2011, S. 153 ff.).

Die von der AGFAD empfohlenen Untersuchungen gelten eigentlich für Strafverfahren, werden aber aufgrund der höheren Genauigkeit, im Gegensatz zu den Untersuchungen auf Grundlage der Empfehlungen außerhalb des Strafverfahrens, auch im Rahmen der Altersschätzung von unbegleiteten minderjährigen

M. L. Huesmann, *Ethische Aspekte der medizinischen Altersschätzung bei unbegleiteten minderjährigen Migrantinnen und Migranten*, https://doi.org/10.1007/978-3-658-37766-3_3

MigrantInnen eingesetzt. In der vorliegenden Arbeit werden die einzelnen Teiluntersuchungen der medizinischen Altersschätzung in Strafverfahren diskutiert.
Die Genauigkeit der einzelnen Untersuchungen wird anhand der Studienlage dargestellt und ihre Aussagekraft für die Altersgruppe von 16- und 17-Jährigen
beschrieben. Zudem wird geklärt, welche Untersuchungen in dieser Altersgruppe
die Aussagesicherheit der Altersschätzung erhöhen und welche hierzu keinen Beitrag leisten. Zwar werden die Genitalinspektion bei Untersuchungen, die von
den Jugendämtern nach § 42f SGB VIII angefordert werden, in der aktuellen
Fassung der Empfehlungen der AGFAD für unzulässig erklärt (vgl. Schmeling
et al. o. J.), doch gilt dies nicht für eine Untersuchung nach § 49 AufenthG,
sodass die Genitalinspektion nicht zuletzt der Vollständigkeit halber hier mit diskutiert wird. Eine körperliche Untersuchung wird zudem weiterhin empfohlen,
bei der sich die betroffenen Personen gegebenenfalls auch entkleiden müssen. Ein eigener Abschnitt in Abschnitt 3.7 widmet sich darüber hinaus der
körperlichen Untersuchung für die Diagnostik von entwicklungsbeeinflussenden
Erkrankungen.

3.1 Medizinische Grundlagen von Alterungsprozessen bei Kindern und Jugendlichen

Das Wissen über das jeweilige Alter bei einem definierten Entwicklungsstand
wird durch Studien gewonnen. Die Interpretation der Studiendaten und der die
Entwicklung beeinflussenden Faktoren ist entscheidend für eine richtige Altersschätzung. Da die röntgenbasierten Untersuchungsmethoden der Hand und der
Schlüsselbeine den Verknöcherungsgrad der Epiphysenfugen am Knochen beurteilen, wird in diesem Kapitel zunächst auf das Knochenwachstum und den
Zusammenhang mit der Pubertät eingegangen. Anschließend wird kurz auf die
Zahnentwicklung eingegangen, da diese für Untersuchungsmethoden der Zähne
relevant ist.

3.1.1 Ablauf der Epiphysenfugenverknöcherung

Das Längenwachstum der Röhrenknochen findet an den Wachstumsplatten statt.
Diese relativ weit an den Enden der Knochen liegenden Zonen werden in der
Radiologie als Wachstums- oder Epiphysenfugen bezeichnet. Sie sind im Gegen-
satz zum Rest des Knochens eine größtenteils unmineralisierte Knorpelzone und

somit nicht strahlendicht. Im Röntgenbild stellen sich die Wachstumsplatten deshalb als Fuge dar (vgl. Lüllmann-Rauch 2006, S. 159).

Das Längenwachstum des Knochens in den Epiphysenfugen findet statt, indem die bestehenden Knorpelzellen (Chondrozyten) in Knochen umgebaut werden und gleichzeitig neue Knorpelzellen entstehen. So bleibt die Wachstumsfuge erhalten, während der Knochen länger wird. Wenn die Knorpelzellen ihre Vermehrung und ihr Wachstum einstellen, werden sie von den knochenbildenden Zellen eingeholt und zu Knochen umgebaut. Durch den Umbau der Epiphysenfuge zu Knochen wird diese – wie der Rest des Knochens – mineralisiert und ist dann nicht mehr wie zuvor als Fuge auf dem Röntgenbild sichtbar (vgl. Lüllmann-Rauch 2006, S. 159).

Der Prozess des Wachstums an der Wachstumsfuge und deren anschließender Verknöcherung wird durch eine Reihe von Hormonen und anderen Signalgebern reguliert. Hierzu gehören unter anderem das Wachstumshormon (GH), das Insulin-ähnliche Wachstumshormon (IGF-1), Schilddrüsenhormone, Vitamin D, Leptin, Androgene, Glukokortikoide und Östrogene. Im Folgenden werden die Funktionen der Signalgeber näher beschrieben, um eine Vorstellung von den Einflussfaktoren auf das Knochenwachstum zu vermitteln (vgl. Choukair und Bettendorf 2013, S. 4).

Das **Wachstumshormon (GH)** wird in der Hypophyse gebildet, es ist das wichtigste das Körperwachstum fördernde und kontrollierende Hormon. Es wirkt hauptsächlich über die Induktion von **Insulin-ähnlichen Wachstumsfaktoren (IGF)**. Diese bewirken die Mehrzahl der von GH vermittelten Effekte. Die IGF werden hauptsächlich in der Leber gebildet. Beim Knochenwachstum dominiert allerdings die Wirkung von lokal in der Wachstumsfuge gebildeten IGF. Die vermittelten Effekte führen zu einer Vermehrung und Reifung von Knorpel und Knochenzellen, so dass am Schluss eine positive Knochenbilanz entsteht und der Knochen wächst (vgl. Rassow et al. 2008, S. 608 ff.).

Die **Schilddrüsenhormone T3 und T4** regulieren unter anderem die Bildung und Sekretion des Wachstumshormons. Außerdem sind sie auch direkt an der Wachstumsregulation beteiligt. Sie führen zur Ausbildung von Knorpel- und Knochenzellen sowie zur Bildung von Blutgefäßen in der Wachstumsfuge (vgl. Rassow et al. 2008, S. 588 f.).

Ebenso wirkt **Vitamin D (Calciferole)** positiv auf den Knochenaufbau. Es erhöht die Konzentration von Calcium im Körper durch eine verstärkte Aufnahme im Darm, fördert den Einbau in die Knochen und trägt über diesen Mechanismus zur Knochenmineralisation bei. Außerdem führt es zur Ausbildung von Knochenzellen und fördert über diese die Synthese von für den Knochenaufbau wichtigen Substanzen (vgl. Rassow et al. 2008, S. 624 f.).

Das vom Fettgewebe produzierte **Leptin** (vgl. Rassow et al. 2008, S. 269) reguliert die Nahrungsaufnahme und das Körpergewicht. Darüber hinaus hat es auch stimulierende Wirkung auf die Zellen in der Wachstumsfuge (vgl. Choukair und Bettendorf 2013, S. 4).

Androgene sind Steroidhormone, die in den Keimdrüsen und der Nebennierenrinde von Männern und Frauen gebildet werden. Die Hoden produzieren über 95 % des Androgens Testosteron und geringe Mengen anderer Androgene. Testosteron ist unter anderem dafür verantwortlich, dass während der Pubertät die männlichen sekundären Geschlechtsmerkmale ausgebildet werden (vgl. Rassow et al. 2008, S. 602 f.). Außerdem stimulieren Androgene das Zellwachstum und die Ausbildung von Knochensubstanz sowie die Bildung von IGF-1 (vgl. Choukair und Bettendorf 2013, S. 4) und regulieren dadurch zusammen mit Östrogen das Skelettwachstum (vgl. Rassow et al. 2008, S. 603).

Östrogene werden bei beiden Geschlechtern in den Keimdrüsen und der Nebennierenrinde produziert. Hauptsächlich werden sie jedoch im Eierstock produziert und sind bei der Frau unter anderem während der Pubertät für die Ausbildung der sekundären Geschlechtsmerkmale zuständig. Bei beiden Geschlechtern ist das Östrogen mit für die Wachstumsfugenverknöcherung zuständig, also den Schluss der Epiphysenfuge (vgl. Rassow et al. 2008, S. 604 f.).

Einen verzögernden Einfluss auf das Längenwachstum der Röhrenknochen haben **Glukokortikoide**. Sie werden in der Nebennierenrinde produziert und sind auch unter der Bezeichnung „Stresshormone" bekannt. Ihr wichtigster Vertreter ist das Cortisol (vgl. Rassow et al. 2008, S. 594). Gerade wenn Kinder aufgrund der anti-entzündlichen und immunsuppressiven Wirkung mit Glukokortikoiden behandelt werden, kann dies in hohen Dosen bzw. bei langer Anwendung zu Wachstumsstörungen führen (vgl. Choukair und Bettendorf 2013, S. 4 f.). Glukokortikoide hemmen das Wachstum von Knochenzellen und die Ausbildung von Knorpelzellen in der Epiphysenfuge (vgl. Rassow et al. 2008, S. 597). Sie hemmen somit die Reifung der Epiphysenfuge (vgl. Choukair und Bettendorf 2013, S. 5).

3.1.2 Pubertät

Der Beginn der Pubertätsperiode, in der sich die Geschlechtsreife entwickelt, ist sowohl von ihrem zeitlichen Beginn als auch von ihrer Dauer individuell sehr verschieden. Welche hormonellen Signale Auslöser der Pubertät sind, ist nach Koletzko (2013) zur Zeit noch nicht völlig geklärt. Der Beginn der Pubertät scheint aber auch von den äußeren Entwicklungsbedingungen des Kindes, wie

Körpermasse, Nahrungsangebot, physischer und psychischer Gesundheit, abhängig zu sein. Im Kindesalter produzieren die Keimdrüsen nur geringe Mengen an Sexualhormonen. Dies ändert sich in der Pubertät. Es werden mehr Gonadotropine aus der Hypophyse freigesetzt, die unter anderem für die vermehrte Produktion der Sexualhormone verantwortlich sind.

Nach Koletzko (2013) setzt das erste echte Pubertätszeichen bei Mädchen, die Vergrößerung der Brustdrüsen (Thelarche), im Mittel mit 10,5 Jahren ein. Weiterhin entwickeln sich die Geschlechtsorgane sowie die sekundären Geschlechtsmerkmale östrogenabhängig. Bei Jungen ist das erste echte Pubertätszeichen die Vergrößerung des mittleren Hodenvolumens im mittleren Alter von 12 Jahren. Androgenabhängig kommt es zur weiteren Entwicklung der Geschlechtsorgane und sekundären Geschlechtsmerkmale. Die Entwicklung der Scham- und Achselbehaarung (Adrenarche) ist bei beiden Geschlechtern androgenvermittelt und kann auch nur mittelbar mit der Pubertät verknüpft sein. Das erste Auftreten der Schambehaarung konnte im Mittel kurze Zeit vor der Pubertät beobachtet werden (vgl. Koletzko 2013, S. 13 f.).

Wie oben dargelegt, hängen Pubertät und Knochenalter zusammen. Auch wenn es viele das Knochenalter beeinflussende Faktoren gibt, wirken die während der Pubertät vermehrt gebildeten Hormone maßgeblich auf das Knochenwachstum und den Schluss der Epiphysenfugen ein. Aus diesem Grunde ist es sinnvoll, einen Blick auf die die Pubertät beeinflussenden Faktoren zu werfen, auch wenn eine direkte Übertragung auf das Knochenalter nicht möglich sein wird.

Jones (2008) hat in ihrer Doktorarbeit die Faktoren, die den Zeitpunkt der Pubertät beeinflussen in drei große Bereiche eingeordnet. Namentlich sind dies demographische, und biologische Einflüsse sowie Umwelteinflüsse. Zu den demographischen Faktoren zählt sie unter anderem das Geschlecht und die genetische Herkunft, während die biologischen Faktoren das intrauterine Wachstum und das Wachstum nach der Geburt in Bezug auf den Körperbau umfassen. Ihrer Meinung nach sind etwa 50 bis 80 % des Zeitpunktes des Pubertätsbeginns erblich bestimmt und der Rest durch die Interaktion mit anderen Einflüssen determiniert (vgl. Jones 2008, S. 60).

Unter die Umwelteinflüsse fallen für Jones (2008) Ernährung, sozioökonomischer Status, Urbanisation, Krankheitslast, psychosozialer Stress und endokrine Disruptoren (EDC's) (vgl. Jones 2008, S. 56). Nach Parent et al. (2003) ist Ernährung einer der komplexesten Faktoren. Ernährung hat qualitative und quantitative Aspekte, die in Studien schwer zu kontrollieren sind. Zudem führen Parent et al. (2003) an, dass die Kontrolle der Energiebilanz und Nahrungsaufnahme, sowie der Pubertätsbeginn verschiedensten hormonellen Regulationen unterliegen. Ein vermeintlich gefundener Zusammenhang zwischen Unterschieden in der Ernährung und unterschiedlichem Pubertätsbeginn heißt nicht gleich, dass Ernährung ein Determinant für Veränderungen des Pubertätsbeginns ist (vgl. Parent et al. 2003, S. 681).

In der Studienanalyse von Jones (2008) und Parent et al. (2003) wurde ein Zusammenhang zwischen Adipositas und verfrühter Pubertät gefunden. In beiden Publikationen konnte nicht eindeutig beantwortet werden, ob der gefundene Zusammenhang zwischen Körperbau und Pubertätsbeginn kausal oder logisch folgend ist. Auch wird in beiden Publikationen angeführt, dass Ernährung, sozioökonomischer Status und Krankheitshäufigkeit häufig miteinander einhergehen, die Abgrenzung der einzelnen Einflussfaktoren aber nicht einfach ist.

3.1.3 Zahnentwicklung

Die Zahnentwicklung erfolgt in Phasen. Die Zähne des Milchgebisses brechen ungefähr bis zum 30. Lebensmonat und die des bleibenden Gebisses ungefähr ab dem 6. Lebensjahr in die Mundhöhle durch. Die Milchzähne besitzen eine wichtige Funktion als Platzhalter für die bleibenden Zähne. So kann das bleibende Gebiss nur regelrecht in den Mundraum durchbrechen, wenn das Milchgebiss die ganze Gebrauchsperiode erhalten bleibt (vgl. Lehmann et al. 2012, S. 58 ff.). Die bleibenden Zähne weisen eine übliche Durchbruchsreihenfolge auf, ausgenommen der Weisheitszähne, die in variabler Reihenfolge durchbrechen (vgl. Radlanski 2011, S. 554). Wie das Körperwachstum steht auch der Zahndurchbruch der bleibenden Zähne unter dem Einfluss von endokrinen Drüsen (Hypophyse, Thymus, Schilddrüse). Darüber hinaus hat die Ernährung einen verzögernden Einfluss auf die Resorption der Milchzahnwurzeln, insbesondere ein Mangel an Kalzium, Magnesium, Vitamin A, C, und D. Eine Hypothyreose, ein hypophysärer Minderwuchs und chronische Mangelernährung verzögern den Zahnwechsel (vgl. Radlanski 2011, S. 567).

3.2 Körperliche Untersuchung

Laut Schmeling dient die körperliche Untersuchung im Rahmen der Altersschätzung dazu, sich einen Überblick über die äußerliche Entwicklung einer Person zu verschaffen und zu evaluieren, ob die Ergebnisse der weiterführenden Untersuchungen mit der äußerlichen Entwicklung übereinstimmen. Darüber hinaus sollen Krankheiten erkannt werden, die Einfluss auf die körperliche Entwicklung haben (vgl. Schmeling 2011, S. 154). Im Folgenden werden die einzelnen Untersuchungsbereiche der körperlichen Untersuchung, unter Auslassung der körperlichen Untersuchung zur Erkennung von Krankheiten, beschrieben. Die Erkennung von Krankheiten mit Einfluss auf das Knochen- und Körperwachstum wird in Abschnitt 3.7 geschildert.

3.2.1 Erfassung der anthropometrischen Maße

Als anthropometrische Maße werden Körperhöhe, -gewicht und -bautyp festgestellt (vgl. Schmeling 2011, S. 153). Die Körperhöhe und das -gewicht können in Perzentilenkurven gegen das mutmaßliche Alter aufgetragen werden (vgl. Aggrawal et al. 2010, S. 152). Perzentilenkurven werden vorwiegend in der Kinderheilkunde genutzt, um Entwicklungsstörungen erfassen zu können. Hierzu wird über einen längeren Zeitraum zum Beispiel das Körpergewicht gegen das chronologische Alter in Perzentilenkurven eingetragen. Das Verlassen der Perzentile, auf der sich die Person vorher befand, kann auf Erkrankungen hinweisen (vgl. Kiess 1993, S. 203). Es gibt Skalen die die 3., 5., 10., 25., 50., 75., 90. und 97. Perzentile umfassen (vgl. Aggrawal et al. 2010, S. 152). Die 50. Perzentile heißt, dass 50 % der Personen über bzw. unter dieser Perzentile liegen (vgl. Kiess 1993, S. 203). Aufgrund der unterschiedlichen Wachstumsgeschwindigkeiten gibt es für Mädchen und Jungen unterschiedliche Perzentilenverläufe. Da viele Staaten aufgrund nationaler Besonderheiten eigene Perzentilenskalen herstellen, wird auf nationaler Ebene festgelegt, welche Skalen genutzt werden sollten (vgl. Aggrawal et al. 2010, S. 152).

3.2.2 Diskussion der anthropometrischen Maße

Bei der Altersschätzung werden die Perzentilenskalen in umgekehrter Richtung verwendet. Wenn das Alter nicht gegeben ist, zeigt die Skala, welches Alter kompatibel mit der Größe sein könnte (vgl. Aynsley-Green et al. 2012, S. 102). Als Beispiel führen Aynsley-Green et al. (2012) an, dass die kleinsten als normal angesehenen männlichen volljährigen Personen ungefähr 160 cm groß sind und hiernach jede Person, die über 160 cm groß ist, volljährig sein könnte. Gleichzeitig könnte diese Körpergröße – der Skala zufolge – allerdings auch bei Jungen im Alter von 11 Jahren gemessen werden. So bietet die Methode nur wenig Informationen über das tatsächliche Alter (vgl. Aynsley-Green et al. 2012, S. 102 f.).

Selbst wenn die Maße der Person über die letzten Jahre bekannt wären, ließe sich nur feststellen, ob die Person auf der jeweiligen Perzentilenkurve geblieben ist. Hieraus folgt, dass die aus den Perzentilenkurven gewonnenen Daten, wenn überhaupt, das chronologische Alter nur sehr ungenau widerspiegeln können.

3.2.3 Äußerlich erkennbare sexuelle Reifezeichen

Nach den Leitlinien der AGFAD sollen im Rahmen der Altersdiagnostik auch die sexuellen Reifezeichen evaluiert werden (vgl. Schmeling et al. 2008, S. 451). Allerdings ist nach den aktuellen Empfehlungen eine Genitalinspektion unzulässig, wenn die Untersuchung von den Jugendämtern nach § 42 f. SGB VIII angefordert wird (vgl. Schmeling et al. o. J., S. 1 ff.). Für die Evaluation der restlichen körperlichen Merkmale gibt es keine Einschränkung. Zur Untersuchung der äußerlich erkennbaren sexuellen Reifezeichen müssen sich die zu begutachtenden Personen entkleiden.

Bei Jungen wird dabei der Entwicklungsstand von (mit Einschränkungen je nach Anlass der Untersuchung): Penis, Hodensack, Schambehaarung, Achselhöhlenbehaarung Bartwuchs und Kehlkopfprominenz beurteilt. Bei Mädchen analog dazu der Entwicklungsstand der (mit Einschränkungen je nach Anlass der Untersuchung): Brust, Schambehaarung, Achselhöhlenbehaarung und Hüfte (vgl. Schmeling 2011, S. 153).

Für die Beschreibung der Pubertätsstadien ist die Einteilung nach Tanner (1962) in fünf Stadien am gebräuchlichsten (vgl. Schmeling 2011, S. 153) und wird auch im Großteil der Studien verwendet (vgl. Cameron und Jones 2010, S. 102). Im Folgenden werden die fünf Stadien nach der Publikation von Tanner (1962) angeführt:

Entwicklung der Schambehaarung bei Mädchen und Jungen:

Stadium 1. Vorpubertät. Die Pubes sind nicht stärker entwickelt als die Behaarung über der Bauchhaut, eigentliches Schamhaar ist also noch nicht vorhanden.
Stadium 2. Spärliches Wachstum langer, leicht pigmentierter, daunenfederartiger Haare, die glatt oder leicht gelockt sind und hauptsächlich an der Peniswurzel und im Bereich der Labien erscheinen.
Stadium 3. Behaarung beträchtlich dunkler, gröber und stärker gelockt. Das Haarfeld breitet sich spärlich über das Schamdreieck aus. […].
Stadium 4. Die Behaarung ähnelt jetzt dem Erwachsenentyp, das Haarfeld ist aber noch erheblich kleiner. Keine Ausbreitung auf die mediale Fläche der Oberschenkel.

Stadium 5. Schambehaarung wie bei Erwachsenen. Ein Haarfeld mit einer horizontalen oberen Begrenzung kennzeichnet den klassischen femininen Typ (Tanner 1962, S. 40).

Entwicklung des männlichen Genitales:

Stadium 1. Vorpubertät. Testes Skrotum und Penis haben ungefähr die gleiche Größe und gleiche Proportionen wie in der frühen Kindheit.
Stadium 2. Vergrößerung von Skrotum und Testes. Die Haut des Skrotums rötet sich und verändert ihre Struktur. In diesem Stadium keine oder geringe Vergrößerung des Penis [...].
Stadium 3. Vergrößerung des Penis zunächst hauptsächlich in der Länge. Weiteres Wachstum der Testes und des Skrotums.
Stadium 4. Der Penis wird größer und dicker; außerdem entwickelt sich die Glans. Weitere Vergrößerung der Testes und des Skrotums; zunehmende Dunkelfärbung der Skrotalhaut.
Stadium 5. Erwachsenengröße und -form des Genitales (Tanner 1962, S. 38).

Entwicklung der Brust:

Stadium 1. Vorpubertät: Ausschließliches Hervortreten der Papille.
Stadium 2. Knospenbrust: Hervortreten der Brust und der Papille als kleine halbkugelige Erhebung. Vergrößerung des Durchmessers des Warzenhofes.
Stadium 3. Weitere Vergrößerung und Vorwölbung der Brust und des Warzenhofes ohne Trennung ihrer Konturen.
Stadium 4. Gesonderte Vorwölbung des Warzenhofes und der Papille als eine zweite halbkugelige Erhebung über der eigentlichen Oberfläche der Brust.
Stadium 5. Stadium der Reife: Zurückweichen des Warzenhofes in die allgemeine Kontur der Brust. Nur die Papille tritt noch besonders hervor (Tanner 1962, S. 48).

Schmeling (2011, S. 154) führt zudem an, dass sich für Altersschätzungen auch eine Einteilung nach Flügel et al. (1986) in vier Pubertätsphasen anbietet (Tabelle 3.1 und 3.2).

Tabelle 3.1 Sexuelle Reifeentwicklung bei Jungen. (Flügel et al. 1986, S. 299)

Alter (Phase)	bis 12 Jahre (infantile Phase)	12 bis 14 Jahre (erste puberale Phase)	14 bis 17 Jahre (zweite puberale Phase)	ab 17 Jahre (mature Phase)
Penis	klein, konisch geformt	vermehrtes Längenwachstum, dünn, gestreckt	gesteigertes Dickenwachstum, beginnende Pigmentierung	walzenförmig, Pigmentierung ausgeprägt, Eichel abgesetzt
Hodensack	kuppelförmig, straff, Hoden kleiner als Haselnußgröße	beutelförmig, schlaffer, Hoden bis Haselnußgröße	beutelförmig, Fältelung, Hoden bis Kirschgröße	sackförmig, starke Fältelung, Pigmentierung, Hoden bis Walnußgröße
Schambehaarung	keine Behaarung (Lanugo)	beginnende Behaarung, zunehmend dichter, Kräuselung	dichtes Haarfeld, auch seitlich	dichtes stark gekräuseltes Haarfeld, vertikal begrenzt
Achselhöhlenbehaarung	keine Behaarung (Lanugo)	beginnende Behaarung	lichteres, leicht gekräuseltes Haarfeld	dichteres, stärker gekräuseltes Haarfeld, Pigmentation
Kehlkopf und Stimme	Ring- und Schildknorpel nicht ausgeprägt, kindliche Stimme	Ring- und Schildknorpel beginnend prominent, dunklere Stimme	Ring- und Schildknorpel zunehmend prominent, Stimmbruch	ausgeprägte Prominenz von Schild- und Ringknorpel, männliche Stimme

Tabelle 3.2 Sexuelle Reifeentwicklung bei Mädchen. (Flügel et al. 1986, S. 300)

Alter (Phase)	bis 11 Jahre (infantile Phase)	11 bis 13 Jahre (erste puberale Phase)	13 bis 16 Jahre (zweite puberale Phase)	ab 16 Jahren (mature Phase)
Brust	Drüsengewebe fehlt (evtl. Brustknospe)	Drüsenwachstum, Knospenbrust	Rundung, beginnende Pigmentierung der Mamille	reife Form, pigmentierte Mamille, differenzierte Papille
Schambehaarung	keine Behaarung (Lanugo)	beginnende Behaarung, zunehmend dichter, Kräuselung	dichtes Haarfeld, auch seitlich	dichtes, stark gekräuseltes Haarfeld, horizontal begrenzt
Hüfte	kindliche Form	Übergang zur weiblichen Hüftform	Übergang zur weiblichen Hüftform	weibliche Hüftform ausgebildet
Achselhöhlenbehaarung	keine Behaarung (Lanugo)	beginnende Behaarung	lichteres, leicht gekräuseltes Haarfeld	dichteres, stärker gekräuseltes Haarfeld, Pigmentierung

3.2.4 Diskussion der sexuellen Reifezeichen

Die Altersschätzung mit Hilfe der Pubertätsstadien weist, wie oben erkennbar, eine große Altersspanne in den einzelnen Stadien auf und sollte nach Schmeling (2011) „für die Altersdiagnose nur in Zusammenschau mit der Beurteilung von Skelettreifung und Zahnentwicklung verwendet werden" (vgl. Schmeling 2011, S. 154).

Die mature Phase nach Flügel et al. (1986) ist mit dem letzten Stadium (5) nach Tanner (1962) nahezu deckungsgleich. Abgesehen von der großen Altersspanne innerhalb der einzelnen Stadien wird die mature Phase nach Flügel et al. (1986) bei Mädchen schon ab 16 und bei Jungen ab 17 Jahren erreicht. Darüber hinaus gibt es individuelle Schwankungen die den definierten Altersbereich von Flügel et al. (1986) überschreiten. So wurde in einer Studie von Büken et al. (2007) – die im Abschnitt 3.3.1.1 näher beschrieben wird – das letzte der 5 Pubertätsstadien nach Tanner (1962) bei Frauen bezüglich der Schambehaarung und Brustentwicklung schon mit 15 Jahren erreicht. Und auch bei den Männern wurde das Stadium 5 in Bezug auf Schambehaarung und Genitalentwicklung schon mit 15 Jahren nachgewiesen (vgl. Büken et al. 2007, S. 151 f.). Somit lässt die körperliche Untersuchung in Hinblick auf die Bestimmung des Alters nach den Stadien von Flügel et al. (1986) oder Tanner (1962) keinen Rückschluss auf eine Volljährigkeit zu, weil immer die Möglichkeit einer Minderjährigkeit besteht. Auch lässt die Untersuchung ab Stadium 3 keinen sicheren Beweis für eine Minderjährigkeit zu. Das Stadium 4 nach Tanner (1962) wurde in der Studie von Büken et al. (2007) bei beiden Geschlechtern in einem Alter von 18 bzw. 19 Jahren nachgewiesen, und auch das Stadium 3 wurde bei Männern mit 18 Jahren und bei Frauen mit 18 (Brustentwicklung) bzw. fast 18 Jahren (Schambehaarung) gesehen (vgl. Büken et al. 2007, S. 151 f.). Die Stadien 1 und 2 nach Tanner (1962) sind für die Altersgruppe der 16- und 17-Jährigen im Normalfall nicht mehr zu erwarten, dürften somit nur in Ausnahmefällen gesehen werden. Die Achselhöhlenbehaarung dürfte in der Entwicklung ähnlichen Schwankungen wie die Schambehaarung unterworfen sein.

3.3   Röntgenologische Untersuchung der Handknochen

Zur Bestimmung des Knochenalters wird die linke Hand der zu begutachtenden Personen geröntgt (vgl. Schmeling et al. 2006a, S. 61). Hierbei wird sowohl die Form und Größe der Knochen als auch der Status der Ephiphysenverknöcherung evaluiert (vgl. Schmeling 2011, S. 155). Verglichen werden die Röntgenbilder in den meisten Fällen entweder mit dem Röntgenatlas von Greulich und Pyle (1959), dem von Thiemann und Nitz (Thiemann et al. 2006) oder mit der Einzelknochenmethode von Tanner und Whitehouse (Tanner et al. 1983) (vgl. Schmidt et al. 2010). Hervorzuheben ist, dass die verwendeten bildgebenden Verfahren nicht primär entwickelt wurden, um ein unbekanntes Alter zu bestimmen, sondern um knöcherne Wachstumsstörungen bei bekanntem chronologischem Alter zu diagnostizieren (vgl. Aynsley-Green et al. 2012, S. 24).

Das Skelett spiegelt den Entwicklungsstand und funktionellen Status des Fortpflanzungssystems wider und somit den Umfang der allgemeinen körperlichen Entwicklung während der Kindheit und Adoleszenz (vgl. Greulich und Pyle 1959, S. 15). Das Röntgen der Hand hat die Vorteile, dass „hier eine Vielzahl von Knochenkernen zu unterschiedlichen Zeiten in Erscheinung [treten] und die Epiphysen der langen und kurzen Röhrenknochen in unterschiedlichen Altersstufen verschmelzen" (Thiemann et al. 2006, S. 1). Die Verknöcherung der Handwurzel verläuft bei gesunden Kindern und Jugendlichen in konstanter Reihenfolge. Nacheinander verknöchern Os capitatum (Kopfbein), Os hamatum (Hakenbein), Os triquetrum (Dreiecksbein), Os lunatum (Mondbein), Os trapezium (großes Vieleckbein), Os trapezoideum (kleines Vieleckbein) und Os pisiforme (Erbsenbein). Eine Ausnahme bildet das Os scaphoideum (Kahnbein), bei dem das Erscheinen des Knochenkerns leicht variiert (vgl. Greulich und Pyle 1959, S. 24). Das letzte erkennbare Stadium der Knochenreife an der Hand ist erreicht, wenn die letzte Epiphysenfuge verknöchert ist (vgl. Greulich und Pyle 1959, S. 28).

Im Folgenden wird geprüft, ob die Untersuchung der Handwurzelknochen mittels Röntgen eine zuverlässige Aussage darüber erlaubt, ob eine Person das 18. Lebensjahr vollendet hat oder nicht, also ob die Person minderjährig oder volljährig ist. Hierbei wird insbesondere auf die Personengruppe der 16- und 17-Jährigen eingegangen. Hierzu ist es notwendig, die Methode an sich zu verstehen und nachzuvollziehen. Zunächst werden die einzelnen Methoden erklärt, die bei der Untersuchung der Handwurzelknochen zur Schätzung des Alters eingesetzt werden. Im Anschluss wird auf die Genauigkeit der einzelnen Methoden eingegangen und diskutiert, ob diese geeignet sind, eine Minderjährigkeit oder Volljährigkeit zu beweisen oder zu widerlegen.

3.3.1 Röntgenatlas nach Greulich und Pyle

Der Atlas nach Greulich und Pyle basiert auf einer Longitudinalstudie der Brush Foundation aus den USA (Cleveland, Ohio), die in den Jahren von 1931 bis 1942 durchgeführt wurde. In die Studie wurden 1000 Kinder und Jugendliche ohne schwere gesundheitliche Einschränkungen aus Familien mit einem überdurchschnittlichen sozioökonomischen Status aufgenommen. Die Kinder und Jugendlichen wurden in den USA geboren und waren größtenteils nordeuropäischer Herkunft (vgl. Greulich und Pyle 1959, S. xii). Sie wurden bis zu ihrem 5. Lebensjahr in Drei- bzw. Sechs-Monats-Intervallen und im Anschluss jährlich untersucht. Bei diesen Untersuchungen wurden sie vermessen, gewogen und es wurden Röntgenbilder der linken Schulter, des Ellbogens, der Hand, der Hüfte, des Knies und Fußes angefertigt. Außerdem wurden psychologische Tests durchgeführt und eine Krankengeschichte erhoben (vgl. Greulich und Pyle 1959, S. xii). Hierdurch entstanden über den Zeitraum der Studie bis zu 21 Röntgenbilder der Hand von jedem der 1000 Kinder und Jugendlichen, die als Grundlage für den Atlas dienten (vgl. Greulich und Pyle 1959, S. xii). Jedes der Standardbilder des Atlas wurde aus 100 Röntgenbildern von Kindern und Jugendlichen des gleichen Alters und Geschlechts ausgesucht. Hierbei wurde das Röntgenbild gewählt, das nach Ansicht der Autoren am besten das Knochenalter des jeweiligen chronologischen Alters und Geschlechts widerspiegelt (vgl. Greulich und

Pyle 1959, S. 32). Zu den einzelnen Röntgenbildern im Atlas, die für Mädchen von null bis 18 Jahren und für Jungen von null bis 19 Jahren vorhanden sind, wurden kurze Beschreibungen zu bestimmten Merkmalen angegeben. Außerdem sind im Anschluss Zeichnungen der einzelnen Knochen mit ihren jeweiligen Entwicklungszeichen dargestellt (vgl. Greulich und Pyle 1959).

Soll mit Hilfe des Atlas das Knochenalter bestimmt werden, um Entwicklungsverzögerungen oder -beschleunigungen festzustellen, wird das Standardbild ausgesucht, das am nächsten am chronologischen Alter liegt und dann mit diesem und den beiden danebenliegenden Bildern verglichen. Wenn das Bild gefunden wurde, das am besten passt, soll ein detaillierterer Vergleich der einzelnen Knochen und Epiphysen folgen. Ist das angefertigte Röntgenbild nicht genau mit einem Standardbild in Übereinstimmung zu bringen, sind die beiden Bilder als Referenz für das Alter zu nehmen, die am nächsten zu dem angefertigten Röntgenbild liegen (vgl. Greulich und Pyle 1959, S. 35 f.).

Greulich und Pyle (1959) führen an, dass die Interpretation von Röntgenbildern eine große subjektive Komponente hat, da eine Reihe von Entscheidungen in Bezug auf den Entwicklungsstand der einzelnen Knochen und Epiphysen getroffen werden muss. Mehr Erfahrung auf dem Gebiet der Interpretation von Röntgenbildern liefere somit genauere Ergebnisse (vgl. Greulich und Pyle 1959, S. 43). Der Nutzen des Atlas liegt unter anderem darin, den Entwicklungsstand der Knochen mit denen anderer Kinder und Jugendlicher des gleichen Alters vergleichen zu können, um ein unausgeglichenes Skelettwachstum, zum Beispiel aufgrund einer Erkrankung, erkennen zu können. Auch können, bei wiederholter Röntgenaufnahme, Effekte einer therapeutischen Maßnahme evaluiert werden (vgl. Greulich und Pyle 1959, S. 22). Des Weiteren kann über die Knochenreife die spätere Körpergröße geschätzt werden (vgl. Thiemann et al. 2006, S. 1).

Nach einer Übersichtsarbeit zur „Skelettaltersbestimmungen der Hand" von Schmidt et al. (2010) wird das Verfahren auch weiterhin unter Angabe der skelettalterspezifischen Streuungsmaße im Rahmen der forensischen Altersdiagnostik empfohlen (vgl. Schmidt et al. 2010, S. 478). Außerdem gehört Schmidt et al. (2007) zufolge der Greulich und Pyle Atlas zu den etabliertesten und meist genutzten Methoden weltweit (vgl. Schmidt et al. 2007, S. 294 f.). Allerdings ergeben sich Probleme bei der Bestimmung der Volljährigkeit, so ist der *Female Standard 27* – das Standardbild für 18-jährige Frauen – nicht von einem Röntgenbild einer Frau von über 18 Jahren zu unterscheiden (vgl. Greulich und Pyle 1959, S. 178 f.). Auch beim *Male Standard 31* – dem Standardbild für 19-jährige Männer – ist die Knochenreife bereits abgeschlossen (vgl. Greulich und Pyle 1959, S. 122 f.). In Bezug auf die Knochenreife ist also das letzte aussagekräftige Handröntgenbild bei Frauen mit 18 Jahren und bei Männern mit

19 Jahren erreicht. Da es individuelle Entwicklungsschwankungen gibt, stellt sich die Frage, wie aussagekräftig diese Methode ist, wenn eine Volljährigkeit bzw. Minderjährigkeit bestimmt werden soll. Um diese Frage zu beantworten, werden im Folgenden mehrere Studien mit ihren jeweiligen Standardabweichungen und Mittelwerten bzw. Medianen vorgestellt.

3.3.1.1 Publizierte Studien zur Methode von Greulich und Pyle

Greulich und Pyle gaben 1959 für die Brush Foundation Studienkohorte in der Altersspanne von 9 bis 17 Jahren eine einfache Standardabweichung von 0,6 bis 1,1 Jahren an. Die maximale einfache Standardabweichung von 1,1 Jahren wurde bei der – für die hier diskutierte Fragestellung relevanten – Altersgruppe der 17-jährigen Jungen beobachtet. Wird nun, wie in Abschnitt 2.2 erörtert, die zweifache Standardabweichung für die Streuung um den Mittelwert berücksichtigt, gruppieren sich nach Aussage von Greulich und Pyle ungefähr 90 % der Personen in einer Spannweite von ungefähr +/– 2,2 Jahren (berechnet vor dem Hintergrund der Annahme einer Normalverteilung) um das ermittelte Alter (vgl. Greulich und Pyle 1959, S. 49, 51, 53).

In einer Studie von Schmidt et al. (2007) wurden retrospektiv 649 Röntgenbilder der Hand von 303 Mädchen und 346 Jungen ausgewertet, um die Genauigkeit für die forensische Altersdiagnostik zu untersuchen. Diese Röntgenbilder entstanden in der Zeit von 1986 bis 2002 in einer orthopädischen Praxis in Papenburg (Deutschland). Das Alter der dort evaluierten PatientInnen liegt zwischen einem und 18 Jahren. Die zweifache Standardabweichung in Bezug auf das chronologische Alter liegt bei +/– 2,16 Jahren für Frauen und bei +/– 2,02 Jahren bei Männern (vgl. Schmidt et al. 2007, S. 295).

Des Weiteren publizierten Büken et al. 2007 eine Studie zum Zwecke der forensischen Altersdiagnostik, in die schlussendlich 492 Kinder und Jugendliche aus der Türkei im Alter zwischen elf und 19 Jahren aufgenommen wurden. Von diesen Personen wurden neben der Erfassung der Pubertätsstadien auch Handröntgenaufnahmen der linken Hand nach der Methode von Greulich und Pyle evaluiert. Die einfache Standardabweichung bei den Handröntgenaufnahmen wurde mit über +/– 1,0 Jahren angegeben (vgl. Büken et al. 2007, S. 151), somit beträgt die zweifache Standardabweichung, bei der Annahme einer Normalverteilung, den doppelten Wert, also über +/– 2,0 Jahre.

Lynnerup et al. (2008) ermittelten eine einfache Standardabweichung von +/– 1,1 Jahren für 17-jährige Männer, mit der Methode nach Greulich und Pyle in einer Kohorte von 159 Personen aus Dänemark (vgl. Lynnerup et al. 2008, S. 242.e4). Die zweifache Standardabweichung beträgt, vor dem Hintergrund der Annahme einer Normalverteilung, also ungefähr +/– 2,2 Jahre.

Auch Hackman et al. (2013) ermittelten in einer Kohorte von 406 schottischen PatientInnen für die Altersgruppe von 16 bis 20 Jahren eine einfache Standardabweichung von +/− 1,17 Jahren bei Frauen und +/− 1,2 Jahren bei Männern (vgl. Hackman und Black 2013, S. 117). Bei Annahme einer Normalverteilung ergibt sich für beide Geschlechter eine zweifache Standardabweichung von ungefähr +/− 2,4 Jahren.

Garamendi et al. (2005) führten eine Studie an 114 Männern mit marokkanischer Herkunft durch, um die Genauigkeit der Methode nach Greulich und Pyle für die Bestimmung der Volljährigkeit ab dem 18. Lebensjahr zu überprüfen. Die 114 Männer waren vermutlich minderjährig und hielten sich der AutorInnengruppe nach illegal in Spanien auf. Die Studie wurde von der „Juvenile Division of the Public Prosecutor's Office of the Basque Country" angefordert. Das Geburtsdatum der untersuchten Personen wurde von der marokkanischen Botschaft während der Bearbeitung der Aufenthaltstitel bestätigt (vgl. Garamendi et al. 2005, S. 3 f.) und lag zwischen 13,75 und 25,75 Jahren. 62 Personen waren zum Zeitpunkt der Untersuchung 18 Jahre oder älter. Allerdings führen die AutorInnen zur Altersangabe einschränkend an, dass die Geburten auf marokkanischem Gebiet nicht direkt registriert werden und das Geburtsdatum nicht zuverlässig sei (vgl. Garamendi et al. 2005, S. 5, 9 f.). In dieser Studie wurden die Ergebnisse in Form einer in Abschnitt 2.2.6 beschriebenen Vierfeldertafel aufgetragen und jeweils die Sensitivität und Spezifität für verschiedene Schwellenwerte von 113 untersuchten Personen berechnet. Als Kriterium wurde die richtige Bestimmung des Alters bei Personen, die 18 Jahre oder älter sind, gewählt. Bei einem Schwellenwert (willkürlich festgelegter Wert, ab dem Personen als 18 Jahre oder älter bewertet werden) des untersuchten Alters von 17/18 Jahren wurde eine mittlere Sensitivität (richtig als 18 Jahre oder älter erkannt) von 68 % berechnet. Die Spezifität (richtig als unter 18 Jahren erkannt) beträgt bei diesem Schwellenwert 78 %, es wurden elf Personen fälschlicherweise als 18 Jahre oder älter bestimmt und 20 Personen fälschlich für minderjährig gehalten, die 18 Jahre oder älter waren. Ein zugrunde gelegter Schwellenwert des untersuchten Alters von 18/19 Jahren führt zu einer mittleren Sensitivität von 45 % und einer mittleren Spezifität von 86 %. In diesem Fall wurden von den 114 Personen sieben fälschlicherweise für 18 Jahre oder älter gehalten und 34 Personen fälschlich für minderjährig, obwohl diese 18 Jahre oder älter waren (vgl. Garamendi et al. 2005, S. 5). Außerdem berechnete die AutorInnengruppe für die Atlasmethode nach Greulich und Pyle eine einfache Standardabweichung von +/− 1,76 Jahren (vgl. Garamendi et al. 2005, S. 7). Die zweifache Standardabweichung beträgt hier, vor dem Hintergrund der Annahme einer Normalverteilung, ungefähr +/− 3,52 Jahre (Tabelle 3.3).

Tabelle 3.3 Zweifache Standardabweichungen (unter der Annahme einer Normalverteilung) nach der Atlasmethode von Greulich und Pyle (1959)

Studie	Zweifache Standardabweichung
Greulich und Pyle (1959)	+/– 2,2 Jahre
Schmidt et al. (2007)	+/– 2,02 bis +/– 2,16 Jahre
Büken et al. (2007)	+/– 2,0 Jahre
Lynnerup et al. (2008)	+/– 2,2 Jahre
Hackman et al. (2013)	+/– 2,4 Jahre
Garamendi et al. (2005)	+/– 3,52 Jahre

3.3.1.2 Diskussion der Atlasmethode nach Greulich und Pyle

Im Abschnitt 3.3.1.1 wurden 6 Publikationen mit den jeweiligen Standardabweichungen vorgestellt. In diesem Kapitel werden die vorgestellten Daten noch einmal für die Fragestellung zusammengefasst, und zwar insbesondere in Hinblick auf die Aussagekraft gegenüber Personen die ein Alter von 16 oder 17 Jahren angeben.

Eine Angabe, die sich in fast allen dargestellten Publikationen findet, ist die einfache Standardabweichung; hierdurch lässt sich unter der Annahme einer Normalverteilung die zweifache und dreifache Standardabweichung errechnen, in dem die erste Standardabweichung entsprechend multipliziert wird. Auch wenn davon auszugehen ist, dass die Daten nicht streng normalverteilt sein werden, lassen sich hieraus Näherungswerte ableiten. Darüber hinaus wurde eine Publikation vorgestellt, die ihre Ergebnisse mittels Sensitivität und Spezifität darstellt. Insgesamt zeigte der Großteil der dargelegten Publikationen, dass die zweifache Standardabweichung für Altersschätzungen nach der Atlasmethode von Greulich und Pyle ungefähr im Rahmen der Erstbeschreibung nach Greulich und Pyle (1959) bei +/– 2,2 Jahren liegt. Abweichend dazu lieferte die Studie von Garamendi et al. (2005) hinsichtlich der zweifachen Standardabweichung von + /–3,52 Jahren ein anderes Ergebnis.

Was heißt das für die Praxis der Altersschätzung? Zum einen ist die Frage zu diskutieren, ob mit der Methode nach Greulich und Pyle eine Volljährigkeit, also die Vollendung des 18. Lebensjahres sicher zu bestimmen und eine Minderjährigkeit ausgeschlossen werden kann. Zum anderen ist die Frage nach dem Umkehrschluss wichtig, nämlich ob bei Personen, die angeben, 16 oder 17 Jahre alt zu sein, eine Minderjährigkeit sicher nachgewiesen werden kann. Um die Fragen zu beantworten, werden in der Altersschätzungspraxis Standardabweichungen herangezogen, da diese in den beschriebenen Publikationen genannt werden. Stützt man sich darauf, sollte mindestens die zweifache Standardabweichung genutzt werden. Im Rahmen einer Normalverteilung würden 95 % der Personen innerhalb der Alterspanne erfasst werden. Wird nur die einfache Standardabweichung verwendet, werden schätzungsweise nur noch ungefähr 2/3 der Personen erfasst. Bei Verwendung der dreifachen Standardabweichung, die dann 99 % der Personen erfassen würde, erweitert sich das Altersintervall auf ungefähr +/– 3,3 Jahre. Dieses würde eine Altersschätzung anhand dieser Methode, für die genannte Altersgruppe, offensichtlich nicht mehr sinnvoll erscheinen lassen, wäre aber vor dem Hintergrund einer sicheren Aussage nötig, nicht zuletzt, da insgesamt von niedrigeren Prozentzahlen ausgegangen werden muss, da es sich bei der untersuchten Population nicht um eine genaue Normalverteilung handeln wird. Greulich und Pyle (1959) wiesen darauf hin, dass sie davon ausgehen, mit der zweifachen Standardabweichung nur ungefähr 90 % der Bevölkerung zu erfassen (vgl. Greulich und Pyle 1959, S. 49). Im Folgenden werden die Fragestellungen anhand der zweifachen Standardabweichung diskutiert, da diese am häufigsten verwendet wird, allerdings eingedenk der Tatsache, dass hierdurch nach Greulich und Pyle (1959) nur ungefähr 90 % der untersuchten Personen abgebildet werden.

Vor dem Hintergrund der Probleme, die im Zusammenhang mit der zweifachen Standardabweichung entstehen, werden die beiden eingangs gestellten Fragen aufgegriffen und kritisch geprüft. Begonnen wird mit der Frage, ob die Vollendung des 18. Lebensjahres mit der Atlasmethode nach Greulich und Pyle (1959) sicher zu bestimmen ist. Durch das jeweilige letzte Standardbild des Greulich und Pyle Atlas wird ein Zustand der kompletten Verknöcherung der Epiphysenfugen abgebildet, so dass darüber hinaus mit dieser Methode keine weitere Aussage hinsichtlich des Alters getroffen werden kann. Das letzte Standardbild aus dem Röntgenatlas von Greulich und Pyle für männliche Personen steht für ein Knochenalter von 19 Jahren. Über dieses Alter hinaus ist mit dieser Methode somit keine Altersschätzung von männlichen Personen möglich. Ausgehend von der zweifachen Standardabweichung mit ungefähr +/– 2,2 Jahren ergibt sich nun für laut Atlas auf 19 Jahre geschätzte Personen ein Altersintervall von 16,8 bis 21,2 Jahren. Das heißt vereinfacht gesagt, dass aufgrund der zweifachen Standardabweichung das chronologische Alter einer männlichen Person, deren Röntgenbild auf 19 Jahre bestimmt wurde, mit einer Wahrscheinlichkeit von ungefähr 90 % innerhalb des Intervalls von 16,8 bis 21,2 Jahren liegt. Nach oben hin stimmt diese Wahrscheinlichkeitsangabe nur bedingt, da der größte Teil der älteren Personen ein verknöchertes Handskelett aufweist. Ausgehend von der zweifachen Standardabweichung ist es allerdings vereinfacht gesagt möglich, dass diese Person mit einer statistischen Wahrscheinlichkeit von ungefähr 5 % sogar unter 16 Jahre alt ist. Übertragen auf das letzte Standardbild für weibliche Personen im Greulich und Pyle Atlas, das bei einem Knochenalter von 18 Jahren erreicht wird, liegt das Intervall der zweifachen Standardabweichung bei einem Alter von 15,8 bis 20,2 Jahren. Auch hier ist es statistisch möglich, dass 5 % der Frauen mit einem Standardbild von 18 Jahren ein chronologisches Alter von unter 15,8 Jahren aufweisen. Außerdem ist auch in diesem Fall nicht ermittelbar, ob die untersuchte Person nicht doch älter als 18 Jahre ist.

Um bei Berücksichtigung der zweifachen Standardabweichung nachweisen zu können, dass eine Person das 18. Lebensjahr vollendet hat, müsste der Röntgenatlas Standardbilder über das 21. Lebensjahr hinaus vorhalten. Da dieses aufgrund der kompletten Verknöcherung der Hand nicht der Fall ist, wird unter Berücksichtigung der zweifachen Standardabweichung immer die Unsicherheit bleiben, ob eine männliche Person, selbst bei vollständiger Verknöcherung der Hand, nicht doch erst 16 Jahre und eine weibliche Person erst 15 Jahre alt ist.

Tisè et al. (2011) untermauern mit ihren Studienergebnissen, dass eine sichere Bestimmung der Volljährigkeit mit der Methode nach Greulich und Pyle (1959) nicht möglich ist. Ihre Studie wurde im Jahre 2011 publiziert und anhand einer Kohorte von 484 italienischen PatientInnen im Alter zwischen 11 und 19 Jahren durchgeführt. Bei diesen wurden im Rahmen einer Hospitalisierung wegen trauma-chirurgischen Erkrankungen zwischen 2006 und 2007, Röntgenbilder der Hand aufgenommen und diese retrospektiv mit der Atlasmethode nach Greulich und Pyle zum Zwecke der forensischen Altersdiagnostik analysiert. In dieser Studie wurden 22,9 % der 16-jährigen Jungen und 73,2 % der 17-jährigen Jungen fälschlicher Weise auf 18 Jahre geschätzt. Bei den Mädchen wurden 23,5 % der 16-Jährigen und 75,0 % der 17-Jährigen fälschlicherweise auf 18 Jahre geschätzt. Kein Junge und nur ein Mädchen wurden fälschlicherweise als minderjährig eingestuft. Außerdem zeigten sie, dass das chronologische Mindestalter bei einer männlichen Person mit einem geschätzten Knochenalter von 19 Jahren bei minimal 16,1 Jahren lag. Für weibliche Personen lag das chronologische Alter bei einer Schätzung von 18 Jahren bei minimal 16,2 Jahren (vgl. Tisè et al. 2011, S. 413 f.). Tisè et al. (2011) erörtern anhand der Daten ihrer Studie weitere Probleme, das Alter sicher zu bestimmen. Die Minimum- und Maximum-Spannweiten für alle Bestimmungen geben sie mit einer Variation von 0,4 bis 4,1 Jahren und einem Interquartilabstand von 0,2 bis 1,8 Jahren an. Abschließend führen sie deshalb aus, dass die Greulich und Pyle Methode zwar wiederholbare Ergebnisse liefere, aber eine große Fehlerspanne bei der Bestimmung des chronologischen Alters bestehe. Somit bestehe gerade für das rechtlich kritische Alter zwischen 14 und 18 Jahren eine große Fehlerwahrscheinlichkeit. Außerdem sei das chronologische Alter mit hoher Wahrscheinlichkeit nicht mehr vorhersagbar, sobald die Handverknöcherung abgeschlossen ist. Sie nehmen an, dass die Hauptfehlerquellen in der biologischen Variabilität der Skelettentwicklung und der Unzulänglichkeit der Standardbilder des Atlas liegen (vgl. Tisè et al. 2011, S. 415). Auch Hackman et al. (2013) weisen in ihrer schon weiter oben erwähnten Studie auf Unterschiede zwischen dem geschätzten und dem chronologischen Alter hin. Sie zeigen für beide Geschlechter, nach der Methode von Greulich und Pyle (1959), eine maximale Überschätzung des Knochenalters von 2,5 Jahren sowie eine maximale Unterschätzung von 3,1 Jahren (vgl. Hackman und Black 2013, S. 118). Hiernach kann eine Person, die als 18 Jahre alt geschätzt wurde, trotzdem erst 15,5 Jahre alt sein und eine Person, die auf 19 Jahre geschätzt wurde, erst 16,5 Jahre.

Bezüglich der zweiten Fragestellung müsste, um eine Minderjährigkeit nachweisen zu können, dem Atlas nach ein Alter von unter 15,8 Jahren geschätzt werden. Andernfalls liegt, schon aufgrund einer zweifachen Standardabweichung von +/– 2,2 Jahren, eine Volljährigkeit im Rahmen des Möglichen. Die vorher angeführten Probleme der Standardabweichungen bleiben allerdings auch in diesem Fall bestehen.

Die beschriebenen Studien zeigen die Limitationen der Schätzung des Alters nach Greulich und Pyle (1959). Selbst im Endstadium der Verknöcherung der Handknochen wurde gezeigt, dass ein Alter von 16 Jahren möglich ist. Die angeführten Studien zeigen darüber hinaus, dass eine zweifache Standardabweichung von ungefähr +/– 2,2 Jahren keine feststehende Größe darstellt, sondern auch Schwankungen unterworfen ist, und dass sie, wie in der Studie von Garamendi et al. (2005) dargelegt, auch +/– 3,52 Jahre betragen kann (vgl. Garamendi et al. 2005, S. 7). Bezugnehmend auf die vorausgegangenen Ausführungen lässt sich sagen, dass selbst bei Nutzung der zweifachen Standardabweichung, bei der nicht einmal alle Personen abgebildet werden, die Schätzung des Knochenalters auf 18 oder 19 Jahre keine Sicherheit bringt, dass eine Person volljährig ist, und eine Schätzung auf 15 bzw. 16 oder 17 Jahre keine Sicherheit, dass eine Person minderjährig ist. Es kann also nicht davon ausgegangen werden, dass mit dieser Methode eine sichere Bestimmung der Volljährigkeit oder Minderjährigkeit bei Personen, die ein Alter von 16 oder 17 Jahren angeben, vorgenommen werden kann.

3.3.2 Röntgenatlas nach Thiemann und Nitz

Für die Atlasmethode nach Thiemann und Nitz wurden Röntgenbilder von null bis 18 Jahren, jeweils für Mädchen und Jungen getrennt, zugrunde gelegt (vgl. Thiemann et al. 2006). Die insgesamt 5200 Handröntgenaufnahmen für die Studie wurden in der Zeit von 1977 bis 1979 an 20 medizinischen Einrichtungen der ehemaligen Deutschen Demokratischen Republik (DDR) aufgenommen. Angefertigt wurden diese an gesunden Kindern und Jugendlichen im Alter zwischen null und 18 Jahren. Die Auswahl der Kinder und Jugendlichen erfolgte für die Null- bis Dreijährigen nach den Größen- und Körpergewichtsnormwerttabellen von Sälzer und für die vier- bis 18-Jährigen nach Marcusson. „Größe und Körpergewicht der Probanden mussten innerhalb der Grenzen der doppelten Standardabweichung der angegebenen Tabellen liegen" (Thiemann et al. 2006, S. 2), um in die Studie aufgenommen zu werden.

Zur Beurteilung des Reifegrades der Röntgenbilder wurden sowohl die Länge und Breite als auch charakteristische Formveränderungen der Knochen nach Greulich und Pyle (1959) und Tanner et al. (1983) herangezogen. Für den Röntgenatlas wurden die Bilder statistisch bearbeitet und dann je 20 Röntgenbilder jeder Altersklasse, getrennt nach Mädchen und Jungen, mit den geringsten Abweichungen vom errechneten Mittelwert ermittelt. Aus diesen wurde eine Bildserie zusammengestellt, die bei der Reifung auftretende Formveränderungen für jede Altersgruppe darstellt (vgl. Thiemann et al. 2006, S. 2). Die erste Auflage des Röntgenatlas wurde 1986 publiziert, die zweite folgte im Jahre 1991. In der dritten Auflage von 2006 fand eine Referenzstudie von Schmeling et al. (2006b) Eingang, die die Streuungsmaße für Zwecke der forensischen Altersdiagnostik erfasste (vgl. Thiemann et al. 2006, S. 22 f.).

Auch hier wird wie bei der Atlasmethode nach Greulich und Pyle das Knochenalter bestimmt, indem das Röntgenbild der linken Hand der betroffenen Person mit den Röntgenbildern des entsprechenden Geschlechts im Atlas verglichen wird. Hierbei werden wieder die benachbarten Abbildungen der in Frage kommenden Abbildungen mit einbezogen, um das Bild mit den geringsten Differenzen zum angefertigten Röntgenbild auszuwählen (vgl. Thiemann et al. 2006, S. 4). Thiemann et al. (2006) führen an, dass bei diesem Vorgehen im Allgemeinen ein verlässliches Ergebnis erreicht wird. Allerdings müsse man sich bei der Bestimmung des Knochenalters darüber im Klaren sein, „dass Wachstum und Reifung großen individuellen Schwankungen unterliegen" (Thiemann et al. 2006, S. 4) und dass das ermittelte Knochenalter „nur als theoretischer Wert anzusehen" (Thiemann et al. 2006, S. 4) ist.

3.3.2.1 Publizierte Studien zur Methode nach Thiemann und Nitz

Die erwähnte Referenzstudie von Schmeling et al. (2006b) ist nach Aussage der AutorInnengruppe die erste Referenzstudie zur Thiemann und Nitz Methode, die die Spannweite der Altersschätzung misst, um die Methode für die forensische Altersdiagnostik nutzbar zu machen. Die Studie bezieht sich auf 402 Handröntgenbilder sowohl der linken als auch der rechten Hand, die zwischen den Jahren 1983 und 2002 in Krankenhäusern in Berlin und Leipzig angefertigt wurden. Die einfache Standardabweichung liegt zwischen +/− 0,2 und +/− 1,2 Jahren. Für die Altersgruppe von 16 bis 18 Jahren liegt die einfache Standardabweichung für Mädchen und Jungen zwischen +/− 0,6 und +/− 1,1 Jahren (vgl. Schmeling et al. 2006b, S. 2 f.). Hieraus ergibt sich, unter Annahme einer Normalverteilung, eine zweifache Standardabweichung von +/− 1,2 bis +/− 2,2 Jahren.

Weitere Daten ergeben sich aus einer schon in Abschnitt 3.3.1.1 beschriebenen Studie von Schmidt et al. (2007). Hier wurde neben der Atlasmethode von Greulich und Pyle auch die Methode nach Thiemann und Nitz evaluiert. Die zweifache Standardabweichung für die Methode nach Thiemann und Nitz lag für Frauen bei +/− 1,74 und für Männer bei +/− 1,65 Jahren (vgl. Schmidt et al. 2007, S. 295).

3.3.2.2 Diskussion der Atlasmethode nach Thiemann und Nitz

Für die Methode nach Thiemann und Nitz konnte durch zwei Beispiele gezeigt werden, dass die Standardabweichung nicht wesentlich geringer ist als bei der Methode nach Greulich und Pyle. Schmidt et al. (2007) führen in ihrer Studie an, dass sowohl der Atlas nach Greulich und Pyle als auch der nach Thiemann und Nitz in puncto Genauigkeit gleich gut für die forensische Altersdiagnostik geeignet sind (vgl. Schmidt et al. 2007, S. 295).

Das letzte Bild des Atlas von Thiemann und Nitz liegt für Frauen und Männer bei 18 Jahren. Somit ist eine Bestimmung des Alters über 18 Jahre hinaus nicht möglich. Bezugnehmend auf die Ausführungen in Abschnitt 3.3.1.2 ist auch hier eine Bestimmung der Volljährigkeit nicht sicher zu gewährleisten. Wird die zweifache Standardabweichung zugrunde gelegt, ist bei einem geschätzten Knochenalter von 18 Jahren ein chronologisches Alter von 16 oder 17 Jahren nicht auszuschließen. Bei Annahme der maximal angegeben zweifachen Standardabweichung von +/− 2,2 Jahren wäre zudem auch das Alter von 15,8 Jahren möglich. Umgekehrt müsste auch bei dieser Methode eine Person unter 16 Jahre geschätzt werden, damit im Rahmen der zweifachen Standardabweichung von einer Minderjährigkeit ausgegangen werden kann. Somit ist bei Personen, die angeben, 16 oder 17 Jahre alt zu sein, auch mit diesem Atlas nicht davon auszugehen, dass eine sichere Bestimmung einer Volljährigkeit oder Minderjährigkeit vorgenommen werden kann.

3.3.3 Einzelknochenmethode nach Tanner und Whitehouse

Beispielhaft für eine Einzelknochenmethode wird die Methode nach Tanner et al. (1983), auch bekannt als TW2-Methode, angeführt. Auch diese Methode wurde entwickelt, um unter anderem Diagnosen bei endokrinen Erkrankungen zu stellen bzw. Therapien überwachen zu können (vgl. Tanner et al. 1983, S. v). Bei der Einzelknochenmethode nach Tanner et al. (1983) werden die Knochen der Hand einzeln nach ihrer Reife beurteilt. Hierzu steht ein Klassifikationssystem von acht bis neun Stadien zur Verfügung, dessen zugewiesene Punktzahlen später addiert werden (vgl. Tanner et al. 1983, S. v).

Bei dieser Methode werden die folgenden 20 Knochen der Hand und des Handgelenks nach ihrer Reife bewertet (Tabelle 3.4).

Tabelle 3.4 Bewertete Knochen nach Tanner et al. (1983)

Bewertete Knochen nach Tanner et al. (1983)
Speiche und Elle
Mittelhandknochen 1, 3 und 5
Grundglieder der Fingerknochen 1, 3 und 5
Mittelglieder der Fingerknochen 3 und 5
Endglieder der Fingerknochen 1, 3 und 5
Handwurzelknochen: Kopfbein, Hakenbein, Dreieckbein, Mondbein, Kahnbein, großes Vieleckbein und kleines Vieleckbein

(vgl. Tanner et al. 1983, S. 9)

Die einzelnen Knochen werden in drei verschiedene Bezugssysteme aufgeteilt. Der *RUS-Score* bezieht sich auf Speiche, Elle und die Fingerknochen, bildet also insgesamt 13 Knochen ab. Während der *Karpalknochen-Score* nur die Handwurzelknochen abbildet, bezieht der *TW2-20-Knochen-Score* alle Knochen mit ein (vgl. Tanner et al. 1983, S. 4 ff.).

Für die Reifebewertung der einzelnen oben genannten Knochen werden Stadien von A bis H bzw. A bis I angelegt. Hierbei weisen die Knochen Speiche, Mittelhandknochen, Fingerknochen, Hakenbein und großes Vieleckbein jeweils neun Stadien sowie die Elle und der Rest der Handwurzelknochen jeweils acht Stadien auf. Im frühesten Stadium A ist der jeweilige Knochen im Röntgenbild noch nicht sichtbar. Die einzelnen Stadien sind für jeden Knochen mit Bildern und Erklärungen angegeben (vgl. Tanner et al. 1983, S. 4 ff.). Für die einzelnen Stadien der jeweiligen Knochen wurde eine Punktzahl nach ihrem biologischen Gewicht, in Bezug auf die Entwicklung der Knochen, vergeben. Hierbei wurde Rechnung getragen, dass ein Stadium, das im Allgemeinen lange anhält, weniger informativ für einen bestimmten Zeitpunkt in der Entwicklung ist, als ein Stadium, das nur kurz besteht (vgl. Tanner et al. 1983, S. 5).

Im Gegensatz zur früher publizierten *TW1-Methode* von Tanner et al. (1962) wurde bei der *TW2-Methode* das unten folgende Punktzahlsystem verändert, aber nicht die Charakteristiken der oben beschriebenen Stadien. Außerdem wurde ein unterschiedliches Punktesystem für beide Geschlechter eingeführt (vgl. Tanner et al. 1983, S. v). Bei der *TW2-Methode* liegt die Gesamtpunktzahl zwischen null und 1000, wobei die Punktzahl 1000 das Entwicklungsende bzw. den ausgewachsenen Status angibt (vgl. Tanner et al. 1983, S. 88 ff.). Bei Betrachtung der Perzentilenskalen liegt für den *RUS-Score* bei Jungen die 50. Perzentile mit 1000 Punkten bei ungefähr 18,1 Jahren. Die 97. Perzentile liegt bei ungefähr 16,1 und die der 3. Perzentile bei etwas über 20 Jahren. Für Mädchen liegt die 50. Perzentile mit 1000 Punkten bei 16 Jahren und die 97. bei knapp 14 Jahren sowie die 3. bei 17,9 Jahren. Für den *TW2-20-Knochen-Score* bei Jungen sieht es bei 1000 Punkten ähnlich aus. Die 50. Perzentile liegt bei 18 Jahren, während die 97. und 3. Perzentile bei jeweils 15,9 bzw. 20 Jahren liegen. Für Mädchen liegt die 50. Perzentile bei 16 Jahren, während die 97. und 3. jeweils bei 14 bzw. 18 Jahren liegen. Bei Berechnung des noch verbliebenen *Karpalknochen-Scores* liegt die 50. Perzentile mit 1000 Punkten für Jungen bei 15 Jahren, die 97. bei 13,1 Jahren und die 3. bei 17,1 Jahren. Für Mädchen liegt die 50. Perzentile bei 13 Jahren, während die 97. bei 11 Jahren und die 3. bei 15 Jahren liegt. Die Altersspanne zwischen der 97. und 3. Perzentile beträgt ungefähr 4 Jahre (vgl. Tanner et al. 1983, S. 88 ff.). Nach Tanner et al. (1983) liegt eine Verzögerung oder Beschleunigung in der Entwicklung von +/– 2 Jahren in den üblichen Grenzen des normalen Wachstums (vgl. Tanner et al. 1983, S. 10).

Ähnlich wie die anderen handknochenbasierten Untersuchungsmethoden verdeutlicht auch die Einzelknochenmethode nach Tanner und Whitehouse, die Limitationen der Methoden bei der sicheren Bestimmung der Volljährigkeit oder Minderjährigkeit. Eine männliche Person, die nach der TW2-Methode, bei der 50. Perzentile auf 18 Jahre geschätzt wird, kann unter Annahme der 97. Perzentile 16 Jahre alt sein. Umgekehrt ist auch hier bei einer Schätzung auf 16 Jahre ein Alter von 18 Jahren möglich. Für weibliche Personen lässt sich mit dieser Methode auch nicht sicher eine Volljährigkeit nachweisen, hier liegt die 50. Perzentile in den einzelnen Berechnungsmethoden des Knochenalters bei höchstens 16 Jahren. Hierdurch wäre also allenfalls eine Minderjährigkeit anzunehmen, allerdings reichen der RUS-Score und der TW-20-Score mit der 3. Perzentile auch bis 17,9 bzw. 18 Jahre. Um von einer Minderjährigkeit ausgehen zu können, müssten die Frauen jünger als 16 Jahre geschätzt werden. Somit ist auch bei dieser Methode nicht davon auszugehen, dass bei Personen, die angeben, 16 oder 17 Jahre alt zu sein, eine sichere Bestimmung einer Volljährigkeit oder Minderjährigkeit vorgenommen werden kann.

Schmidt et al. (2008a) weisen darauf hin, dass die Methode nach Tanner und Whitehouse im Vergleich zu den Atlasmethoden einen höheren Zeitaufwand erfordert und schwieriger zu erlernen ist. Außerdem kritisiert die AutorInnengruppe die willkürliche Zuordnung des Punktesystems zu den Entwicklungsstadien und die grobe Stadieneinteilung der Verknöcherung von Elle und Speiche (vgl. Schmidt et al. 2008a, S. 312 f.).

3.3.4 Stadieneinteilung nach Schmeling et al. (2004)

Schmidt et al. (2008b) wendeten in ihrer Studie die fünf Stadien nach Schmeling et al. (2004), die ursprünglich – wie in Abschnitt 3.5 ausgeführt wird – für die Evaluation der Schlüsselbeine entwickelt wurden, auf die einzelnen Knochen der Hand an. Hierfür wurden Röntgenbilder der Hand von 429 Frauen und Männern im Alter zwischen 10 und 18 Jahren retrospektiv beurteilt. Die Röntgenbilder wurden in einem Zeitraum zwischen 1983 und 2002 in verschiedenen Krankenhäusern in Berlin und Leipzig angefertigt (vgl. Schmidt et al. 2008b, S. 52).

Die folgenden Stadien wurden auf alle Knochen der Hand angewendet:

Stage 1: Non-ossified ossification center
Stage 2: Ossified ossification center with nonossified epiphyseal cartilage
Stage 3: Partially ossified epiphyseal cartilage
Stage 4: Fully ossified epiphyseal cartilage with discernable epiphyseal line
Stage 5: Nondiscernable epiphyseal line (Schmidt et al. 2008b, S. 52).

Die einzelnen Stadien beschreiben jeweils verschiedene Zeitpunkte innerhalb des Verknöcherungsprozesses der Knochen. Schmidt et al. (2008b) führen im Diskussionsteil an, dass diese Methode wahrscheinlich die Erste ist, die mit einer für rechtliche Zwecke ausreichenden Evidenz bestimmen kann, dass ein Mann nicht unter 18 Jahren ist. Die AutorInnengruppe beruft sich hierbei auf ihre Studie, bei der sie das Stadium 5 der Speiche nicht bei Männern unter 18 Jahren fanden (vgl. Schmidt et al. 2008b, S. 53 f.).

In der Studie wurden von 30 Männern mit einem chronologischen Alter von 18 Jahren zwei im Stadium 5 gesehen, bei einem minimalen Alter von 18,6 Jahren. Die anderen 28 wurden mit einem Stadium 3 oder 4 evaluiert (vgl. Schmidt et al. 2008b, S. 53). Das heißt, dass in dieser Studienkohorte 6,6 % der 18-jährigen Männer mit einem Stadium 5 der Speiche evaluiert wurden. Bei den evaluierten Frauen wurde das Stadium 5 der Speiche schon mit 16,2 Jahren nachgewiesen.

Baumann et al. schlossen 2009 eine Referenzstudie mit einer ausgeweiteten Kohorte an. Ausgewertet wurden 842 Handröntgenbilder von Frauen und Männern im Alter zwischen 10 und 30 Jahren, hierbei wurden die Röntgenbilder der Studien von Schmidt et al. (2008b) mit in die Studie integriert. Die Röntgenbilder wurden wie in der Studie von Schmidt et al. (2008b) im Zeitraum zwischen 1983 und 2002 in verschiedenen Krankenhäusern in Berlin und Leipzig aufgenommen. Evaluiert wurden die Röntgenbilder nach den gleichen oben zitierten Stadien von Schmeling et al. (2004) (vgl. Baumann et al. 2009, S. 16).

Auch für Baumann et al. (2009) bietet diese Methode als erste der Handröntgenmethoden die Möglichkeit einer für rechtliche Zwecke ausreichenden Zuverlässigkeit für die Bestimmung der Vollendung des 18. Lebensjahres bei Männern. Als Referenzpunkt für die Vollendung des 18. Lebensjahres wird auch hier die Speiche im Stadium 5 bei Männern angegeben. Für diese Studienkohorte liegt das minimale chronologische Alter des Stadiums 5 der Speiche für Männer bei 18,7 Jahren. Allerdings wurde bei 377 von 554 Männern in der Studie das Stadium 4 gesehen und nur in 20 Fällen der unter 30-Jährigen wurde das Stadium 5 evaluiert. Bezogen auf alle Männer über 18 Jahre in der Kohorte wurde das Stadium 5 der Speiche bei etwa 6,1 % gesehen. Bei Frauen wurde das Stadium 5 auch hier schon mit 16,2 Jahren nachgewiesen (vgl. Baumann et al. 2009, S. 18).

Bei der oben beschrieben Methode wurden die Stadien nach Schmeling et al. (2004) beim Handröntgen u. a. für die Evaluation der Speiche genutzt. Beide angeführten Studien zeigen, dass das Stadium 5 der Speiche nur bei ca. 6 % der untersuchten Männer gefunden wurde. Dies ist für eine zuverlässige Altersschätzungspraxis zu wenig, da bei ungefähr 94 % der volljährigen Männer ein niedriges Stadium gesehen wurde. Darüber hinaus wurde jeweils ein Mindestalter von 18,6 bzw. 18,7 Jahren gesehen, das sehr dicht an einer Minderjährigkeit liegt. Das Stadium 5 bei Frauen wurde mit einem Mindestalter von 16 Jahren nachgewiesen. Möglich wäre deshalb, dass bei Ausweitung der Studienkohorten

auch bei Männern in diesem Stadium noch Minderjährige nachgewiesen werden könnten, sodass weitere Studien nötig sind, um sichere verallgemeinerbare
Aussagen zu erlauben.

3.3.5 Diskussion und Schlussfolgerungen zu den röntgenologischen Untersuchungsmethoden der Handknochen

Im vorliegenden Abschnitt 3.3 wurde untersucht, ob die Knochenalterschätzung
anhand des Handröntgens genutzt werden kann, um eine Minderjährigkeit oder
Volljährigkeit von Personen festzustellen, die bei Einreise nach Deutschland ein
Alter zwischen 16 und 17 Jahren angeben, ohne dieses belegen zu können. Vorgestellt und anhand von Studien kritisch auf ihre Aussage geprüft wurden die
zur forensischen Altersdiagnostik der Handknochen eingesetzten Methoden nach:
Greulich und Pyle, Thiemann und Nitz, Tanner und Whitehouse sowie die Stadieneinteilung nach Schmeling et al. Die Atlasmethode nach Greulich und Pyle ist
hiervon die Gebräuchlichste in der forensischen Altersdiagnostik.

Es konnte gezeigt werden, dass keine der Auswertungsmethoden für die Knochenalterschätzung an der Hand bei Personen, die angeben, 16 oder 17 Jahre alt
zu sein, eine zuverlässige Aussage darüber erlaubt, ob eine Volljährigkeit vorliegt.
Das Problem liegt in der zu diesem Zeitpunkt fast bzw. vollständigen Verknöcherung der Epiphysenfugen der Hand. Diese liegt den Untersuchungsmethoden
nach bei Frauen in einem Alter ab 18 Jahren und bei Männern ab 19 Jahren vor.
Aufgrund dieser Limitation ist es nicht möglich, ein Knochenalter über diesen
Zeitpunkt hinaus zu bestimmen. Die Bestimmung auf ein höheres Knochenalter
wäre aber nötig, um den biologischen Schwankungen in der Entwicklung von
Menschen Rechnung zu tragen und so anhand der Handknochen sicher sagen zu
können, dass eine Person das 18. Lebensjahr vollendet hat.

Die biologischen Schwankungen in der Entwicklung müssen berücksichtigt
werden, da das Standardbild der Atlasmethoden den arithmetischen Mittelwert
bzw. den Median widerspiegelt und somit nur den Schwerpunkt der Studiendaten
angibt. Mittelwert oder Median sagen nicht direkt etwas über das chronologische
Alter der untersuchten Person aus, auch sind sie kein Maß für eine Wahrscheinlichkeit, mit der das untersuchte Knochenalter dem chronologischen Alter
zugeordnet werden kann. Bei einem Blick auf die Perzentilenkurven der Einzelknochenmethode wird dies noch deutlicher, da die errechnete Punktzahl in diesem
Fall die 50. Perzentile widerspiegelt. Um den biologischen Entwicklungsunterschieden und der nicht hundertprozentigen Normalverteilung der Studiendaten

gerecht zu werden, sollte bei den Atlasmethoden mindestens die zweifache, wenn nicht sogar die dreifache Standardabweichung berücksichtigt werden. Aufgrund der nur eingeschränkten Normalverteilung muss davon ausgegangen werden, dass von der zweifachen Standardabweichung nicht 95 % der Daten abgebildet werden, sondern eher 90 % oder weniger.

Die zweifache Standardabweichung liegt, je nach Studie, bei ungefähr +/– 2,2 Jahren. Auch bei der dargestellten Einzelknochenmethode von Tanner et al. (1983) ist ungefähr diese Zeitspanne im Rahmen der normalen Entwicklung in den Perzentilen abgebildet. Hieraus ergibt sich, dass es nicht möglich ist, eine Minderjährigkeit auszuschließen, selbst wenn das Knochenalter auf 18 oder 19 Jahre geschätzt wurde. Hiervon auszunehmen sind allenfalls 6 % der Männer, die in den Studien von Baumann et al. (2009) und Schmidt et al. (2008) das Stadium 5 am Radius nach Schmeling et al. (2004) erreicht haben und somit nach diesen beiden Studien als volljährig anzusehen wären. Allerdings sind diese beiden Studien, wie beschrieben, in Teilen an derselben Grundkohorte durchgeführt worden und ungefähr 94 % der über 18-jährigen Männer befanden sich in niedrigeren Stadien. Auch wenn Schmidt et al. (2008b) davon sprechen, dass hiermit potentiell ein neues Kriterium für das Auswerten von Handröntgenbildern in Bezug auf die Volljährigkeit gefunden wurde (vgl. Schmidt et al. 2008b, S. 53 f.), ist dieses Stadium bei über 18-jährigen Personen so selten nachgewiesen worden, dass der Erkenntnisgewinn als Zusatzkriterium bei der Evaluation von Handröntgenaufnahmen eher gering ist. Darüber hinaus werden weitere Studien die Sicherheit dieser Methode noch unter Beweis stellen müssen.

Unter Bezug auf die Richtlinien der AGFAD beschreibt Schmeling (2011), dass das Handröntgen zum Nachweis der Vollendung des 18. Lebensjahres nicht aussagekräftig genug ist, um die im Strafverfahren erforderliche Sicherheit zu gewährleisten (vgl. Schmeling 2011, S. 157). Dieser Meinung schließen sich zumindest indirekt auch Müller et al. (2011) an, da auch sie angeben, bei abgeschlossener Handskelettentwicklung den Nachweis der Vollendung des 18. Lebensjahres alternativ durch die Bestimmung der Schlüsselbeinentwicklung zu führen (vgl. Müller et al. 2011, S. 36). Schmidt et al. (2008b) beispielsweise führten ihre Studie mit neuen Auswertungsmethoden durch, da die vorhandenen handknochenbasierten Methoden keine suffiziente Evidenz für rechtliche Zwecke bei der Fragestellung, ob eine Person das 18. Lebensjahr vollendet hat, aufweisen (vgl. Schmidt et al. 2008b, S. 53).

Zum Nachweis einer Minderjährigkeit ist die Handknochenuntersuchung für Personen, die angeben 16 oder 17 Jahre alt zu sein, wie beschrieben, nur eingeschränkt einsetzbar. Ab einem geschätzten Knochenalter von 15 oder 16 Jahren besteht schon bei Betrachtung der zweifachen Standardabweichung die Möglichkeit, dass die untersuchte Person volljährig ist. Auch unter Zuhilfenahme der Perzentilenkurven nach der Methode von Tanner et al. (1983) kann zumindest eine männliche Person mit einem Knochenalter von 16 Jahren das 18. Lebensjahr vollendet haben. Darüber hinaus hat die Studie von Garamendi et al. (2005) gezeigt, dass Personen mit einem geschätzten Knochenalter von 16 oder 17 Jahren volljährig sein können.

Selbst für den Fall, dass die Methoden des Handröntgen nur vor dem Hintergrund genutzt werden, um zu evaluieren, ob die Handknochenentwicklung noch nicht abgeschlossen ist, gibt diese Information keinen Anhalt für eine wirkliche Minderjährigkeit. Denn auch bei noch nicht vollendeter Handknochenentwicklung ist eine Volljährigkeit möglich. Dies ergibt sich zum einen aus den Standardabweichungen bei Personen, deren Knochenalter bei den Atlasmethoden mit 16 oder 17 Jahren angegeben wurden; hier liegt noch keine vollständige Handverknöcherung vor. Zum anderen ergibt sich dies aus den Daten der Studie von Garamendi et al. (2005, S. 5), in der auch Personen, die auf 16 und 17 Jahre bestimmt wurden, volljährig waren. Um eine Minderjährigkeit auf der Basis der zweifachen Standardabweichung annehmen zu können, müssten Personen auf unter 16 Jahre bestimmt werden. Allerdings müsste für eine sicherere Aussage sogar die dreifache Standardabweichung angelegt werden, die das Mindestalter entsprechend weiter absenken würde. Ist das Ziel, bei einer nicht abgeschlossenen Handknochenentwicklung eine Minderjährigkeit zu postulieren, könnte diese Methode sinnvoll sein, um eine von einer Person vorgetragene Minderjährigkeit als wahr einzuschätzen. Allerdings würde die Minderjährigkeit dann nur auf einer Annahme beruhen und nicht auf einer wissenschaftlichen Aussage.

Offen bleibt noch die Frage, ob die Methode des Handröntgens als diagnostisches Kriterium genutzt werden kann, um die Aussagesicherheit der Altersschätzung zu erhöhen, wie Schmeling (2011, S. 153) argumentiert. An dieser Stelle sei schon gesagt, dass diese Funktion nur in begrenztem Ausmaß erreicht wird. Dieser Fragestellung ist aufgrund ihres Umfangs der Abschnitt 3.6 gewidmet.

Abschließend kann gesagt werden, dass die oben genannten Methoden für Personen die bei Einreise ein Alter von 16 oder 17 Jahren angeben, für die sichere Bestätigung oder den sicheren Ausschluss einer Minderjährigkeit bzw. Volljährigkeit nicht geeignet sind.

3.4 Altersschätzung anhand der Zähne

Die Altersschätzung von Kindern und Jugendlichen anhand der Zähne erfolgt durch eine zahnärztliche Untersuchung. Nach Schmeling (2011) wird hierzu eine Inspektion der Mundhöhle durchgeführt und eine Röntgenübersichtsaufnahme (Orthopantomogramm) der Zähne angefertigt (vgl. Schmeling 2011, S. 155). In diesem Kapitel wird untersucht, wie aussagekräftig die beiden Untersuchungstechniken sind, um eine Minderjährigkeit oder Volljährigkeit zu bestimmen, und zwar wiederum mit Blick auf Personen, die bei Einreise ein Alter von 16 oder 17 Jahren angeben, ohne dieses belegen zu können. Hierzu wird die Inspektion der Mundhöhle erläutert, und es werden die gebräuchlichsten Methoden der Zahnalterschätzung mit dem Orthopantomogramm vorgestellt. Die Röntgenmethoden werden anschließend anhand von Studien der forensischen Altersdiagnostik diskutiert.

3.4.1 Inspektion der Mundhöhle

Bei der Inspektion der Mundhöhle ist die Erfassung der Zahnart und Anzahl der in der Mundhöhle befindlichen Zähne weit verbreitet. Nach Taylor und Blenkin (2010) handelt es sich hierbei um eine Technik, die entsprechende Erfahrung in der Identifikation von Zähnen erfordert, um das Alter bestimmen zu können. Die Technik basiert auf der Voraussetzung, dass die Zähne in chronologischer Reihenfolge in die Mundhöhle durchbrechen (vgl. Taylor und Blenkin 2010, S. 180).

> Der Durchtritt der bleibenden Zähne verläuft in verschiedenen Phasen. Im ersten Abschnitt zwischen dem 6. und dem 9. Lebensjahr tritt zuerst der erste bleibende Molar distal der Milchzahnreihe durch. Dann kommt es zum Wechsel der mittleren und seitlichen Schneidezähne. Im zweiten Abschnitt, zwischen 9 und 12 Jahren, wechseln die Eckzähne und die Prämolaren (Lehmann et al. 2012, S. 60).

Der zweite bleibende Molar tritt in einem Alter von 11 bis 14 Jahren in den Mundraum durch; darauf folgen ab dem 16. Lebensjahr schließlich die dritten Molaren (Weisheitszähne) (vgl. Lehmann et al. 2012, S. 60). Zur Altersschätzung im Bereich der Volljährigkeit kommen aufgrund der Limitationen dieser Methode röntgenbasierte Untersuchungen zum Einsatz.

3.4.2   Röntgenübersichtsaufnahmen des Gebisses

Nach Olze (2005) ist das Hauptkriterium beim Röntgenverfahren die Beurteilung der Weisheitszahnmineralisation. Hierfür soll die Stadieneinteilung von Demirjian et al. (1973) verwendet werden (vgl. Olze 2005, S. 33). Olze et al. (2005) untermauern diese Aussage durch ihre Studie, in der jeweils ein Weisheitszahn von 420 weiblichen Personen im Alter von 12 bis 25 Jahren auf ihren Mineralisationsgrad untersucht wurde. Die Orthopantomogramme wurden mit fünf verschiedenen Methoden evaluiert, namentlich mit der von Gleiser und Hunt (1955), Demirjian et al. (1973), Gustafson und Koch (1974), Harris und Nortje (1984) und Kullman et al. (1992). Die AutorInnen zeigten, dass bei der Methode nach Demirjian et al. (1973) die UntersucherInnen untereinander am besten mit ihren Ergebnissen übereinstimmten und zudem die höchste Korrelation zwischen dem ermittelten und dem chronologischen Alter erreichten. Außerdem sei ein besonderer Vorteil, dass die Methode von Demirjian et al. (1973) auf Veränderungen der Form beruhe und nicht auf der Basis von Längenmaßen der Zahnwurzel. Olze et al. (2005) schlussfolgern in ihrer Publikation, dass die Methode nach Demirjian et al. (1973) zur Beurteilung der Weisheitszähne in der forensischen Altersdiagnostik angewandt werden solle (vgl. Olze et al. 2005, S. 23 ff.). Auch Schmeling (2011) empfiehlt unter Bezugnahme auf Olze et al. (2005) die Methode nach Demirjian et al. (1973) (vgl. Schmeling 2011, S. 155). Im Folgenden wird deshalb die Methode nach Demirjian et al. (1973) vorgestellt und diskutiert. Diese wurde ursprünglich für sieben Zähne des linken Unterkiefers entwickelt und findet jetzt ihre Anwendung bei der Beurteilung der Weisheitszähne, da diese sich als letzte des bleibenden Gebisses entwickeln.

3.4.2.1 Beurteilungsmethode nach Demirjian et al. (1973)

Demirjian et al. (1973) führten Stadien von A bis H für jeden der sieben Zähne der linken unteren Kieferseite ein; die Weisheitszähne wurden in der Publikation nicht betrachtet (vgl. Demirjian et al. 1973, S. 213). Die ersten vier Stadien (A bis D) zeigen die Kronenformation vom Beginn der Mineralisation bis zur Vollendung der Zahnkrone. Die nächsten vier Stadien (E bis H) beurteilen die Entwicklung der Zahnwurzel von der beginnenden Wurzelteilungsstelle bis zum abgeschlossenen Wurzelwachstum (vgl. Prieto et al. 2005, S. 350). Anhand einer Tabelle werden für jeden Zahn, abhängig vom Stadium, Punkte zugeordnet. Nach Addition der einzelnen Punkte ergibt sich eine Punktzahl von maximal 100 Punkten, die auf Perzentilenskalen übertragen ein Zahnalter ergeben (vgl. Demirjian et al. 1973, S. 213). Sollten für einen Zahn noch keine Mineralisationszeichen vorhanden sein, werden null Punkte vergeben (vgl. Demirjian et al. 1973, S. 221).

Die Studie wurde an 2928 Kindern und Jugendlichen im Alter von zwei bis
20 Jahren durchgeführt (vgl. Demirjian et al. 1973, S. 214), die maximale Punktzahl von 100 wird – je nach Geschlecht – ungefähr bei einem Zahnalter von
16 Jahren erreicht (vgl. Demirjian et al. 1973, S. 224 ff.).

   Folglich ist die Methode nach Demirjian et al. (1973) (ohne Evaluation der
Weisheitszähne) nicht aussagekräftig für den Altersbereich der Volljährigkeit, da
hiermit das Zahnalter nicht über 16 Jahre hinaus bestimmt werden kann. Im
weiteren Verlauf wurden die Stadien nach Demirjian et al. (1973) deshalb auf
die Weisheitszähne angewendet, da diese ihre Entwicklung zu einem späteren
Zeitpunkt abschließen. Hierdurch kann das Zahnalter noch über das 16. Lebensjahr hinaus – bis zur vollendeten Entwicklung der Weisheitszähne – geschätzt
werden. Im Folgenden wird der Frage nachgegangen, ob die Beurteilung der
Weisheitszähne eine verlässliche Aussage zur Bestimmung der Minderjährigkeit
oder Volljährigkeit bei Personen, die angeben 16 oder 17 Jahre alt zu sein, zulässt.

3.4.2.2 Publizierte Studien zur Methode nach Demirjian et al. (1973)

Zur Evaluation der Weisheitszähne nach Demirjian et al. (1973) existieren weltweit Studien mit vielen ProbandInnen, je nach Studie werden dabei Minderjährige
im letzten Stadium (H) nachgewiesen. Es werden exemplarisch vier Studien angeführt, um zu verdeutlichen, wie die Altersverteilungen in den Studien liegen, die
Minderjährige im Stadium H identifizieren.

   Prieto et al. publizierten 2005 eine Studie, bei der 1054 Orthopantomogramme
von SpanierInnen im Alter zwischen 14 und 21 Jahren ausgewertet wurden. Die
Auswertung der unteren Weisheitszähne fand nach den Stadien von Demirjian
et al. (1973) statt (vgl. Prieto et al. 2005, S. 350). Die Studie zeigte für männliche Personen, deren linker unterer Weisheitszahn mit dem Stadium H evaluiert
wurde, ein mittleres Alter von 19,74 Jahren, eine einfache Standardabweichung
von +/– 1,09 Jahren (zweifache Standardabweichung unter Annahme einer Normalverteilung: +/– 2,18 Jahre) und ein minimales Alter von 17,08 Jahren. Für
den rechten unteren Weisheitszahn zeigten sie einen Mittelwert von 19,72 Jahren mit einer einfachen Standardabweichung von +/– 1,07 Jahren (zweifache
Standardabweichung unter Annahme einer Normalverteilung: +/– 2,14 Jahre)
und ein Mindestalter von 17,08 Jahren. Bei weiblichen Personen im Stadium H
sahen sie beim linken unteren Weisheitszahn einen Mittelwert von 19,66 Jahren
mit einer einfachen Standardabweichung von +/– 0,98 Jahren (zweifache Standardabweichung unter Annahme einer Normalverteilung: +/– 1,96 Jahre) und
einem minimalen Alter von 17,5 Jahren. Für den rechten unteren Weisheitszahn

errechneten sie einen Mittelwert von 19,0 Jahren mit einer einfachen Standardabweichung von +/– 1,15 Jahren (zweifache Standardabweichung unter Annahme einer Normalverteilung: +/– 2,30 Jahre) und einem Mindestalter von 16,33 Jahren. Die 10. Perzentile geben sie für Männer mit 18,00 bis 18,10 Jahren und für Frauen von 17,91 bis 18,00 Jahren an, je nach evaluiertem Weisheitszahn (vgl. Prieto et al. 2005, S. 351). Die nach dieser Studie errechnete Wahrscheinlichkeit für Männer im Stadium H unter 18 Jahre alt zu sein liegt zwischen 8,33 % und 8,69 %. Für Frauen errechneten sie eine Wahrscheinlichkeit von 8,57 % bis 14,63 % (vgl. Prieto et al. 2005, S. 352). Das Mindestalter im nächst niedrigeren Stadium G liegt bei 15,16 (Frauen) und 14,58 Jahren (Männer) und das Höchstalter bei 20,58 (Frauen) und 20,75 Jahren (Männer). Der Mittelwert in diesem Stadium liegt bei 18,41 (Frauen) und bei 17,92 Jahren (Männer) mit einer einfachen Standardabweichung von +/– 1,44 (Frauen) und +/– 1,50 Jahren (Männer). Außerdem wiesen sie auch in den niedrigeren Stadien noch volljährige Personen nach. Im Stadium D beispielsweise liegt das Höchstalter für Männer und Frauen zwischen 18,5 und 19,33 Jahren. Das Mindestalter in diesem Stadium liegt bei 14 Jahren, allerdings waren die jüngsten StudienteilnehmerInnen 14 Jahre alt, folglich lässt sich das Mindestalter im Stadium D nicht klären (vgl. Prieto et al. 2005, S. 351).

Knell et al. kamen in ihrer Publikation von 2009 zu ähnlichen Ergebnissen. Sie führten eine Studie mit 1260 Orthopantomogrammen durch, die bei PatientInnen der Universitätsklinik Zürich (Schweiz) im Zeitraum zwischen 1991 und 2001 aufgenommen wurden. Evaluiert wurden auch hier die beiden unteren Weisheitszähne nach den Stadien von Demirjian et al. (1973). Von den 1260 PatientInnen im Alter von 15 bis 22 Jahren hatten 1137 Personen eine Schweizer Staatsbürgerschaft und 123 PatientInnen waren aus anderen europäischen Staaten (vgl. Knell et al. 2009, S. 466). Die AutorInnen geben die 50. Perzentile bei Schweizer Männern im Stadium H mit 19,03 Jahren sowie für Männer aus anderen europäischen Ländern mit 18,39 Jahren an. Die 10. Perzentile liegt bei 17,53 Jahren für Schweizer Männer und bei 17,13 Jahren für Männer aus anderen europäischen Ländern. Für Schweizer Frauen liegt die 50. Perzentile bei 19,98 Jahren sowie bei 19,20 Jahren für Frauen aus anderen europäischen Ländern. Die 10. Perzentile liegt bei 18,14 Jahren für Schweizerinnen und bei 17,64 Jahren für Frauen aus anderen europäischen Ländern. Das Mindestalter in dieser Studie für Schweizer Männer im Stadium H liegt bei 17,25 Jahren und für Frauen aus der Schweiz bei 17,08 Jahren. Für Männer und Frauen aus anderen europäischen Ländern liegt es bei 17,42 Jahren (vgl. Knell et al. 2009, S. 467). Für die niedrigeren Stadien wurden keine Perzentilen und kein Mindestalter angegeben.

In der bereits beschrieben Studie von Garamendi et al. (2005) werteten diese zusätzlich anhand der Studienkohorte von 114 Männern aus Marokko die unteren Weisheitszähne nach der Methode von Demirjian et al. (1973) aus (vgl. Garamendi et al. 2005, S. 4 f.). Auch sie konnten nicht mit ausreichender Zuverlässigkeit sagen, dass eine Person, bei der das Stadium H nachgewiesen wurde, das 18. Lebensjahr vollendet habe (vgl. Garamendi et al. 2005, S. 9). Bei einem Schwellenwert (willkürlich festgelegter Wert ab dem Personen als 18 Jahre oder älter bewertet werden) im Stadium G/H berechneten sie je nach unterem Weisheitszahn eine Sensitivität (richtig als 18 Jahre oder älter erkannt) von 24 bis 28 Prozent und eine Spezifität (richtig als unter 18 Jahren erkannt) von jeweils 95 Prozent. Es wurden abhängig vom Weisheitszahn 2 Personen falsch als 18 Jahre oder älter bewertet, obwohl sie eigentlich jünger waren (vgl. Garamendi et al. 2005, S. 6).

Caldas et al. publizierten 2011 eine Studie, um die Genauigkeit der Altersschätzung mittels der Weisheitszähne anhand einer portugiesischen Bevölkerung zu bestimmen. Hierzu untersuchten die AutorInnen schlussendlich die Weisheitszähne von 737 weiblichen und männlichen Personen im Alter zwischen 6 und 22 Jahren nach den Stadien von Demirijan et al. (1973). Die hierfür benötigten Orthopantomogramme stammten aus der zahnmedizinischen Fakultät der Universität in Porto (Portugal) (vgl. Caldas et al. 2011, S. 236). Sie berechneten für ihre Studie bei Annahme des Stadiums H eine Wahrscheinlichkeit pro Weisheitszahn von 97,3 % bis 98,1 %, Personen unter 18 Jahre auszuschließen. Die 10. Perzentile im Stadium H liegt bei Männern bei 17,0 Jahren und für Frauen bei 17,7 Jahren. Unterhalb von 17 Jahren wurde das Stadium H in der Studie bei Frauen mit einem Mindestalter von 13,4 Jahren und bei Männern mit 11,3 Jahren gesehen. Das Höchstalter bei Frauen beträgt 22,5 Jahre und bei Männern 21,9 Jahre. Das Stadium G zeigte in der Studie wiederum ein Mindestalter von 14,9 (Frauen) und 16,4 Jahren (Männer), bei einem Höchstalter von 22,2 (Frauen) und 21,2 Jahren (Männer) (vgl. Caldas et al. 2011, S. 237 ff.) (Tabelle 3.5).

Tabelle 3.5 Mindestalter im Stadium H der Weisheitszähne nach Demirjian et al. (1973)	**Studie**	**Mindestalter im Stadium H**
	Prieto et al. (2005)	Frauen: 16,33 Jahre Männer: 17,08 Jahre
	Knell et al. (2009)	Frauen: 17,08 Jahre Männer: 17,25 Jahre
	Caldas et al. (2011)	Frauen: 13,4 Jahre Männer: 11,3 Jahre

Lucas et al. (2016) führten eine Studie mit der Fragestellung durch, ob das Stadium H eine zuverlässige Aussage zur Volljährigkeit zulässt. Hierzu wertete die Arbeitsgruppe Zahnröntgenaufnahmen von 1000 weiblichen und 1000 männlichen PatientInnen einer englischen Kohorte aus. Die einbezogenen ProbandInnen sind zwischen 16 und 25 Jahren alt, von ihnen sind jeweils 200 weibliche und männliche ProbandInnen unter 18 Jahre. Im Stadium H nach Demirjian et al. (1973) wurden 30 % der Frauen und 8 % der Männer unter 18 Jahren fälschlicherweise für volljährig gehalten. Dies betraf insbesondere die Altersgruppe der 17,50 bis 17,99-jährigen Personen. Gleichzeitig wurden in der Altersgruppe der Volljährigen, 46 % der Frauen und 32,5 % der Männer als minderjährig eingestuft (vgl. Lucas et al. 2016, S. 2 ff.). Aufgrund ihrer Ergebnisse sehen Lucas et al. (2016) die Methode als nicht ausreichend für eine Beurteilung der Volljährigkeit: „It is clear that the use of the tooth development stages of the lower third molar alone is insufficiently informative to enable an age assignment to above or below the 18-year threshold as a reliable procedure because of the high risk of incorrect assignments" (Lucas et al. 2016, S. 5).

Auch Olze et al. (2010b) sind sich des Problems bewusst, dass im Stadium H nach Abschluss der Zahnmineralisation der Weisheitszähne die Möglichkeit besteht, dass die Personen noch minderjährig sein können (vgl. Olze et al. 2010b, S. 445). Vor diesem Hintergrund prüfte diese AutorInnengruppe neue Methoden zur Bestimmung des Zahnalters anhand der Weisheitszähne, die im nächsten Kapitel beschrieben werden.

Grundsätzliche Kritik an Studien zur Altersschätzung anhand der Weisheitszähne nach der Methode von Demirjian et al. (1973) formulierte eine norwegische Arbeitsgruppe (Rolseth et al. (2017)) in ihrer systematischen Übersichtsarbeit. Von der Arbeitsgruppe liegt in englischer Sprache nur eine Kurzfassung vor. Nach dieser führte die Arbeitsgruppe eine systematische Literaturrecherche durch und identifizierte 18 Studien, die ihren Einschlusskriterien entsprachen, um ein mittleres chronologisches Alter pro Stadium zu berechnen. Sie kamen zu der Schlussfolgerung, dass die Ergebnisse der Mehrzahl der Studien durch die verwendeten Altersspannen und die Anzahl der ProbandInnen pro Altersgruppe stark beeinflusst werden und sie deshalb kein Vertrauen in die Ergebnisse der Studien haben (vgl. Rolseth et al. 2017, S. 10 ff.).

3.4.2.3 Stadien des Parodontalspalts nach Olze et al. (2010b)

Olze et al. (2010b) führten Stadien zur Beurteilung des Parodontalspalts der Weisheitszähne ein, um eine Altersschätzung anhand von Orthopantomogrammen über die komplette Mineralisation hinaus zu ermöglichen. Dieser Spalt wird einige Zeit nach dem 20. Lebensjahr so schmal, dass er im Röntgenbild nicht mehr sichtbar ist. Den AutorInnen zufolge ist das Verschwinden des Parodontalspalts der Weis-heitszähne im Röntgenbild ein optisches Phänomen. Die Zahnwurzel wird rauer, so dass der Alveolarknochen näher anschließt und den Spalt verkleinert. Um die-ses Phänomen beurteilen zu können, definierte die AutorInnengruppe vier Stadien von 0 bis 3, die die Sichtbarkeit des Parodontalspalts beschreiben, beginnend im Stadium 0, bei dem der Parodontalspalt über die volle Länge aller Wurzeln sicht-bar ist, bis zum Stadium 3, bei dem der Parodontalspalt nicht mehr zu sehen ist (vgl. Olze et al. 2010b, S. 445 ff.).

> Stage 0 = The periodontal ligament is visible along the full length of all roots.
> Stage 1 = The periodontal ligament is invisible in one root from apex to more than half root.
> Stage 2 = The periodontal ligament is invisible along almost the full length of one root or along part of the root in two roots or both.
> Stage 3 = The periodontal ligament is invisible along almost the full length of two roots (Olze et al. 2010b, S. 446).

Überprüft wurden diese Stadien von den AutorInnen an 1198 Orthopantomo-grammen, die in der Zeit von 1987 bis 2008 anhand einer deutschen Kohorte erstellt wurden. Die untersuchten Personen befanden sich in einem Alter zwi-schen 15 und 40 Jahren. Von den 629 in die Studie einbezogenen Frauen und 569 Männern wurden schlussendlich weniger Weisheitszähne ausgewertet, als die Anzahl der ProbandInnen nahelegt. Darüber hinaus wurden nur 79 Frauen und 75 Männer unter 18 Jahren in die Studie einbezogen; wie die Altersverteilung also letztendlich aussieht, lässt sich nicht nachvollziehen. Im Stadium 0 liegt das Mindestalter für Frauen bei 17,2 und für Männer bei 17,6 Jahren. Der Mittel-wert für Frauen beträgt 21,1 bis 21,5 Jahre und die einfache Standardabweichung +/− 1,9 Jahre. Bei Männern liegt der Mittelwert bei 21,3 bis 21,5 Jahren und die einfache Standardabweichung bei +/− 1,3 bis +/− 1,9 Jahren. Das Höchstal-ter bei Frauen im Stadium 0 beträgt 25,2 Jahre und bei Männern 30,3 Jahre. Das Stadium 1 wurde in dieser Studie bei Frauen mit einem minimalen Alter von 18,9 Jahren und bei Männern mit einem minimalen Alter von 20,1 Jahren bestimmt. Der Mittelwert liegt für Frauen je nach ausgewertetem Weisheitszahn zwischen 22,9 und 23,5 Jahren und die einfache Standardabweichung bei +/− 1,9 bis +/− 2,3 Jahren. Bei den Männern liegt der Mittelwert zwischen 22,2 und 22,4 Jahren und die einfache Standardabweichung zwischen +/− 1,4 und +/− 1,5 Jahren. Das Höchstalter bei den Frauen beträgt 30,0 und bei den Männern 26,4 Jahre. Im Stadium 2 bei den Frauen liegt das Mindestalter bei 22,5 Jahren, das Höchstalter bei 40,6 Jahren, der Mittelwert bei 31,4 bzw. 31,6 Jahren (je nach Weisheitszahn) und die einfache Standardabweichung bei +/− 4,7 bzw. +

/– 4,8 Jahren (je nach Weisheitszahn). Bei den Männern beträgt das Mindestalter 22,3 Jahre, das Höchstalter 40,6 Jahre, der Mittelwert 31,1 bzw. 31,3 Jahre (je nach Weisheitszahn) und die einfache Standardabweichung +/– 4,7 bzw. +/– 4,8 Jahre (je nach Weisheitszahn). Das Stadium 3 bei den Frauen wurde mit einem Mindestalter von 24,6 Jahren, einem Höchstalter von 40,9 Jahren, einem Mittelwert von 35,4 bzw. 35,7 Jahren (je nach Weisheitszahn) und einer einfachen Standardabweichung von +/– 4,0 Jahren gesehen. Bei den Männern liegt das Mindestalter bei 25,4 Jahren, das Höchstalter bei 40,6 Jahren, der Mittelwert bei 33,7 bzw. 34,2 Jahren (je nach Weisheitszahn) und die einfache Standardabweichung bei +/– 4,0 bzw. +/– 4,3 Jahren (je nach Weisheitszahn) (vgl. Olze et al. 2010b, S. 446 f.).

Sequeira et al. (2014) führten eine Studie durch, um die Stadien des Parodontalspalts nach Olze et al. (2010b), für die Nutzbarkeit zur Bestimmung des Alters über das 21. Lebensjahr hinaus zu überprüfen. In die Studie wurden 228 Frauen und 259 Männer im Alter zwischen 17 und 31 Jahren aus Portugal aufgenommen, hiervon waren 16 Frauen und 8 Männer unter 18 Jahre. Bei den Frauen wurde das Stadium 0 mit einem minimalen Alter von 17,0 Jahren, einem Höchstalter von 30,8 Jahren, einem Mittelwert von 21,6 Jahren und einer einfachen Standardabweichung von +/– 3,9 Jahren gesehen. Bei den Männern liegt das Mindestalter bei 18,2 Jahren, das Höchstalter bei 20,4 Jahren, der Mittelwert bei 19,4 Jahren und die einfache Standardabweichung bei +/– 0,6 Jahren. Das Stadium 1 wurde bei den Frauen mit einem minimalen Alter von 18,2 Jahren, einem Höchstalter von 30,7 Jahren, einem Mittelwert von 21,9 Jahren und einer einfachen Standardabweichung von +/– 2,8 Jahren gesehen. Bei den Männern beträgt das Mindestalter 18,4 Jahre, das Höchstalter 30,6 Jahre, der Mittelwert 21,6 Jahre und die einfache Standardabweichung +/– 3,2 Jahre. Im Stadium 2 zeigten die Frauen ein Mindestalter von 17,4 Jahren, ein Höchstalter von 30,8 Jahren, einen Mittelwert von 24,9 Jahren und eine einfache Standardabweichung von +/– 3,2 Jahren. Bei den Männern wurde ein Mindestalter von 18,1 Jahren, ein Höchstalter von 30,6 Jahren, ein Mittelwert von 24,1 Jahren und eine einfache Standardabweichung von +/– 3,0 Jahren evaluiert. Das Stadium 3 bei den Frauen wurde mit einem Mindestalter von 19,7 Jahren, einem Höchstalter von 30,9 Jahren, einem Mittelwert von 25,5 Jahren und einer einfachen Standardabweichung von +/– 2,7 Jahren gesehen. Bei den Männern beträgt das Mindestalter 19,1 Jahre, das Höchstalter 30,7 Jahre, der Mittelwert 26,9 Jahre und die einfache Standardabweichung +/– 3,0 Jahre (vgl. Sequeira et al. 2014, S. e547 ff.).

Timme et al. (2017) führten eine Studie anhand von 2346 PatientInnen durch, deren Orthopantomogramme im Nordwesten Deutschlands in den Jahren zwischen 1985 und 2011 entstanden waren. Aufgrund von nicht ausreichender

Bildqualität konnten schlussendlich nur Orthopantomogramme von 1541 PatientInnen einbezogen werden. Von den 1541 PatientInnen im Alter zwischen 15 und 70 Jahren sind 705 weiblich (67 unter 18 Jahren) und 836 männlich (69 unter 18 Jahren). Hiervon wurden letztendlich noch weniger evaluiert, sodass sich keine Altersverteilung mehr nachvollziehen lässt. Zudem stimmt die Gesamtzahl der Zähne bei Addition nicht mit denen überein, die den Angaben nach untersucht wurden und denen, die nicht evaluiert wurden. Die Orthopantomogramme wurden nach den Stadien von Olze et al. (2010b) ausgewertet. Das Stadium 0 wurde bei den Frauen mit einem Mindestalter von 16,7 Jahren, einem Höchstalter von 51,4 Jahren, einem Mittelwert von 23,5 bzw. 24,1 Jahren (je nach Zahn) und einer einfachen Standardabweichung von +/– 4,8 bzw. +/– 6,7 Jahren (je nach Zahn) gesehen. Bei den Männern beträgt das Mindestalter 16,9 Jahre, das Höchstalter 47,9 Jahre, der Mittelwert 23,3 bzw. 23,72 Jahre (je nach Zahn) und die einfache Standardabweichung +/– 4,2 bzw. +/– 5,0 Jahre (je nach Zahn). Das Stadium 1 bei den Frauen zeigt ein Mindestalter von 20,1 Jahren, ein Höchstalter von 69,3 Jahren, einen Mittelwert von 34,7 bzw. 35,3 Jahren (je nach Zahn) und eine einfache Standardabweichung von +/– 10,4 bzw. +/– 10,6 Jahren (je nach Zahn). Bei den Männern wurde ein Mindestalter von 20,2 Jahren, ein Höchstalter von 68,6 Jahren, ein Mittelwert von 32,1 bzw. 32,2 Jahren (je nach Zahn) und eine einfache Standardabweichung von +/– 7,3 bzw. +/– 7,5 Jahren (je nach Zahn) gesehen. Das Stadium 2 wurde bei Frauen mit einem Mindestalter von 21,4 Jahren und einem Höchstalter von 70,7 Jahren, einem Mittelwert von 41,5 bzw. 42,7 Jahren (je nach Zahn) und einer einfachen Standardabweichung von +/– 9,7 bzw. +/– 10,5 Jahren (je nach Zahn) gesehen. Bei den Männern beträgt das Mindestalter 26,3 Jahre, das Höchstalter 68,6 Jahre, der Mittelwert 44,3 bzw. 44,9 Jahre (je nach Zahn) und die einfache Standardabweichung +/– 8,8 bzw. +/– 9,1 Jahre (je nach Zahn). Das Stadium 3 wurde bei Frauen mit einem Mindestalter von 23,1 Jahren, einem Höchstalter von 70,9 Jahren, einem Mittelwert von 49,0 bzw. 49,9 Jahren (je nach Zahn) und einer einfachen Standardabweichung von +/– 13,1 bzw. +/– 13,8 Jahren (je nach Zahn) gesehen. Bei den Männern beträgt das Mindestalter 29,5 Jahre, das Höchstalter 70,1 Jahre, der Mittelwert 56,7 bzw. 59,0 Jahre (je nach Zahn) und die einfache Standardabweichung +/– 7,8 bzw. +/– 8,8 Jahre (je nach Zahn) (vgl. Timme et al. 2017, S. 257 ff.).

Lucas et al. (2017a) führten mit dem bereits beschrieben Röntgendatensatz aus ihrer Studie Lucas et al. (2016) eine weitere Studie durch, um die Stadieneinteilung von Olze et al. (2010b) weiterer Evaluation zu unterziehen. Wobei die Stadieneinteilung nach Olze et al. (2010b) etwas modifiziert wurde, um die Stadieneinteilung genauer beschreiben zu können. Hierzu wurden unter anderem die Stadien von 0–3 in A-D umbenannt und jeweils mit Prozentwerten für die Sichtbarkeit des Parodontalspalts versehen. Die schematische Zeichnung der Stadien blieb gleich.

PLV-A is assigned when 100 % of the periodontal ligament around the lower left third molar is visible.
PLV-B is assigned when 75 to 50 % of the periodontal ligament is visible. This is when the pattern of PLV across both mesial and distal roots is mentally summated to be between 75 and 50 %.
PLV-C is assigned when 50 to 25 % of the periodontal ligament of the lower left third molar is visible when summated across the mesial and distal roots.
PLV-D is assigned when 0 % (or close to it) of the periodontal ligament of the lower left third molar is discernible i.e. 100 % of the periodontal ligament of the lower left third molar has disappeared (Lucas et al. 2017a, S. 798).

Aus der Studie von Lucas et al. (2016) wurden offensichtlich die Personen mit dem Stadium H in die neue Studie überführt. Der Anzahl der evaluierten Personen nach handelt es sich um 541 Frauen und 558 Männer. Eine Altersverteilung lässt sich leider nicht entnehmen. Im Stadium A bei den Frauen beträgt das Mindestalter 16,33 Jahre, das Höchstalter 22,06 Jahre, der Mittelwert 19,57 Jahre und die einfache Standardabweichung +/– 1,83 Jahre. Bei den Männern wurde ein Mindestalter von 17,69 Jahren, ein Höchstalter von 22,80 Jahren, ein Mittelwert von 20,32 Jahren und eine einfache Standardabweichung von +/– 1,61 Jahren gesehen. Im Stadium B bei den Frauen zeigt das Mindestalter 16,17 Jahre, das Höchstalter 25,83 Jahre, der Mittelwert 21,25 Jahre und die einfache Standardabweichung +/– 2,16 Jahre. Bei den Männern beträgt das Mindestalter 17,62 Jahre, das Höchstalter 25,43 Jahre, der Mittelwert 21,17 Jahre und die einfache Standardabweichung +/– 2,13 Jahre. Das Stadium C bei den Frauen zeigt ein Mindestalter von 18,08 Jahren, ein Höchstalter von 25,95 Jahren, einen Mittelwert von 22,96 Jahren und eine einfache Standardabweichung von +/– 1,95 Jahren. Bei den Männern wurde ein minimales Alter von 18,10 Jahren, ein Höchstalter von 25,43 Jahren, ein Mittelwert von 22,49 Jahren und eine einfache Standardabweichung von +/– 2,11 Jahren gesehen. Im Stadium D bei den Frauen zeigt das Mindestalter 18,58 Jahre, das Höchstalter 25,99 Jahre, der Mittelwert 23,86 Jahre und die einfache Standardabweichung +/– 1,79 Jahre. Bei den Männern wurde ein Mindestalter von 18,67 Jahren, ein Höchstalter von 25,93 Jahren, ein Mittelwert von 23,37 Jahren und eine einfache Standardabweichung von +/– 1,85 Jahren gesehen (vgl. Lucas et al. 2017a, S. 798 ff.).

Chaudhary und Liversidge veröffentlichten 2017 eine Studie bei der Orthopantomogramme des zahnärztlichen Instituts der Queen Mary Universität Londons ausgewertet wurden. Insgesamt wurden Bilder von 163 PatientInnen mit in die Studie einbezogen, davon sind 88 Frauen und 75 Männer. Die Altersverteilung der Frauen liegt zwischen 16,32 und 53,94 Jahren, und die der Männer zwischen 16,76 und 45,03 Jahren. Die Altersverteilung ist in einer Grafik dargestellt, nach der ungefähr sechs Frauen und sieben Männer unter 18 Jahren sind. Die Beurteilung der Orthopantomogramme fand nach den Stadien von Olze et al. (2010b) statt (vgl. Chaudhary und Liversidge 2017, S. 80 f.). Im Stadium 0 bei den Frauen liegt das Mindestalter bei 17,70 Jahren, das Höchstalter bei 27,10 Jahren, der Mittelwert bei 21,59 bzw. 18,70 Jahren (je nach Zahn) und die einfache Standardabweichung bei +/– 2,66 bzw. +/– 1,10 Jahren (je nach Zahn). Bei den Männern befindet sich das Mindestalter bei 17,38 Jahren, das Höchstalter bei 29,13 Jahren, der Mittelwert bei 20,28 bzw. 22,50 Jahren (je nach Zahn) und die einfache Standardabweichung bei +/– 3,86 bzw. +/– 5,85 Jahren (je nach Zahn). Das Stadium 1 wurde bei den Frauen mit einem Mindestalter von 17,64 Jahren, das Höchstalter mit 24,19 Jahren, der Mittelwert mit 20,05 bzw. 19,81 Jahren (je nach Zahn) und die einfache Standardabweichung mit +/– 2,21 bzw. +/– 1,33 Jahren (je nach Zahn) gesehen. Bei den Männern beträgt das Mindestalter 16,76 Jahre, das Höchstalter 25,06 Jahre, das mittlere Alter 20,77 bzw. 18,37 Jahre (je nach Zahn) und die einfache Standardabweichung +/– 3,11 bzw. +/– 0,89 Jahre (je nach Zahn). Im Stadium 2 bei den Frauen wurde das Mindestalter mit 16,32 Jahren, das Höchstalter mit 53,94 Jahren, der Mittelwert mit 21,56 bzw. 22,93 Jahren (je nach Zahn) und die einfache Standardabweichung mit +/– 2,59 bzw. +/– 6,31 Jahren (je nach Zahn) nachgewiesen. Bei den Männern liegt das Mindestalter bei 16,76 Jahren, das Höchstalter bei 45,03 Jahren, das mittlere Alter bei 21,98 bzw. 23,50 Jahren (je nach Zahn) und die einfache Standardabweichung bei +/– 3,48 bzw. +/– 6,87 Jahren (je nach Zahn). Im Stadium 3 bei den Frauen liegt das Mindestalter bei 16,32 Jahren, das Höchstalter bei 50,37 Jahren, das mittlere Alter bei 26,42 bzw. 23,31 Jahren (je nach Zahn) und die einfache Standardabweichung bei +/– 8,22 bzw. +/– 7,03 Jahren (je nach Zahn). Bei den Männern wurde das Mindestalter mit 18,93 Jahren, das Höchstalter mit 45,03 Jahren, das mittlere Alter mit 25,70 bzw. 24,61 Jahren (je nach Zahn) und die einfache Standardabweichung mit +/– 5,34 bzw. +/– 4,32 Jahren (je nach Zahn) gesehen (vgl. Chaudhary und Liversidge 2017, S. 81 f.).

Guo et al. (2018a) werten Orthopantomogramme aus, die in der Zeit zwischen 2012 und 2014 in einem chinesischen Krankenhaus entstanden waren. Insgesamt wurden 1300 PatientInnen, in einem Alter zwischen 15 und 40 Jahren, in die Studie aufgenommen. Es befinden sich jeweils 25 Personen pro Geschlecht in jeder Altersgruppe (75 männliche und 75 weibliche Personen unter 18 Jahren). Die Orthopantomogramme wurden anhand der Stadien von Olze et al. (2010b) ausgewertet. Unter anderem aufgrund von nicht ausreichender Bildqualität konnten schlussendlich bei den Männern nur 277 bzw. 259 Zähne (je nach unterem Weisheitszahn) und bei den Frauen 255 bzw. 234 Zähne (je nach unterem Weisheitszahn) evaluiert werden (vgl. Guo et al. 2018a, S. 618 ff.). Die Altersverteilung der schlussendlich evaluierten Zähne lässt sich aus der Studie nicht entnehmen. Im Stadium 0 bei den Frauen beträgt das Mindestalter 18,76 Jahre, das Höchstalter 38,10 Jahre, das mittlere Alter 25,22 bzw. 25,28 Jahre (je nach Zahn) und die einfache Standardabweichung +/– 4,64 bzw. 5,21 Jahre (je nach Zahn). Bei den Männern wurde ein Mindestalter von 17,05 Jahren, ein Höchstalter von 39,65 Jahren, ein mittleres Alter von 24,70 bzw. 23,22 Jahren (je nach Zahn) und eine einfache Standardabweichung von +/– 5,27 bzw. +/– 4,15 Jahren (je nach Zahn) gesehen. Im Stadium 1 zeigt sich bei den Frauen ein Mindestalter von 19,59 Jahren, ein Höchstalter von 40,69 Jahren, ein mittleres Alter von 29,24 bzw. 28,65 Jahren (je nach Zahn) und eine einfache Standardabweichung von +/– 5,77 bzw. +/– 5,47 Jahren (je nach Zahn). Bei den Männern wurde ein Mindestalter von 18,52 Jahren, ein Höchstalter von 39,54 Jahren, ein mittleres Alter von 26,66 bzw. 27,93 Jahren (je nach Zahn) und eine einfache Standardabweichung von +/– 5,02 bzw. +/– 5,89 Jahren (je nach Zahn) gesehen. Im Stadium 2 zeigte sich bei den Frauen ein Mindestalter von 21,37 Jahren, ein Höchstalter von 40,69 Jahren, ein mittleres Alter von 33,09 bzw. 32,82 Jahren (je nach Zahn) und eine einfache Standardabweichung von +/– 5,29 bzw. +/– 5,09 Jahren (je nach Zahn). Bei den Männern wurde ein Mindestalter von 22,33 Jahren, ein Höchstalter von 40,90 Jahren, ein mittleres Alter von 33,26 bzw. 33,17 Jahren (je nach Zahn) und eine einfache Standardabweichung von +/– 4,45 bzw. +/– 4,72 Jahren (je nach Zahn) gesehen. Im Stadium 3 wurde bei den Frauen ein Mindestalter von 24,92 Jahren, ein Höchstalter von 40,97 Jahren, ein mittleres Alter von 37,26 Jahren bzw. 37,92 Jahren (je nach Zahn) und eine einfache Standardabweichung von +/– 2,81 bzw. +/– 2,20 Jahren (je nach Zahn) nachgewiesen. Bei den Männern wurde ein Mindestalter von 26,85 Jahren, ein Höchstalter von 40,99 Jahren, ein mittleres Alter von 37,19 bzw. 36,88 Jahren (je nach Zahn) und eine einfache Standardabweichung von +/– 2,88 bzw. +/– 3,15 Jahren (je nach Zahn) gesehen (vgl. Guo et al. 2018a, S. 618 ff.) (Tabelle 3.6).

Tabelle 3.6 Mindestalter im Stadium 0, 1, 2 und 3 in Jahren nach Olze et al. (2010b)

Studie	Stadium 0	Stadium 1	Stadium 2	Stadium 3
Olze et al. (2010b)	Frauen: 17,2 Männer: 17,6	Frauen: 18,9 Männer: 20,1	Frauen: 22,5 Männer: 22,3	Frauen: 24,6 Männer: 25,4
Sequeira ct al. (2014)	Frauen: 17,0 Männer: 18,2	Frauen: 18,2 Männer: 18,4	Frauen: 17,4 Männer: 18,1	Frauen: 19,7 Männer: 19,1
Timme et al. (2017)	Frauen: 16,7 Männer: 16,9	Frauen: 20,1 Männer: 20,2	Frauen: 21,4 Männer: 26,3	Frauen: 23,1 Männer: 29,5
Chaudhary und Liversidge (2017)	Frauen: 17,70 Männer: 17,38	Frauen: 17,64 Männer: 16,76	Frauen: 16,32 Männer: 16,76	Frauen: 16,32 Männer: 18,93
Guo et al. (2018a)	Frauen: 18,76 Männer: 17,05	Frauen: 19,59 Männer: 18,52	Frauen: 21,37 Männer: 22,33	Frauen: 24,92 Männer: 26,85
Lucas et al. (2017a) *mit abweichender Stadienbezeichnung A-D*	Frauen: 16,33 Männer: 17,69	Frauen: 16,17 Männer: 17,62	Frauen: 18,08 Männer: 18,10	Frauen: 18,58 Männer: 18,67

3.4.2.4 Stadien der Sichtbarkeit der Wurzelkanäle nach Olze et al. (2010a)

Die Studie von Olze et al. (2010a) zur Sichtbarkeit der Wurzelkanäle an den Weisheitszähnen scheint an derselben Studienkohorte wie auch schon die Studie zum Parodontalspalt (Olze et al. 2010b) durchgeführt worden zu sein. In beiden Studien von Olze et al. (2010a, 2010b) wird die Herkunft der Röntgenbilder leider nicht benannt. Es sind nur der Zeitpunkt der Aufnahme, das Geschlecht, das Alter, die Anzahl der ProbandInnen und die Information, dass es sich um eine deutsche Studienkohorte handelt, bekannt. Hieraus lässt sich vermuten, dass es sich in beiden Studien um dieselbe Studienkohorte handelt. Ein Blick in die dazugehörige Dissertation von Kupfer (2011) bestätigt dies, allerdings finden sich auch hier keine weiteren Angaben zur Studienkohorte (vgl. Kupfer 2011).

In der Studie von Olze et al. (2010a) wurden vier Stadien von 0 bis 3 einge-führt um die Sichtbarkeit der Wurzelkanäle der unteren Weisheitszähne beurteilen zu können. Auch diese Stadien sollen eine Beurteilung der Weisheitszähne nach Abschluss ihrer Mineralisation und Wurzelentwicklung ermöglichen (vgl. Olze et al. 2010a). Im Stadium 0 sind noch alle Wurzelkanäle bis zur Zahnwurzelspitze sichtbar. Die Wurzelkanäle werden dann im Laufe der Zeit im Röntgenbild von apikal nach koronal immer weniger abgrenzbar, bis dann im Stadium 3 die bei-den Wurzelkanäle des Weisheitszahns nicht mehr zu sehen sind (vgl. Olze et al. 2010a, S. 184). Die Stadien gliedern sich folgendermaßen auf:

Stage 0 = the lumen of all root canals is visible all the way to apex.
Stage 1 = the lumen of one root canal is not fully visible to the apex.
Stage 2 = the lumen of two root canals are not fully visible to the apex, or one canal
may be virtually invisible in full length.
Stage 3 = the lumen of two root canals is virtually invisible in full length (Olze et al.
2010a, S. 184).

Im Stadium 0 liegt das Mindestalter für Frauen jeweils bei 17,2 Jahren und
einem Mittelwert von 24,5 bzw. 24,7 Jahren (je nach Zahn). Für Männer liegt das
Mindestalter bei 17,6 Jahren und der Mittelwert bei 23,5 Jahren. Die einfachen
Standardabweichungen liegen für beide Geschlechter zwischen +/− 3,1 und +/−
3,7 Jahren. Die Maximalwerte des Stadium 0 für Frauen werden mit 40,2 Jahren
und für Männer mit 39,1 Jahren angeben. Gut ¼ der ausgewerteten Zähne befinden sich im Stadium 0. Im Stadium 1 ergibt sich nach dieser Studie für Frauen ein
Mindestalter von 21,6 Jahren für den linken unteren Weisheitszahn und eines von
21,9 Jahren für den rechten. Der Mittelwert liegt bei 27,3 (linker Weisheitszahn)
und 29,4 Jahren (rechter Weisheitszahn) und die einfache Standardabweichung
bei +/− 4,1 bis +/− 4,9 Jahren. Das Höchstalter liegt bei 37,4 Jahren. Für Männer liegt das minimale Alter im Stadium 1 des linken unteren Weisheitszahns bei
22,4 und des rechten Weisheitszahns bei 21,0 Jahren. Das mittlere Alter liegt bei
28,1 (linker Weisheitszahn) bzw. 26,6 Jahren (rechter Weisheitszahn) und die einfache Standardabweichung bei +/− 3,7 bis +/− 5,5 Jahren. Das Höchstalter liegt
bei 40,0 Jahren. Das Stadium 2 bei den Frauen wird mit einem minimalen Alter
von 23,4 Jahren und bei den Männern mit 22,3 Jahren angegeben. Das mittlere
Alter liegt bei den Frauen bei 33,2 Jahren bzw. 33,1 Jahren (je nach Zahn) und bei
den Männern bei 32,2 bzw. 32,4 Jahren (je nach Zahn). Die einfache Standardabweichung liegt zwischen +/− 4,3 und +/− 4,6 Jahren. Das Höchstalter liegt bei
den Frauen bei 40,9 Jahren und bei den Männern bei 40,5 Jahren. Im Stadium 3
zeigt sich das Mindestalter bei den Frauen mit 25,1 Jahren und bei den Männern
mit 25,2 Jahren. Das Höchstalter liegt bei 40,9 Jahren bei den Frauen und bei
40,6 Jahren bei den Männern. Das mittlere Alter in diesem Stadium beträgt bei
den Frauen 35,6 bzw. 34,9 Jahre (je nach Zahn) und bei den Männern 33,9 bzw.
34,1 Jahre (je nach Zahn). Die einfache Standardabweichung beträgt zwischen +
/− 3,9 und +/− 4,9 Jahren (vgl. Olze et al. 2010a, S. 185).

Pérez-Mongiovi et al. (2015) führten eine Studie anhand einer portugiesischen Kohorte durch, um die Sicherheit der Methode zur Bestimmung der
Überschreitung des 21. Lebensjahres zu überprüfen. In die Studie wurden Orthopantomogramme von 228 Frauen und 259 Männern im Alter zwischen 17 und
30 Jahren aufgenommen, von diesen sind 4 Frauen und keine Männer unter
18 Jahren. Das Stadium 0 bei Frauen zeigt ein Mindestalter von 17,0 Jahren,

ein Höchstalter von 25,2 Jahren, einen Mittelwert von 20,3 Jahren und eine einfache Standardabweichung von +/– 2,1 Jahren. Bei den Männern wurde ein Mindestalter von 18,2 Jahren, ein Höchstalter von 30,0 Jahren, ein Mittelwert von 21,1 Jahren und eine einfache Standardabweichung von +/– 3,2 Jahren gesehen. Das Stadium 1 bei den Frauen zeigt ein Mindestalter von 17,4 Jahren, ein Höchstalter von 29,1 Jahren, einen Mittelwert von 22,2 Jahren und eine einfache Standardabweichung von +/– 2,5 Jahren. Bei den Männern beträgt das Mindestalter 18,4 Jahre, das Höchstalter 28,7 Jahre, der Mittelwert 21,9 Jahre und die einfache Standardabweichung +/– 2,7 Jahre. Das Stadium 2 bei den Frauen wurde mit einem Mindestalter von 18,8 Jahren, einem Höchstalter von 30,8 Jahren, einem Mittelwert von 24,9 Jahren und einer einfachen Standardabweichung von +/– 3,2 Jahren gesehen. Bei den Männern beträgt das Mindestalter 18,1 Jahre, das Höchstalter 30,6 Jahre, der Mittelwert 24,7 Jahre und die einfache Standardabweichung +/– 3,3 Jahre. Im Stadium 3 bei den Frauen zeigt sich ein Mindestalter von 21,2 Jahren, ein Höchstalter von 30,9 Jahren, ein Mittelwert von 25,3 Jahren und eine einfache Standardabweichung von +/– 2,7 Jahren. Bei den Männern wurde ein Mindestalter von 19,1 Jahren, ein Höchstalter von 30,7 Jahren, ein Mittelwert von 26,6 Jahren und eine einfache Standardabweichung von +/– 3,2 Jahren gesehen. Aufgrund ihrer Daten führt die Arbeitsgruppe an, dass sie die Daten von Olze et al. (2010a) nicht bestätigen könne, da in ihrer Studie im Stadium 1 42,4 % der Frauen und 43,6 % der Männer unter 21 Jahre alt waren (vgl. Pérez-Mongiovi et al. 2015, S. 340 ff.). Wie weiter oben ausgeführt sind in der Studie von Olze et al. (2010a) alle Personen im Stadium 1 über 21 Jahre alt.

Timme et al. (2017) führten, anhand der schon im Abschnitt 3.4.2.3 beschrieben Studienkohorte, auch eine Evaluation der Sichtbarkeit der Wurzelkanäle nach den Stadien von Olze et al. (2010a) durch. Auch hier besteht die oben angeführte Kritik an der Studienkohorte fort, da sich unter anderem keine Altersverteilung nachvollziehen lässt. Bei den Frauen wurde im Stadium 0 ein Mindestalter von 16,7 Jahren, im Stadium 1 von 20,6 Jahren, im Stadium 2 von 22,1 Jahren und im Stadium 3 von 24,8 Jahren gesehen. Das Höchstalter liegt zwischen 49,8 und 70,9 Jahren. Das mittlere Alter im Stadium 0 beträgt 25,7 bzw. 26,5 Jahre (je nach Zahn), im Stadium 1 34,8 bzw. 35,8 Jahre (je nach Zahn), im Stadium 2 42,4 bzw. 45,0 Jahre (je nach Zahn) und im Stadium 3 49,4 bzw. 49,8 Jahre (je nach Zahn). Die einfachen Standardabweichungen für die einzelnen Stadien liegen zwischen +/– 6,5 bis +/– 13,4 Jahren. Bei den Männern zeigt das Mindestalter im Stadium 0 16,9 Jahre, im Stadium 1 21,0 Jahre, im Stadium 2 25,3 Jahre und im Stadium 3 29,5 Jahre. Das Höchstalter liegt zwischen 47,9 und 70,1 Jahren. Das mittlere Alter im Stadium 0 beträgt 24,3 bzw. 24,5 Jahre (je nach Zahn), im Stadium 1 33,9 bzw. 35,0 Jahre (je nach Zahn), im Stadium 2 46,9 bzw. 45,8 Jahre (je nach

Zahn) und im Stadium 3 56,8 bzw. 58,7 Jahre (je nach Zahn). Die einfachen Standardabweichungen für die Stadien liegen zwischen +/– 4,7 und +/– 9,9 Jahren
(vgl. Timme et al. 2017, S. 257 ff.).

Guo et al. (2018b) führten eine weitere Studie anhand der bereits in
Abschnitt 3.4.2.3 beschrieben Studienkohorte (Guo et al. (2018a)) durch. Von
den insgesamt 1300 Orthopantomogrammen konnten diesmal mehr als in der
vorherigen Studie ausgewertet werden. Bei den Frauen wurden 491 bzw. 498
Zähne (je nach Weisheitszahn) und bei den Männern 531 bzw. 530 Zähne (je
nach Weisheitszahn) evaluiert (vgl. Guo et al. 2018b, S. 826 ff.). Eine Altersverteilung für die ausgewerteten Zähne liegt auch hier nicht vor. Bei den Frauen
beträgt das Mindestalter im Stadium 0 18,76 Jahre, im Stadium 1 20,73 Jahre,
im Stadium 2 22,41 Jahre und im Stadium 3 27,66 Jahre. Das Höchstalter wurde
jeweils mit 40 Jahren gesehen. Das mittlere Alter im Stadium 0 liegt bei 25,14
bzw. 25,15 Jahren (je nach Zahn), im Stadium 1 bei 29,71 bzw. 29,98 Jahren (je
nach Zahn), im Stadium 2 bei 34,59 bzw. 34,47 Jahren (je nach Zahn) und im
Stadium 3 bei 36,83 bzw. 36,90 Jahren (je nach Zahn). Die einfachen Standardabweichungen für die Stadien liegen zwischen +/– 2,81 und +/– 5,02 Jahren. Bei
den Männern zeigt das Stadium 0 ein Mindestalter von 17,05 Jahren, das Stadium
1 eines von 19,25 Jahren, das Stadium 2 eines von 22,33 Jahren und das Stadium
3 eines von 26,45 Jahren. Das Höchstalter je Stadium liegt bei 40 Jahren. Das
mittlere Alter im Stadium 0 liegt bei 24,75 bzw. 24,62 Jahren (je nach Zahn), im
Stadium 1 bei 29,40 bzw. 30,18 Jahren (je nach Zahn), im Stadium 2 bei 35,16
bzw. 34,80 Jahren (je nach Zahn) und im Stadium 3 bei 36,36 bzw. 37,36 Jahren (je nach Zahn). Die einfachen Standardabweichungen für die Stadien liegen
zwischen +/– 2,04 und +/– 5,15 Jahren (vgl. Guo et al. 2018b, S. 827 ff.).

Lucas et al. (2017b) führten an dem bereits beschriebenen Datensatz aus der
Studie Lucas et al. (2016 und 2017a) auch eine Studie zu den Stadien der Wurzelkanäle durch. Von der initialen Studienkohorte wurden offensichtlich 583 Frauen
und 560 Männer evaluiert. Eine genaue Altersverteilung lässt sich nicht entnehmen. Die Stadien der Wurzelkanäle wurden von den AutorInnen von den
ursprünglichen Stadien 0–3 (Olze et al. (2010a)) in A-D umbenannt, wobei die
schematische Darstellung der Stadien gleich geblieben ist.

RPV-A = 100 % of Root Pulp Visible
RPV-B = 75 % to 50 % of Root Pulp Visible
RPV-C = 50 % to 25 % of Root Pulp Visible
RPV-D = 0 % of Root Pulp Visible (Lucas et al. 2017b, S. 99).

Bei den Frauen beträgt das Mindestalter im Stadium A 16,33 Jahre, im Stadium B 17,34 Jahre, im Stadium C 18,58 Jahre und im Stadium D 22,45 Jahre. Das Höchstalter liegt jeweils bei 25 Jahren. Das mittlere Alter beträgt im Stadium A 21,44 Jahre, im Stadium B 22,10 Jahre, im Stadium C 23,64 Jahre und im Stadium D 23,84 Jahre. Die einfachen Standardabweichungen für die Stadien liegen zwischen +/– 1,38 und +/– 2,03 Jahren. Bei den Männern zeigt das Mindestalter im Stadium A 17,16 Jahre, im Stadium B 17,71 Jahre, im Stadium C 18,16 Jahre und im Stadium D 20,19 Jahre. Das Höchstalter liegt bei jeweils 25 Jahren. Das mittlere Alter beträgt im Stadium A 21,27 Jahre, im Stadium B 22,61 Jahre, im Stadium C 23,34 Jahre und im Stadium D 23,46 Jahre. Die einfachen Standardabweichungen für die Stadien liegen zwischen +/– 1,67 und +/– 2,15 Jahren (vgl. Lucas et al. 2017b, S. 99 ff.).

Al Qattan et al. publizierten eine Studie, bei der sie die modifizierte Stadieneinteilung nach Lucas et al. (2017b) anhand der maltesischen Bevölkerung evaluierten. Hierzu wurden Röntgenbilder von 662 PatientInnen in einem Alter von 16 bis 30 Jahren eingeschlossen, davon sind 374 Frauen (12 unter 18 Jahren) und 288 Männer (15 unter 18 Jahren). Die Röntgenbilder sind im Mater Dei Hospital in Malta entstanden. Zur Zeit der Entstehung der Aufnahmen sowie zur Anzahl der untersuchenden Personen werden keine Angaben gemacht. Anstatt dem Mittelwert und der Standardabweichung wurde der Median und die Quartile zur Veranschaulichung der Daten gewählt. Bei den Frauen im Stadium A beträgt das Mindestalter 16,36 Jahre, das Höchstalter 28,38 Jahre und der Median 22,59 Jahre. Bei den Männern wurde das Mindestalter mit 16,28 Jahren, das Höchstalter mit 26,75 Jahren und der Median mit 21,14 Jahren angegeben. Im Stadium B bei den Frauen liegt das Mindestalter bei 16,08 Jahren, das Höchstalter bei 28,97 Jahren und der Median bei 23,12 Jahren. Bei den Männern beträgt das Mindestalter 16,51 Jahre, das Höchstalter 27,66 Jahre und der Median 22,72 Jahre. Das Stadium C wurde bei den Frauen mit einem Mindestalter von 18,85 Jahren, einem Höchstalter von 27,36 Jahren und einem Median von 24,38 Jahren nachgewiesen. Bei den Männern liegt das Mindestalter bei 18,23 Jahren, das Höchstalter bei 26,98 Jahren und der Median bei 24,19 Jahren. Das Stadium D wurde bei den Frauen mit einem Mindestalter von 22,03 Jahren, einem Höchstalter von 25,35 Jahren und einem Median von 24,72 Jahren gesehen. Bei den Männern beträgt das Mindestalter 23,99 Jahre, das Höchstalter 26,78 Jahre und der Median 24,31 Jahre (vgl. Al Qattan et al. 2020, S. 363 ff.).

Akkaya et al. veröffentlichten 2019 eine Studie mit der Frage, wie gut Personen die jünger als 18 bzw. 19 Jahre sind von Personen darüber zu unterscheiden sind. Die Studie wurde anhand von Röntgenbildern von 463 PatientInnen der Hacettepe Universität (Türkei) durchgeführt. Die Röntgenbilder sind in der Zeit von 2014 bis 2015 entstanden. Von den 463 PatientInnen in einem Alter von 16 bis 34 Jahren sind 264 Frauen und 199 Männer. Die Altersverteilung wird in einer Graphik dargestellt, aus der die absoluten Zahlen pro Altersgruppe nicht direkt hervorgehen. Der Verteilung nach ist nur ein kleiner Teil minderjährig. Die Röntgenbilder wurden nach den Stadien von Olze et al. (2010a) ausgewertet. Das Stadium 0 bei den Frauen wurde mit einem Mindestalter von 16,43 Jahren, das Höchstalter mit 22,54 Jahren, der Mittelwert mit 19,13 Jahren und die einfache Standardabweichung mit +/– 1,31 Jahren gesehen. Bei den Männern beträgt das Mindestalter 16,61 Jahre, das Höchstalter 22,39 Jahre, der Mittelwert 18,84 Jahre und die einfache Standardabweichung +/– 1,41 Jahre. Im Stadium 1 bei den Frauen liegt das Mindestalter bei 16,93 Jahren, das Höchstalter bei 26,34 Jahren, der Mittelwert bei 20,83 Jahren und die einfache Standardabweichung bei +/– 1,88 Jahren. Bei den Männern beträgt das Mindestalter 17,91 Jahre, das Höchstalter 24,18 Jahre, der Mittelwert 20,62 Jahre und die einfache Standardabweichung +/– 1,52 Jahre. Im Stadium 2 bei den Frauen wurde das Mindestalter mit 18,14 Jahren, der Höchstalter mit 30,69 Jahren, der Mittelwert mit 23,87 Jahren und die einfache Standardabweichung mit +/– 2,70 Jahren gesehen. Bei den Männern liegt das Mindestalter bei 18,13 Jahren, das Höchstalter bei 30,63 Jahren, der Mittelwert bei 23,77 Jahren und die einfache Standardabweichung bei +/– 2,68 Jahren. Im Stadium 3 bei den Frauen beträgt das Mindestalter 22,42 Jahre, das Höchstalter 33,91 Jahre, der Mittelwert 28,93 Jahre und die einfache Standardabweichung +/– 2,56 Jahre. Bei den Männern liegt das Mindestalter bei 22,36 Jahren, das Höchstalter bei 30,96 Jahren, der Mittelwert bei 28,67 Jahren und die einfache Standardabweichung bei +/– 2,13 Jahren. In dieser Studie wurde die Sensitivität und Spezifität für das Erreichen der Volljährigkeit mitberechnet. Für das Stadium 1 bei den Frauen liegt die mittlere Sensitivität bei 0,831 und bei den Männern bei 0,894. Die mittlere Spezifität bei den Frauen beträgt 0,667 und bei den Männern 0,909. Die AutorInnen geben aber zu bedenken, dass gerade die Ergebnisse für das Vorliegen der Volljährigkeit Einschränkungen unterlegen sind, da in der Studie eine ungleiche Altersverteilung der ProbandInnen vorliegt (vgl. Akkaya et al. 2019, S. 1507 ff.) (Tabelle 3.7).

Tabelle 3.7 Mindestalter im Stadium 0, 1, 2 und 3 in Jahren nach Olze et al. (2010a)

Studie	Stadium 0	Stadium 1	Stadium 2	Stadium 3
Olze et al. (2010a)	Frauen: 17,2 Männer: 17,6	Frauen: 21,6 Männer: 22,4	Frauen: 23,4 Männer: 22,3	Frauen: 25,1 Männer: 25,2
Pérez-Mongiovi et al. (2015)	Frauen: 17,0 Männer: 18,2	Frauen: 17,4 Männer: 18,4	Frauen: 18,8 Männer: 18,1	Frauen: 21,2 Männer: 19,1
Timme et al. (2017)	Frauen: 16,7 Männer: 16,9	Frauen: 20,6 Männer: 21,0	Frauen: 22,1 Männer: 25,3	Frauen: 24,8 Männer: 29,5
Guo et al. (2018b)	Frauen: 18,76 Männer: 17,05	Frauen: 20,73 Männer: 19,25	Frauen: 22,41 Männer: 22,33	Frauen: 27,66 Männer: 26,45
Lucas et al. (2017b) *mit abweichender Stadienbezeichnung A-D*	Frauen: 16,33 Männer: 17,16	Frauen: 17,34 Männer: 17,71	Frauen: 18,58 Männer: 18,16	Frauen: 22,45 Männer: 20,19
Al Qattan et al. (2020) *mit abweichender Stadienbezeichnung A-D*	Frauen: 16,36 Männer: 16,28	Frauen: 16,08 Männer: 16,51	Frauen: 18,85 Männer: 18,23	Frauen: 22,03 Männer: 23,99
Akkaya et al. (2019)	Frauen: 16,43 Männer: 16,61	Frauen: 16,93 Männer: 17,91	Frauen: 18,14 Männer: 18,13	Frauen: 22,42 Männer: 22,36

3.4.3 Diskussion und Schlussfolgerungen zur Beurteilung des Zahnalters

Im Abschnitt 3.4 wurden die gängigsten Methoden zur Schätzung des Alters anhand der Zähne vorgestellt. Diese wurden in einem zweiten Schritt mit Studien unterlegt, insbesondere in Hinblick darauf, ob die Altersschätzung anhand der Zähne und speziell der Weisheitszähne verlässliche Angaben über die Minderjährigkeit oder Volljährigkeit von Personen zulassen, die ein Alter von 16 oder 17 Jahren angeben. Hierzu wurde die Methode der Inspektion der Zähne dargelegt, sowie Methoden, die sich des Orthopantomogramms bedienen, d. h. eines Röntgenverfahrens um Zähne darzustellen. Dabei handelt es sich um die Methode nach Demirjian et al. (1973) sowie um die Beurteilung der Sichtbarkeit des Parodontalspalts und der Wurzelkanäle nach Olze et al. (2010a, 2010b).

Die Inspektion der Mundhöhle ist für die Schätzung eines Alters ab 16 Jahren wenig aussagekräftig, da bis auf die Weisheitszähne normalerweise schon alle Zähne in den Mundraum durchgetreten sind. Für den Durchtritt der Weisheitszähne in den Mundraum lässt sich kein exakter Zeitpunkt bestimmen, da der

Zeitpunkt des Durchtritts sehr variabel ist und von der Kieferkonfiguration und
der Stellung der anderen Zähne abhängt. Somit ist die Inspektion des Mundrau-
mes bei Personen, die ein Alter von 16 oder 17 Jahren angeben, nur sinnvoll, um
den Zahnstatus für eine nachfolgende Röntgenuntersuchung zu evaluieren, also
zu ermitteln, ob genügend Platz für den Durchtritt aller Zähne vorhanden ist, um
so Zahnentwicklungsverzögerungen erkennen zu können.

Bei der Röntgenuntersuchung der Zähne (ohne Weishcitszähne) nach Demirjian et al. (1973) ist das maximal zu bestimmende Alter 16 Jahre. Somit lässt sich
keine Aussage zur Vollendung des 18. Lebensjahres treffen, da keine Schätzung
von Personen über das 16. Lebensjahr hinaus möglich ist. Allenfalls lässt sich
eine Aussage zu einer möglichen Minderjährigkeit treffen, wenn das Alter der
betreffenden Person auf der Basis des Zahnalters unter 16 Jahre bestimmt wird.

Die Anwendung der Stadien nach Demirjian et al. (1973) auf die Weisheitszähne lässt Aussagen über ein höheres Lebensalter zu, doch auch hier ist eine
Volljährigkeit nicht sicher feststellbar. Eine Minderjährigkeit im höchsten Stadium (Stadium H) kann nicht ausgeschlossen werden, auch ist eine Evaluation
über das Stadium H hinaus nicht möglich. Knell at al. (2009), Prieto et al. (2005)
und Caldas et al. (2011) haben gezeigt, dass im Bereich um die 10. Perzentile
die Möglichkeit besteht, dass eine Person im Stadium H 17 Jahre alt ist. Wie
in den vorherigen Kapiteln beschrieben liegt die 10. Perzentile im Bereich der
normalen Entwicklung. Zudem zeigt die Studie von Caldas et al. (2011), dass
auch Personen im Alter von 11 und 13 Jahren im Stadium H gesehen wurden.
Darüber hinaus haben Garamendi et al. (2005) in ihrer Publikation dargelegt, dass
eine Person im Stadium H nicht sicher über 18 Jahre alt ist. Knell et al. (2009)
schreiben in ihrem Fazit, dass die komplette Wurzelentwicklung der Weisheitszähne auch bei unter 18-jährigen Personen zu sehen ist. Aus diesem Grunde sei
die Evaluation der Weisheitszähne als einzelnes Kriterium nicht brauchbar für
die Frage nach der Volljährigkeit (vgl. Knell et al. 2009, S. 468). Und auch Olze
et al. (2010b) führen an, dass die Wurzelmineralisation der Weisheitszähne schon
vor dem 18. Lebensjahr abgeschlossen sein kann (vgl. Olze et al. 2010b, S. 445).
Zusätzlich legt auch Cole (2015) in seiner Übersichtsarbeit zur Altersschätzung
dar, dass die Möglichkeit besteht, dass mehr als 10 % der Minderjährigen im Stadium H fehlerhaft als volljährig eingeschätzt werden (vgl. Cole 2015, S. 379 ff.).
Dieser hat in seiner Publikation sieben Studien zur Altersschätzung ausgewertet
und sowohl Studien einbezogen, die eine Volljährigkeit im Stadium H nachweisen, als auch solche, die Minderjährige zeigen. Darüber hinaus zeigten Lucas
et al. (2016) anhand ihrer Studie, dass im Stadium H nach Demirjian et al. (1973)
30 % der Frauen und 8 % der Männer unter 18 Jahren fälschlicherweise für volljährig gehalten wurden. Gleichzeitig wurden in der Altersgruppe der Volljährigen,

46 % der Frauen und 32,5 % der Männer fälschlich als minderjährig eingestuft (vgl. Lucas et al. 2016, S. 3 ff.).

Auch der Nachweis einer Minderjährigkeit in der Altersgruppe der 16- und 17-Jährigen ist nicht sinnvoll zu belegen, da eine Person bereits im Stadium D – ohne abgeschlossene Wurzelmineralisation – zwischen 14 und 19 Jahren alt sein kann (vgl. Prieto et al. 2005, S. 351). Nutzbar wäre diese Methode zur Bestimmung einer Minderjährigkeit in der Altersgruppe der 16- und 17-Jährigen dann, wenn man von der Annahme ausgeht, dass eine Person, die angibt minderjährig zu sein und in einem Stadium unterhalb des Stadium H evaluiert wird, als minderjährig gelten soll. Diese Feststellung beruht dann allerdings nur auf Annahmen zugunsten der betroffenen Person und nicht auf sicheren wissenschaftlichen Erkenntnissen.

Auch neuere Auswertungsmethoden wie die von Olze et al. (2010a, 2010b) lösen das Problem des Nachweises der Volljährigkeit nicht gänzlich. Für diese Methoden müsste kein erneutes Röntgenbild angefertigt werden, was im Ablauf der Altersdiagnostik vorteilhaft für die betroffenen Personen wäre. Bei der Evaluation der Sichtbarkeit des Parodontalspalts (Olze et al. 2010b) sehen Olze et al. (2010b), Timme et al. (2017) und Guo et al. (2018a) in ihren Studien ab dem Stadium 1 keine minderjährigen ProbandInnen mehr, die Altersverteilung der schlussendlich untersuchten ProbandInnen lässt sich allerdings nicht nachvollziehen. Es kann also keine Aussage darüber gemacht werden, wie viele minderjährige ProbandInnen überhaupt evaluiert wurden. Bei Lucas et al. (2017a) ist dies auch der Fall. Deren Studie zeigt abweichend zu den vorherigen im Stadium B (Stadium 1 nach Olze et al. (2010b)) noch minderjährige ProbandInnen und auch die Stadien C (Stadium 2) und D (Stadium 3) weisen jeweils ein Mindestalter von 18 Jahren auf, befinden sich also dicht an einer Minderjährigkeit. Sequeira et al. (2014) hingegen, welche nur eine kleine Studienkohorte evaluierten, die 16 Frauen und 8 Männern im Alter von 17 Jahren einschloss, sahen im Stadium 2 bei den Frauen noch ein Mindestalter von 17,4 Jahren und bei den Männern eines von 18,1 Jahren, während das Stadium 3 bei beiden Geschlechtern bei 19 Jahren lag. Chaudhary und Liversidge (2017), die der Grafik in ihrer Studie nach ungefähr 6 Frauen und 7 Männer unter 18 Jahren einbezogen, wiesen bei den Frauen im Stadium 3 sogar ein Mindestalter von 16,32 Jahren und bei den Männern eines von 18,93 Jahren nach. Insgesamt zeigen die vorgestellten Studien zur Sichtbarkeit des Parodontalspalts, dass im Stadium 0, 1 und 2 noch Minderjährige gesehen werden. Auch im Stadium 3 konnten minderjährige Frauen nachgewiesen werden. Zudem befindet sich das Mindestalter in diesem Stadium in drei Studien mit 18 bzw. 19 Jahren dicht an der Minderjährigkeit, sodass nicht auszuschließen ist, dass bei Vergrößerung der Studienkohorten weitere Minderjährige nachgewiesen werden. Chaudhary und Liversidge (2017) heben in ihrer Studiendiskussion noch einmal die Wichtigkeit von minderjährigen ProbandInnen hervor: „This lack of individuals younger than 18 with mature M3 root apices is of major importance particularly when PLV is used to estimate the likelihood of being younger than, or at least 18 years of age" (Chaudhary und Liversidge 2017, S. 86). Es sind also weitere Studien mit einer größeren Gruppe von minderjährigen ProbandInnen nötig um eine sichere Aussage darüber treffen zu können, ob dieses Zusatzkriterium eine Volljährigkeit nachweist. Darüber hinaus beschrieben Chaudhary und Liversidge einen Unterschied in der Entwicklung der linken und rechten Weisheitszähne, was zu unterschiedlichen Ergebnissen in der Altersschätzung führt. Problematisch ist also, wenn in den Studien nicht beschrieben wird, ob der weniger oder mehr entwickelte Weisheitszahn der entsprechenden Person evaluiert wurde (vgl. Chaudhary und Liversidge 2017, S. 86). Sie schließen ihre 2017 veröffentlichte Studie mit der Aussage, diese Methode sei für eine sichere Altersbestimmung nicht geeignet: „In the absence of such longitudinal data, we postulate that the nature and rate of increasing PLV stage with age is too variable to be of much practical use to estimate age accurately and is unsuitable to assess if an individual is below or at least 18 or 21 years of age" (Chaudhary und Liversidge 2017, S. 88).

Bei den Studien zur Sichtbarkeit der Wurzelkanäle (Olze et al. 2010a) sieht es ähnlich aus. Größtenteils wurden die Studien an derselben Studienkohorte durchgeführt, die auch schon für die Evaluation der Sichtbarkeit des Parodontalspalts verwendet wurde, somit ist auch hier die Altersverteilung häufig nicht genau bekannt. Olze et al. (2010a), Timme et al. (2017) und Guo et al. (2018b) sahen ab dem Stadium 1 keine minderjährigen ProbandInnen mehr. Lucas et al. (2017b), Al Qattan et al. (2020) und Akkaya et al. (2019) hingegen konnten Minderjährige noch im Stadium B bzw. Stadium 1 nachweisen. Im Stadium C bzw. Stadium 2 beträgt das Mindestalter in diesen Studien zwischen 18,13 und 18,85 Jahre. Ähnliches sahen auch Pérez-Mongiovi et al. (2015) anhand einer kleinen Studienkohorte, welche kaum Minderjährige und keine 17-jährigen Männer aufwies. Diese sahen ab dem Stadium 2 keine Minderjährigen mehr, allerdings Männer mit einem Mindestalter von 18,1 Jahren. Im Stadium 3 liegt das Mindestalter bei 19,1 Jahren. Den hier diskutierten Studien nach, könnte das Stadium 3 eventuell ein Zusatzkriterium für den Nachweis einer Volljährigkeit darstellen. Im Stadium 2 ist davon auszugehen, dass noch Minderjährige nachgewiesen werden könnten, da das Mindestalter teilweise sehr dicht an der Minderjährigkeit liegt. Aber auch für das Stadium 3 sind noch weitere Studien mit einer größeren Anzahl von Minderjährigen nötig, um mehr Sicherheit in der Aussagekraft zu erlangen. Dies gilt gerade vor dem Hintergrund, dass sich häufig keine genaue Altersverteilung aus den Studien ergibt und nicht nachzuvollziehen ist, wie viele Minderjährige mit einbezogen wurden.

Zusammenfassend muss also festgehalten werden, dass die genannten Methoden zur Zahnalterbestimmung nicht geeignet sind, eine Minderjährigkeit oder Volljährigkeit bei Personen, die angeben, 16 oder 17 Jahre alt zu sein, sicher nachweisen zu können. Die Frage, ob die genannten Methoden für eine Erhöhung der Aussagesicherheit in der Zusammenschau mit anderen Methoden zur Altersschätzung sorgen, wird im Abschnitt 3.6 beantwortet.

3.5   Bildgebende Untersuchung der Schlüsselbeine

Zur Altersschätzung anhand der Schlüsselbeine werden sowohl konventionelle Röntgenbilder als auch Schichtaufnahmen mittels Computertomographie genutzt (vgl. Schmeling 2011, S. 155), wobei die Dünnschicht-CT-Untersuchung die Methode der Wahl ist (vgl. Schmeling et al. 2016, S. 47). Aufgrund dessen wird das konventionelle Röntgen als Methode zu Altersschätzung nur beschrieben. Danach werden aktuelle Studien zu den CT-Untersuchungen dargelegt, und es wird diskutiert wie aussagekräftig die Methoden sind, um eine Volljährigkeit oder Minderjährigkeit bei Personen nachzuweisen, die ein Alter von 16 oder 17 Jahren angeben. Auch wenn im Bereich der Altersschätzungspraxis keine CT-Schichtdicken von über 1 mm verwendet werden, da dies nach Schmeling (2011) bzw. Mühler et al. (2006) zu einer Fehleinschätzung des Alters führen könne[1] (vgl. Schmeling 2011, S. 155; Mühler et al. 2006, S. 17), wurden in der vorliegenden Arbeit auch CT-Studien mit höheren Schichtdicken aufgenommen. Hierdurch soll der Umfang an Studien erhöht werden, um ein möglichst umfassendes Bild über die derzeitige Studienlage zu generieren. Die Studien werden auch hier mit ihrem Mindestalter in den jeweiligen Stadien dargestellt. Zusätzlich werden die CT-Schichtdicke und die Anzahl der Minderjährigen in den einzelnen Studien hervorgehoben.

---

[1] Mühler et al. (2006) schlugen nach ihrer Studie zur Evaluation einer geeigneten Schichtdicke vor, maximal eine Schichtdicke von einem Millimeter zu verwenden, da höhere Schichtdicken aufgrund eines „partial volume effect" dazu geführt hatten, dass Stadien zu hoch eingeschätzt und Personen deshalb für älter gehalten wurden. Beim „partial volume effect" führt eine höhere Schichtdicke, zu einer niedrigeren räumlichen Auflösung entlang der longitudinalen Achse, welches zu einem Maskieren von feinen anatomischen Strukturen führen kann (vgl. Mühler et al. 2006, S. 17).

3.5.1 Konventionelles Röntgen

Bei der Altersschätzung anhand von konventionellen Röntgenbildern des Brust-korbes werden die Schlüsselbeine in der Regel nach den fünf Stadien von Schmeling et al. (2004) evaluiert. Schmeling et al. (2004) hatten den vorher häufig verwendeten vier Stadien ein fünftes Stadium hinzugefügt. Untersucht wurden in der Studie 699 konventionelle Röntgenbilder des Brustkorbes von Per-sonen zwischen 16 und 30 Jahren, die in den Jahren von 1995 bis 2002 an der Universitätsmedizin der Charité in Berlin aufgenommen worden waren. Von den untersuchten 243 Männern waren sechs jünger als 18 Jahre, während von den insgesamt 456 untersuchten Frauen 46 jünger als 18 Jahre waren (vgl. Schmeling et al. 2004, S. 6).

Die fünf Stadien nach Schmeling et al. (2004) beziehen sich auf die brustbeinnahe Wachstumszone der Schlüsselbeine:

Stage 1: the ossification centre has not yet ossified
Stage 2: the ossification centre has ossified, the epiphyseal cartilage has not ossified
Stage 3: the epiphyseal cartilage is partially ossified
Stage 4: the epiphyseal cartilage is fully ossified
Stage 5: the epiphyseal cartilage has fused completely and the epiphyseal scar is no longer visible (Schmeling et al. 2004, S. 6).

Die AutorInnen der Studie geben an, dass im Falle einer strafrechtlichen Unter-suchung das in der Entwicklung weniger fortgeschrittene Schlüsselbein evaluiert werden sollte. In dieser Studie wurde das Stadium 3 bei männlichen Personen mit einem minimalen Alter von 16,7 Jahren, einem mittleren Alter von 20,8 Jah-ren und einer einfachen Standardabweichung von +/− 1,7 Jahren angegeben. Weibliche Personen zeigten ein Mindestalter von 16,0 Jahren, einen Mittelwert von 20,0 Jahren und eine einfache Standardabweichung von +/− 2,1 Jahren. Das höchste Alter im Stadium 3 lag für beide Geschlechter zwischen 24,0 und 26,8 Jahren. Im Stadium 4 beträgt das Mindestalter bei den Männer 21,3 Jahre, der Mittelwert 26,7 Jahre und die einfache Standardabweichung +/− 2,3 Jahre, während bei den Frauen das minimale Alter bei 20,0 Jahren, der Mittelwert bei 26,7 Jahren und die einfache Standardabweichung bei +/− 2,6 Jahren liegt. Das höchste Alter im Stadium 4 für beide Geschlechter wurde mit 30,9 Jahren ange-geben. Das Stadium 5 wurde bei den Frauen und Männern in dieser Studie ab einem Alter von 26 Jahren gesehen (vgl. Schmeling et al. 2004, S. 7).

In einer Studie von Cameriere et al., publiziert im Jahre 2012 zur Frage, ob die Stadien nach Schmeling at al. (2004) eine sichere Aussage zur Vollendung des 18. Lebensjahres zulassen, wurden 274 konventionelle Röntgenbilder von Personen

zwischen 12 und 25 Jahren von 5 UntersucherInnen ausgewertet. Die Röntgenbilder stammen aus dem Macerata Hospital in Italien aus den Jahren 2010 und
2011. Von den insgesamt 159 Männern waren 49 jünger als 18 Jahre und von
den insgesamt 115 Frauen waren 28 jünger als 18 Jahre. In 15,6 % der Fälle,
in denen Entwicklungsunterschiede zwischen dem rechten und linken Schlüsselbein gefunden wurden, wurde die jeweils in der Entwicklung fortgeschrittenere
Seite evaluiert. Um die Validität der Studienergebnisse zu erfassen wurden die
Sensitivität und Spezifität für die einzelnen UntersucherInnen bezüglich der Stadien ermittelt. Die Sensitivität stellt hier den Anteil der prozentual richtig als 18
Jahre oder älter bestimmten Personen dar, während die Spezifität den prozentua-
len Anteil der Personen erfasst, die richtig jünger als 18 Jahre bestimmt wurden.
Außerdem wurde die Genauigkeit der Untersuchungen für die einzelnen Stadien
als der Anteil der richtigen Ergebnisse dargestellt (vgl. Cameriere et al. 2012,
S. 925 ff.). In ihrer Publikation geben die AutorInnen die Ergebnisse für die drei
UntersucherInnen an, die Erfahrung in der Auswertung von Röntgenbildern nach
der Methode von Schmeling et al. (2004) haben. Bei einem im Stadium 3 liegenden Schwellenwert variiert die mittlere Sensitivität (richtig als über 18 Jahre
erkannt) zwischen den UntersucherInnen zwischen 63 % und 86 % und die mittlere Spezifität (richtig als unter 18 Jahren erkannt) zwischen 61 % und 90 %
bei einer mittleren Genauigkeit (Anteil der richtigen Ergebnisse) von 63 % bis
86 %. Im Stadium 4 hingegen liegt die mittlere Sensitivität je nach UntersucherIn
zwischen 11 % und 36 % und die Spezifität bei 90 % bis 100 %. Insgesamt zeigt
sich eine Genauigkeit von 32 % bis 51 %. Den AutorInnen der Studie zufolge
ist es wichtig, den Schwellenwert für forensische Untersuchungen so anzulegen,
dass eine hohe Spezifität gewährleistet ist, da sie es für angebracht halten, den
Minderjährigen, die falsch als über 18 Jahre eingeschätzten werden könnten mehr
Aufmerksamkeit zu schenken, als denjenigen die volljährig sind, aber falsch für
unter 18 Jahre gehalten werden (vgl. Cameriere et al. 2012, S. 928 ff.).

In der Studie zeigte sich nur eine mäßige Übereinstimmung in den Ergebnissen zwischen den unterschiedlichen UntersucherInnen. Den AutorInnen zufolge
sollten konventionelle Röntgenbilder sorgfältig und von auf dem Gebiet spezialisierten Personen ausgewertet werden. Mögliche Fehlerquellen, die zu verzerrten
Ergebnissen führen, seien unter anderem Überlagerungseffekte durch andere Körperstrukturen sowie Vergrößerungen und Verzerrungen der Abbildungen. Sie
geben an, dass ein Teil der Ergebnisse auch der Tatsache geschuldet sein könnte,
dass die Röntgenbilder nicht zum Zwecke der Altersschätzung aufgenommen
wurden. Cameriere et al. (2012) kommen zu dem Schluss, dass sie vor dem
Hintergrund der Resultate ihrer Studie (Sensitivität, Spezifität, Genauigkeit und

BeobachterInnen-Übereinstimmung) keinen statistisch signifikanten Schwellenwert für die Bestimmung der Volljährigkeit mit 18 Jahren angeben können (vgl.
Cameriere et al. 2012, S. 926 ff.).

3.5.2 Computertomographie

Computertomographie-Bilder werden in vielen Fällen auch nach den fünf Stadien von Schmeling et al. (2004) evaluiert. Kellinghaus et al. (2010b) teilten die
Stadien 2 und 3 in jeweils 3 Unterstadien (a-c) auf, um noch präzisere Ergebnisse bei der Altersschätzung erzielen zu können. Im Folgenden werden die in
der Tabelle 3.8 skizzierten Studien genauer ausgeführt und anschließend bezüglich ihrer Nutzbarkeit zur Altersschätzung bei Personen, die angeben, 16 oder 17
Jahre alt zu sein, bewertet.

Tabelle 3.8 Einbezogene CT-Studien zur Evaluation der Schlüsselbeinverknöcherung

Einbezogene Studien	Stadien	Fragestellung	UntersucherInnen/ Konsens
Schulz et al. 2005	5 Stadien nach Schmeling et al. 2004	Evaluation des Verhältnisses zwischen Alter und Schlüsselbeinverknöcherung	Keine Angabe zu den UntersucherInnen, keine Angabe zur Verblindung
Kellinghaus et al. 2010a	5 Stadien nach Schmeling et al. 2004	Evaluation des Verhältnisses zwischen Alter und Schlüsselbeinverknöcherung	1 UntersucherIn, verblindet
Kellinghaus et al. 2010b	Unterstadien nach Kellinghaus et al. 2010b	Erhöhung der Genauigkeit durch neue Unterstadien	Keine Angabe zu den UntersucherInnen, keine Angabe zur Verblindung
Bassed et al. 2011	5 Stadien nach Schmeling et al. 2004	Evaluation des Stadiums der Schlüsselbeinverknöcherung, insb. im Bereich des 18. Lebensjahrs	2 UntersucherInnen, verblindet

(Fortsetzung)

Tabelle 3.8 (Fortsetzung)

Einbezogene Studien	Stadien	Fragestellung	UntersucherInnen/ Konsens
Wittschieber et al. 2014	5 Stadien nach Schmeling et al. 2004, Unterstadien nach Kellinghaus et al. 2010b	Evaluation des Verhältnisses zwischen Alter und Schlüsselbeinverknöcherung	2 UntersucherInnen im Konsens, verblindet
Franklin and Flavel 2015	5 Stadien nach Schmeling et al. 2004	Evaluation des Verhältnisses zwischen Alter und Schlüsselbeinverknöcherung	Untersuchung durch die AutorInnen, keine Angabe zur Verblindung
Pattamapaspong et al. 2015	5 Stadien nach Schmeling et al. 2004, Unterstadien nach Kellinghaus et al. 2010b	Evaluation des Verhältnisses zwischen Alter und Schlüsselbeinverknöcherung	2 UntersucherInnen im Konsens, verblindet
Ekizoglu et al. 2015a	5 Stadien nach Schmeling et al. 2004	Evaluation des Verhältnisses zwischen Alter und Schlüsselbeinverknöcherung	2 UntersucherInnen, keine Angaben zur Verblindung
Ekizoglu et al. 2015b	Unterstadien nach Kellinghaus et al. 2010b	Nutzbarkeit der Unterstadien für die Altersschätzung	2 UntersucherInnen, verblindet
Zhang et al. 2015	4 Stadien Modell	Evaluation des Verhältnisses zwischen Alter und Schlüsselbeinverknöcherung	1 UntersucherIn, zwei mal evaluiert, verblindet
Houpert et al. 2016	5 Stadien nach Schmeling et al. 2004, Unterstadien nach Kellinghaus et al. 2010b	Evaluation des Verhältnisses zwischen Alter und Schlüsselbeinverknöcherung	2 UntersucherInnen, verblindet

(Fortsetzung)

Tabelle 3.8 (Fortsetzung)

Einbezogene Studien	Stadien	Fragestellung	UntersucherInnen/ Konsens
Ufuk et al. 2016	5 Stadien nach Schmeling et al. 2004, abgewandelte Stadien der Unterstadien nach Kellinghaus et al. 2010b	Evaluation eines Stadiums als Schwellenwert für eine Volljährigkeit bzw. Minderjährigkeit	2 UntersucherInnen im Konsens, verblindet
Gurses et al. 2016	5 Stadien nach Schmeling et al. 2004, Unterstadien nach Kellinghaus et al. 2010b	Evaluation des Verhältnisses zwischen Alter und Schlüsselbeinverknöcherung	2 UntersucherInnen alleine und im Konsens, verblindet
Gurses et al. 2017	Unterstadien nach Kellinghaus et al. 2010b	Evaluation des Verhältnisses zwischen Alter und Schlüsselbeinverknöcherung	2 UntersucherInnen alleine und im Konsens, verblindet
Uysal Ramadan et al. (2017)	5 Stadien nach Schmeling et al. 2004, Unterstadien nach Kellinghaus et al. 2010b	Evaluation des Verhältnisses zwischen Alter und Schlüsselbeinverknöcherung	2 UntersucherInnen alleine und im Konsens, die Ergebnisse des/der ersten UntersucherIn wurden in der Studie genutzt, verblindet
Patil et al. (2018)	5 Stadien nach Schmeling at al. 2004	Evaluation des Verhältnisses zwischen Alter und Schlüsselbeinverknöcherung	2 UntersucherInnen, keine Angaben zur Verblindung
Torimitsu et al. (2019)	5 Stadien nach Schmeling et al. 2004, Unterstadien nach Kellinghaus et al. 2010b	Evaluation des Verhältnisses zwischen Alter und Schlüsselbeinverknöcherung	2 UntersucherInnen, keine Angaben zur Verblindung

Schulz et al. wendeten 2005 in ihrer Studie zur forensischen Altersdiagnostik die fünf Stadien nach Schmeling et al. (2004) auf 556 Personen an, von denen CT-Bilder aus den Jahren zwischen 1997 und 2003 vorlagen, die in Berlin angefertigt worden waren. Es sollte evaluiert werden, in welchen Altersstufen welche Stadien vorliegen. Von den 417 männlichen Personen, die Schulz et al. (2005) in ihre Studie einbezogen, sind 57 jünger als 18 Jahre und von den 139 weiblichen Personen sind 28 jünger als 18 Jahre. Aufgrund der nur retrospektiven Auswertung der Bilder variieren die Schichtdicken der einzelnen CT-Bilder zwischen einem und sieben Millimeter, wobei es sich in 546 Fällen um eine Schichtdicke von sieben Millimetern handelt. Es wurden keine Angaben darüber gemacht, wie viele UntersucherInnen die CT-Bilder auswerteten. Das Stadium 2 bei den Frauen wurde mit einem Mindestalter von 15,0 Jahren, einem Höchstalter von 21,6 Jahren, einem Mittelwert von 18,2 Jahren und einer einfachen Standardabweichung von +/– 1,6 Jahren gesehen. Bei den Männern liegt das Mindestalter bei 15,2 Jahren, das Höchstalter bei 23,9 Jahren, der Mittelwert bei 18,9 Jahren und die einfache Standardabweichung bei +/– 1,7 Jahren. Das Stadium 3 bei den Frauen wurde mit einem Mindestalter von 16,6 Jahren, einem Mittelwert von 20,5 Jahren und einer einfachen Standardabweichung von +/– 2,7 Jahren festgestellt. Bei den Männern wurde das Stadium 3 ab einem Mindestalter von 17,5 Jahren gesehen. Hier wurde ein Mittelwert von 20,9 Jahren mit einer einfachen Standardabweichung von +/– 1,9 Jahren errechnet. Das Höchstalter liegt für beide Geschlechter zwischen 27,2 und 28,6 Jahren. Im Stadium 4 liegt das Mindestalter für Frauen bei 21,5 Jahren, der Mittelwert bei 25,1 Jahren und die einfache Standardabweichung bei +/– 2,8 Jahren. Für Männer zeigte sich ein Mindestalter von 21,2 Jahren, ein Mittelwert von 25,2 Jahren und eine einfache Standardabweichung von +/– 2,7 Jahren. Das Höchstalter für beide Geschlechter liegt bei 29,9 bis 30,4 Jahren. Das Stadium 5 wurde mit einem Mindestalter von 21 (Frauen) und 22 Jahren (Männer) gesehen. Nach Schulz et al. (2005) ist dies ungefähr 4 bis 5 Jahre früher als in der Studie von Schmeling et al. (2004). Als eine mögliche Begründung geben sie an, dass schwache anatomische Strukturen im CT besser als auf konventionellen Röntgenbildern zu sehen sind. Das mittlere Alter, im eben beschriebenen Stadium 5, liegt für Frauen bei 27,4 Jahren, die einfache Standardabweichung bei +/– 2,3 Jahren und das Höchstalter bei 30,9 Jahren. Bei den Männern wurde das mittlere Alter mit 27,6 Jahren, die einfache Standardabweichung mit +/– 2,3 Jahren und das Höchstalter mit 30,9 Jahren gesehen (vgl. Schulz et al. 2005, S. 143 ff.).

Kellinghaus et al. hingegen publizierten 2010 eine computertomographische Studie, in der das Stadium 5 nach Schmeling et al. (2004) für Frauen mit einem Mindestalter von 26,1 Jahren und für Männer mit 26,39 Jahren gesehen wurde.

Die Studie wurde durchgeführt um die Stadien der Schlüsselbeinverknöcherung anhand von CT-Bildern mit geringen Schichtdicken zu evaluieren. Die Schichtdicken der CT-Untersuchung betrugen zwischen 0,6 und 1,5 Millimeter. Die Studie schloss 502 CT-Untersuchungen ein, die in den Jahren zwischen 2005 und 2008 an PatientInnen im Alter zwischen 10 und 35 Jahren durchgeführt wurden. Von den 214 Männern waren 61 jünger als 18 Jahre und von den 288 Frauen 66 jünger als 18 Jahre alt. Im Falle von Seitenunterschieden in der Entwicklung der Schlüsselbeine wurde die jeweils weiter entwickelte Seite evaluiert. Die CT-Bilder wurden von einem/r UntersucherIn ausgewertet (vgl. Kellinghaus et al. 2010a, S. 150 ff.). Kellinghaus et al. (2010a) geben das Mindestalter im Stadium 2 bei den Frauen mit 13,11 Jahren, das Höchstalter mit 19,29 Jahren, den Mittelwert mit 16,28 Jahren und die einfache Standardabweichung mit +/– 1,59 Jahren an. Bei den Männern liegt das Mindestalter bei 14,43 Jahren, das Höchstalter bei 20,26 Jahren, der Mittelwert bei 17,81 Jahren und die einfache Standardabweichung bei +/– 1,37 Jahren. Das Stadium 3 bei den Frauen wurde mit 16,75 Jahren, das Höchstalter mit 26,15 Jahren, das mittlere Alter mit 21,14 Jahren und die einfache Standardabweichung mit +/– 2,14 Jahren angegeben. Bei den Männern wurde ein Mindestalter von 17,53 Jahren, ein Höchstalter von 26,15 Jahren, ein mittleres Alter von 21,73 Jahren und eine einfache Standardabweichung von +/– 0,26 Jahren[2] gesehen. Für Frauen im Stadium 4 wurde ein Mindestalter von 21,31 Jahren, ein Höchstalter von 35,19 Jahren, ein Mittelwert von 28,21 Jahren und eine einfache Standardabweichung von +/– 4,21 Jahren angegeben. Für Männer wurde ein Mindestalter von 21,63 Jahren, ein Höchstalter von 35,84 Jahren, ein durchschnittliches Alter von 29,63 Jahren und eine einfache Standardabweichung von +/– 4,16 Jahren angeführt. Das Mindestalter im Stadium 5 beträgt für Frauen 26,1 Jahre und für Männer 26,39 Jahre. Das mittlere Alter für Frauen liegt bei 30,88 Jahren, die einfache Standardabweichung bei +/– 3,2 Jahren und das Höchstalter bei 35,74 Jahren. Bei den Männern wurde das mittlere Alter mit 31,77 Jahren, die einfache Standardabweichung mit +/– 2,74 Jahren und das Höchstalter mit 35,76 Jahren nachgewiesen (vgl. Kellinghaus et al. 2010a, S. 152).

---

[2] Allerdings wird es sich bei diesem in der Studie beschriebenen Wert am ehesten um einen Druckfehler handeln, da sich die Altersspanne und die Quartile nur unwesentlich von denen der anderen Stadien unterscheiden. Zudem liegen die einfachen Standardabweichungen der anderen Stadien zwischen einem und vier Jahren und auch die einfache Standardabweichung im Stadium 3, der unten beschriebenen Folgestudie Kellinghaus et al. (2010b), liegt bei ein bis zwei Jahren.

Im Anschluss veröffentlichten Kellinghaus et al. (2010b) eine Studie, in der die CT-Bilder (0,6–1,5 mm Schichtdicke) der Stadien 2 und 3 aus der vorangegangenen Studie unter neuen Kriterien noch einmal evaluiert wurden. Es sollte geklärt werden, ob neue Unterstadien der Stadien 2 und 3 nach Schmeling et al. (2004) eine höhere Genauigkeit der Ergebnisse liefern. In der Studie handelt es sich um das Datenmaterial von 53 Personen im Stadium 2 und von 132 Personen im Stadium 3 aus der vorhergehenden Studie von Kellinghaus et al. (2010a). Insgesamt sind es 81 männliche Personen von denen 20 jünger als 18 Jahre und 104 weibliche Personen, von den 23 jünger als 18 Jahre sind. Für die Stadien 2 und 3 wurden jeweils drei Unterstadien a bis c definiert, die eine genauere Bestimmung des Alters ermöglichen sollen. Im Falle von Seitenunterschieden in der Entwicklung der Schlüsselbeine wurde die jeweils weiter entwickelte Seite evaluiert. Es wurden keine Angaben über die UntersucherInnen oder eine mögliche Verblindung gemacht (vgl. Kellinghaus et al. 2010b, S. 322).

Das Wachstum der im Stadium 2 und 3 zu erkennenden Strukturen wurde jeweils gedrittelt und den Unterstadien a bis c zugeordnet:

Stage 2a: The lengthwise epiphyseal measurement is one third or less compared to the widthwise measurement of the metaphyseal ending
Stage 2b: The lengthwise epiphyseal measurement is over one third until two thirds compared to the widthwise measurement of the metaphyseal ending
Stage 2c: The lengthwise epiphyseal measurement is over two thirds compared to the widthwise measurement of the metaphyseal ending
Stage 3a: The epiphyseal-metaphyseal fusion completes one third or less of the former gap between epiphysis and metaphysis
Stage 3b: The epiphyseal-metaphyseal fusion completes over one third until two thirds of the former gap between epiphysis and metaphysis
Stage 3c: The epiphyseal-metaphyseal fusion completes over two thirds of the former gap between epiphysis and metaphysis (Kellinghaus et al. 2010b, S. 322).

Das minimale Alter bei den Frauen im Stadium 3b beträgt in dieser Studie 17,8 Jahre, das Höchstalter 24,4 Jahre, der Mittelwert 21,0 Jahre und die einfache Standardabweichung +/– 1,9 Jahre. Bei den Männern ist das Mindestalter mit 18,3 Jahren, das Höchstalter mit 25,4 Jahren, das mittlere Alter mit 21,1 Jahren und die einfache Standardabweichung mit +/– 2,0 Jahren angegeben. Im Stadium 3c liegt das Mindestalter für Frauen bei 19,5 Jahren, das Höchstalter bei 26,2 Jahren, der Mittelwert bei 22,5 Jahren und die einfache Standardabweichung bei +/– 1,8 Jahren. Bei den evaluierten Männern liegt das Mindestalter bei 19,7 Jahren, das Höchstalter bei 26,2 Jahren, der Mittelwert bei 22,9 Jahren und die einfache Standardabweichung bei +/– 1,8 Jahren (vgl. Kellinghaus et al. 2010b, S. 323).

Die AutorenInnengruppe Bassed et al. publizierte 2011 eine Studie zur Frage, ob anhand der Untersuchung des Schlüsselbeins mittels CT eine Aussage zur Vollendung des 18. Lebensjahres gemacht werden kann. Hierzu wurden CT-Bilder der Schlüsselbeine von insgesamt 674 Personen im Alter zwischen 15 bis 25 Jahren untersucht. Hierbei handelt es sich um 455 Männer und 219 Frauen, deren CT-Bilder nach dem Tod im Rahmen von rechtsmedizinischer Todesursachenklärung im Victorian Institute of Forensic Medicine in Melbourne (Australien) aufgenommen wurden. In diese Studie sind 76 Männer und 49 Frauen eingeschlossen, die jünger als 18 Jahre sind. In 58 % der Fälle wurde eine CT-Schichtdicke von 1 mm ausgewertet und in 42 % eine CT-Schichtdicke von 2 mm. Die CT-Bilder wurden nach der Methode von Schmeling et al. (2004) evaluiert und die aussagekräftigsten CT-Schichtbilder in einer anonymisierten Datei abgelegt. Die Untersuchung fand durch zwei UntersucherInnen statt, die einen Teil der Bilder in einem Abstand von einem Monat erneut evaluierten. Im Falle von Seitenunterschieden in der Entwicklung der Schlüsselbeine wurde die jeweils weniger entwickelte Seite evaluiert (vgl. Bassed et al. 2011, S. 148 f.). In der Studie wurde das Stadium 2 bei den Männern mit einem Mindestalter von 15 Jahren, einem Höchstalter von 25 Jahren, einem mittleren Alter von 18,96 Jahren und einer einfachen Standardabweichung von +/− 2,08 Jahren angegeben. Bei den Frauen wurde ein Mindestalter von 15 Jahren, ein Höchstalter von 21 Jahren, ein mittleres Alter von 17,35 Jahren und eine einfache Standardabweichung von +/− 1,33 Jahren publiziert. Das Stadium 3 bei den Männern wurde mit einem Mindestalter von 17 Jahren, einem Höchstalter von 25 Jahren, einem mittleren Alter von 20,29 Jahren und einer einfachen Standardabweichung von +/− 1,71 Jahren erkannt. Bei den Frauen liegt das Mindestalter bei 17 Jahren, das Höchstalter bei 25 Jahren, das mittlere Alter bei 20,19 Jahren und die einfache Standardabweichung bei +/− 1,86 Jahren. Das Stadium 4 wurde bei Männern erstmals im Alter von 17 Jahren, das höchste Alter mit 25 Jahren, das mittlere Alter mit 22,42 Jahren und die einfache Standardabweichung mit +/− 2,04 Jahren gesehen. Bei den Frauen beträgt das minimale Alter 19 Jahre, das Höchstalter 25 Jahre, das mittlere Alter 22,40 Jahre und die einfache Standardabweichung +/− 1,85 Jahre. Das Stadium 5 wurde bei Männern mit einem minimalen Alter von 17 bzw. 18 Jahren[3], einem mittleren Alter von 23,49 Jahren und einer einfachen Standardabweichung von +/− 1,47 Jahren beobachtet. Bei den untersuchten Frauen

---

[3] In der Studie Bassed et al. (2011) besteht eine Diskrepanz zwischen der verschriftlichten und der tabellarischen Ergebnisdarstellung. Während in der tabellarischen Form im Stadium 5 bei den Männern 17-jährige Personen beschrieben sind, wird im schriftlichen Ergebnisabschnitt darauf verwiesen, dass das Mindestalter bei 18 Jahren liege (vgl. Bassed et al. 2011, S. 150 ff.).

hingegen liegt das minimale Alter bei 20 Jahren, das mittlere Alter bei 23,72 Jahren und die einfache Standardabweichung bei +/– 1,29 Jahren. Das Höchstalter liegt für beide Geschlechter in diesem Stadium bei 25 Jahren (vgl. Bassed et al. 2011, S. 152). Bassed et al. (2011) geben zu bedenken, dass die Altersbeschränkung auf das Alter von 15 bis 25 Jahren nicht ideal ist, aber hilfreich, um einen Entwicklungstrend zu visualisieren (vgl. Bassed et al. 2011, S. 150).

In einer Studie von Wittschieber et al. (2014) zum Zwecke der forensischen Altersdiagnostik anhand von CT-Bildern der Schlüsselbeine wurden Aufnahmen mit einer Schichtdicke von 0,6 mm von 493 Personen evaluiert, die während Autopsien an deutschen rechtsmedizinischen Instituten in Berlin, Essen, Frankfurt am Main, Hamburg und Münster erstellt wurden. Ziel war es, den jeweiligen Stadien der Schlüsselbeinverknöcherung ein Altersintervall zuordnen zu können. Die 157 weiblichen und 336 männlichen ProbandInnen waren zum Zeitpunkt der Aufnahmen zwischen 10 und 40 Jahren alt. Von den untersuchten Frauen waren 18 und von den untersuchten Männern 27 jünger als 18 Jahre. Die Aufnahmen wurden durch zwei RechtsmedizinerInnen mit langjähriger Erfahrung im Konsens nach den Methoden von Schmeling et al. (2004) und Kellinghaus et al. (2010b) ausgewertet. Im Falle von Seitenunterschieden in der Entwicklung der Schlüsselbeine wurde die jeweils weiter entwickelte Seite evaluiert (vgl. Wittschieber et al. 2014, S. 164 ff.). Das Stadium 2 wurde in dieser Studie bei den Männern mit einem Mindestalter von 15,0 Jahren, einem Höchstalter von 20,4 Jahren, einem mittleren Alter von 17,4 Jahren und einer einfachen Standardabweichung von +/– 1,7 Jahren gesehen. Bei den Frauen liegt das Mindestalter bei 14,1 Jahren, das Höchstalter bei 18,4 Jahren, das mittlere Alter bei 16,0 Jahren und die einfache Standardabweichung bei +/– 1,5 Jahren. Das Stadium 3 wurde bei den Männern mit einem Mindestalter von 16,4 Jahren, einem Höchstalter von 36,5 Jahren, einem mittleren Alter von 22,2 Jahren und einer einfachen Standardabweichung von +/– 3,2 Jahren angegeben. Bei den Frauen wurde ein Mindestalter von 15,5 Jahren, ein Höchstalter von 26,5 Jahren, ein mittleres Alter von 20,7 Jahren und eine einfache Standardabweichung von +/– 2,5 Jahren gesehen. Bei der Unterteilung des Stadiums 3 nach Kellinghaus et al. (2010) ergab sich im Stadium 3c für Männer ein Mindestalter von 19,0 Jahren, ein Höchstalter von 30,0 Jahren, ein mittleres Alter von 23,6 Jahren und eine einfache Standardabweichung von +/– 2,6 Jahren. Für Frauen wurde das Mindestalter mit 19,4 Jahren, das Höchstalter mit 26,5 Jahren, das mittlere Alter mit 22,0 Jahren und die einfache Standardabweichung mit +/– 2,2 Jahren angegeben. Das Stadium 4 wurde in dieser Studie bei den Männern mit einem Mindestalter von 21,6 Jahren, einem Höchstalter von 40,5 Jahren, einem mittleren Alter von 29,7 Jahren und einer einfachen Standardabweichung von +/– 5,1 Jahren beobachtet. Bei den Frauen wurde ein Mindestalter von 21,1 Jahren, ein Höchstalter von 37,3 Jahren, ein mittleres Alter von 27,2 Jahren und eine einfache Standardabweichung von +/– 4,2 Jahren gesehen. Das Mindestalter im Stadium 5 liegt für Männer bei 26,6 Jahren und für Frauen bei 26,7 Jahren. Das mittlere Alter bei den Frauen beträgt 32,9 Jahre, die einfache Standardabweichung +/– 3,8 Jahre und das Höchstalter 39,6 Jahre. Bei den Männern liegt das mittlere Alter bei 31,6 Jahren, die einfache Standardabweichung bei +/– 4,2 Jahren und das Höchstalter bei 40,0 Jahren (vgl. Wittschieber et al. 2014, S. 167).

Franklin und Flavel kamen in ihrer 2015 publizierten Studie zur forensischen Altersdiagnostik der Schlüsselbeine anhand der Stadien nach Schmeling et al. (2004) zu leicht abweichenden Ergebnissen. Die AutorInnen führten die Studie durch, um den Stadien ein Altersintervall zuordnen zu können. Sie werteten retrospektiv 333 CT-Untersuchungen von PatientInnen im Alter zwischen 10 und 35 Jahren aus, bei denen wegen Untersuchungen des Brustkorbes im Western Australian Hospital System zwischen 2006 und 2013 CT-Aufnahmen angefertigt wurden. Die CT-Bilder wurden mit einer Schichtdicke von 0,6 bis 2 mm aufgenommen und von den AutorInnen der Studie selbst ausgewertet. Im Falle von Seitenunterschieden in der Entwicklung der Schlüsselbeine wurde die jeweils weiter entwickelte Seite evaluiert (vgl. Franklin und Flavel 2015, S. 584 ff.). Von den 185 in die Studie eingeschlossenen Männern sind 73 und von den 148 Frauen sind 57 jünger als 18 Jahre. Die AutorInnen sahen das Stadium 2 bei den Frauen mit einem Mindestalter von 14 Jahren, einem Höchstalter von 21 Jahren, einem Mittelwert von 17,30 Jahren und einer einfachen Standardabweichung von +/– 1,68 Jahren. Bei den Männern gaben sie ein Mindestalter von 15 Jahren, ein Höchstalter von 23 Jahren, einen Mittelwert von 18,24 Jahren und eine einfache Standardabweichung von +/– 1,80 Jahren an. Das Stadium 3 bei den Frauen wurde mit einem Mindestalter von 17 Jahren, einem Höchstalter von 24 Jahren, einem mittleren Alter von 20,4 Jahren und einer einfachen Standardabweichung von +/– 1,99 Jahren gesehen. Bei den Männern wurde ein Mindestalter von 19 Jahren, ein Höchstalter von 26 Jahren, ein mittleres Alter von 22,15 Jahren und eine einfache Standardabweichung von +/– 1,75 Jahren angegeben. Im Stadium 4 lag das Mindestalter für Frauen bei 20 Jahren, das Höchstalter bei 34 Jahren, das mittlere Alter bei 26,15 Jahren und die einfache Standardabweichung bei +/– 4,22 Jahren. Bei den Männern zeigten sie ein Mindestalter von 21 Jahren, ein Höchstalter von 34 Jahren, ein mittleres Alter von 26,65 Jahren und eine einfache Standardabweichung von +/– 3,72 Jahren. Das Mindestalter im Stadium 5 für Frauen stellten die AutorInnen mit 25 Jahren und für Männer mit 24 Jahren fest. Das mittlere Alter bei den Frauen beträgt 30,83 Jahre, die einfache Standardabweichung +/– 3,11 Jahre und das Höchstalter 35 Jahre. Bei den Männern liegt das mittlere Alter bei 28,51 Jahren, die einfache Standardab-weichung bei +/– 3,23 Jahren und das Höchstalter bei 33 Jahren (vgl. Franklin und Flavel 2015, S. 586 ff.).

Pattamapaspong et al. publizierten 2015 eine Studie zur Altersschätzung anhand einer thailändischen Bevölkerung, um den Zusammenhang des Alters mit den jeweiligen Stadien überprüfen zu können. Hierfür wurden von zwei Untersu-cherInnen die CT-Bilder im Konsens mit einer Schichtdicke von 0,6 bis 1,0 mm von insgesamt 409 PatientInnen ausgewertet. Von den 409 PatientInnen im Alter zwischen 11 und 29 Jahren waren 249 männlich (87 unter 18 Jahren) und 160 weiblich (58 unter 18 Jahren). Die Auswertung der Stadien fand nach dem Modell von Schmeling et al. (2004) und Kellinghaus et al. (2010b) statt. Im Falle von Sei-tenunterschieden in der Entwicklung der Schlüsselbeine wurde die jeweils weiter entwickelte Seite evaluiert. In dieser Studie liegt das Stadium 2 bei den Frauen bei einem Mindestalter von 12,2 Jahren, einem Höchstalter von 19,1 Jahren, einem Mittelwert von 16,1 Jahren und einer einfachen Standardabweichung von +/– 1,9 Jahren. Bei den Männern beträgt das Mindestalter 14,4 Jahre, das Höchstal-ter 21,4 Jahre, der Mittelwert 17,2 Jahre und die einfache Standardabweichung +/– 1,5 Jahre. Das Stadium 3c bei den Frauen wurde mit einem Mindestalter von 17,4 Jahren, einem Höchstalter von 26,5 Jahren, einem mittleren Alter von 22,2 Jahren und einer einfachen Standardabweichung von +/– 2,8 Jahren gese-hen. Für Männer wurde das Mindestalter mit 18,0 Jahren und das Höchstalter mit 27,8 Jahren angegeben. Das mittlere Alter im Stadium 3c liegt bei 22,1 Jah-ren mit einer einfachen Standardabweichung von +/– 2,8 Jahren. Das Stadium 4 wurde für Frauen mit einem minimalen Alter von 19,5 Jahren, einem Höchstal-ter von 28,1 Jahren, einem mittleren Alter von 24,0 Jahren und einer einfachen Standardabweichung von +/– 3,0 Jahren angegeben. Bei den Männern wurde ein Mindestalter von 18,1 Jahren, ein Höchstalter von 29,1 Jahren, ein mittleres Alter von 25,3 Jahren und eine einfache Standardabweichung von +/– 2,0 Jahren gese-hen. 10 % der ProbandInnen in der Studie waren im Stadium 4 unter 21 Jahre alt. Das Stadium 5 wurde bei den Frauen mit einem Mindestalter von 23,5 Jahren, einem Höchstalter von 29,4 Jahren, einem mittleren Alter von 26,8 Jahren und einer einfachen Standardabweichung von +/– 1,5 Jahren nachgewiesen. Bei den Männern beträgt das minimale Alter 20,3 Jahre, das höchste Alter 29,6 Jahre, das mittlere Alter 26,3 Jahre und die einfache Standardabweichung +/– 2,1 Jahre (vgl. Pattamapaspong et al. 2015, S. 123.e2 ff.).

Ekizoglu et al. (2015a) publizierten eine Studie in der retrospektiv CT-Aufnahmen der Schlüsselbeine mit einer Schichtdicke von 1 mm von insgesamt 503 PatientInnen eines türkischen Krankenhauses, nach den Stadien von Schme-ling et al. (2004), ausgewertet wurden. Das Ziel der Studie ist, die Datenbank der Studien zur Altersschätzung um eine weitere Studie zu ergänzen. Von den 503 PatientInnen im Alter zwischen 10 und 35 Jahren waren 141 weiblich (29 unter 18 Jahren) und 362 männlich (73 unter 18 Jahren). Die CT-Bilder wurden von zwei UntersucherInnen evaluiert. Im Falle von Seitenunterschieden in der Entwicklung der Schlüsselbeine wurde die jeweils weiter entwickelte Seite evaluiert. Das Stadium 2 zeigte bei den Frauen ein Mindestalter von 13 Jahren, ein Höchstalter von 21 Jahren, ein mittleres Alter von 16,77 Jahren und eine einfache Standardabweichung von +/− 2,52 Jahren. Bei den Männern konnte ein Mindestalter von 14 Jahren, ein Höchstalter von 25 Jahren, ein mittleres Alter von 17,47 Jahren und eine einfache Standardabweichung von +/− 2,08 Jahren nachgewiesen werden. Das Stadium 3 wurde bei den Frauen mit einem Mindestalter von 16 Jahren, einem Höchstalter von 29 Jahren, einem mittleren Alter von 20,52 Jahren und einer einfachen Standardabweichung von +/− 3,28 Jahren gesehen. Bei den Männern wurde ein minimales Alter von 16 Jahren, ein Höchstalter von 25 Jahren, ein mittleres Alter von 20,31 Jahren und eine einfache Standardabweichung von +/− 2,24 Jahren nachgewiesen. Im Stadium 4 konnte bei den Frauen ein Mindestalter von 20 Jahren, ein Höchstalter von 34 Jahren, ein mittleres Alter von 26,46 Jahren und eine einfache Standardabweichung von +/− 4,13 Jahren gezeigt werden. Bei den Männern wurde ein Mindestalter von 20 Jahren, ein Höchstalter von 35 Jahren, ein mittleres Alter von 28 Jahren und eine einfache Standardabweichung von +/− 4,06 Jahren gesehen. Das Stadium 5 wurde für beide Geschlechter mit einem Mindestalter von 25 Jahren und einem Höchstalter von 35 Jahren angegeben. Das mittlere Alter lag bei 30,44 Jahren (Frauen) und 30,39 Jahren (Männer) und die einfache Standardabweichung bei +/− 3,78 (Frauen) und +/− 3,28 Jahren (Männer) (vgl. Ekizoglu et al. 2015a, S. 204 ff.).

Anschließend publizierten Ekizoglu et al. (2015b) eine retrospektive Studie, die die Unterstadien a-c für die Stadien 2 und 3 nach Kellinghaus et al. (2010b) für ihre Nutzbarkeit bei der Altersschätzung evaluierte. Hierzu wurden schlussendlich CT-Bilder mit einer Schichtdicke von 1 mm von 193 türkischen PatientInnen der Stadien 2 und 3 nach Schmeling et al. (2004) in die Studie eingeschlossen, hiervon waren 64 Frauen (24 unter 18 Jahren) und 129 Männer (48 unter 18 Jahren) im Alter zwischen 13 und 28 Jahren. Im Falle von Seitenunterschieden in der Entwicklung der Schlüsselbeine wurde die jeweils weiter entwickelte Seite evaluiert. Das Stadium 3c wurde bei den Frauen mit einem Mindestalter von 19 Jahren, einem Höchstalter von 24 Jahren, einem mittleren Alter von 21,25 Jahren und einer einfachen Standardabweichung von +/− 1,58 Jahren gesehen. Bei den Männern wurde ein Mindestalter von 19 Jahren und ein Höchstalter von 25 Jahren nachgewiesen. Das mittlere Alter lag bei 21,36 Jahren und die einfache Standardabweichung bei +/– 1,83 Jahren (vgl. Ekizoglu et al. 2015b, S. 1260 ff.).

Zhang et al. publizierten 2015 eine retrospektive Studie mit CT-Bildern (1 mm Schichtdicke) von 752 PatientInnen im Alter zwischen 15 und 25 Jahren eines west-chinesischen Krankenhauses, um zu evaluieren welches Alter welchem Stadium zuzuordnen ist. Eingeschlossen wurden 382 weibliche (89 unter 18 Jahren) und 370 männliche (89 unter 18 Jahren) PatientInnen. Bei der Evaluation wurde in dieser Studie ein 4 Stadien Modell verwendet, das sich insofern vom fünf Stadien Modell unterscheidet, als dass es das Stadium 4 und 5 als ein Stadium, nämlich das Stadium 4, zusammenfasst.

Stage 1: Without ossification of the medial clavicular epiphyses.
Stage 2: Ossification of the medial clavicular epiphyses, without apparent fusion with the metaphysis.
Stage 3: Epiphyseal cartilage partly ossified.
Stage 4: Epiphyseal cartilage fully ossified, regardless of epiphyseal scar visible or not (Zhang et al. 2015, S. 676).

Die CT-Bilder wurden von einem/einer UntersucherIn zweimal evaluiert. Im Falle von Seitenunterschieden in der Entwicklung der Schlüsselbeine wurde die jeweils weiter entwickelte Seite evaluiert. Das Stadium 2 bei den Frauen wurde mit einem Mindestalter von 15,00 Jahren, das Höchstalter mit 20,13 Jahren, das mittlere Alter mit 17,12 Jahren und die einfache Standardabweichung mit +/– 1,19 Jahren gesehen. Bei den Männern beträgt das Mindestalter 15,01 Jahre, das Höchstalter 20,63 Jahre, das mittlere Alter 17,30 Jahre und die einfache Standardabweichung +/– 1,30 Jahre. Das Stadium 3 wurde bei den Frauen und Männern mit einem Mindestalter von 16 Jahren (Frauen 16,28 Jahre, Männer 16,74 Jahre) und einem Höchstalter von 25 Jahren (Frauen 25,82 Jahre, Männer 25,97 Jahre) gesehen. Das mittlere Alter unterschied sich zwischen den Geschlechtern nur geringfügig: Frauen 21,57 Jahre, Männer 21,47 Jahre. Die einfache Standardabweichung lag bei den Frauen bei +/– 2,31 Jahren und bei den Männern bei +/– 2,13 Jahren. Das Stadium 4 wurde bei den Frauen mit einem Mindestalter von 18,89 Jahren, einem Höchstalter von 25,97 Jahren, einem mittleren Alter von 23,70 Jahren und einer einfachen Standardabweichung von +/– 1,66 Jahren gesehen. Bei den Männern lag das Mindestalter bei 20,03 Jahren, das Höchstalter bei 25,81 Jahren, das mittlere Alter bei 23,77 Jahren und die einfache Standardabweichung bei +/– 1,31 Jahren (vgl. Zhang et al. 2015, S. 675 ff.).

Houpert et al. (2016) führten eine retrospektive Studie an einem französischen Krankenhaus durch. Ziel der Studie war es die Korrelation des Alters mit den Stadien zu evaluieren. Hierzu untersuchten zwei UntersucherInnen CT-Bilder

von insgesamt 319 PatientInnen mit einer Schichtdicke von 1 mm. Von diesen
waren 252 männlich (59 unter 18 Jahren) und 67 weiblich (13 unter 18 Jahren).
Im Falle von Seitenunterschieden in der Entwicklung der Schlüsselbeine wurde
die jeweils weniger entwickelte Seite evaluiert. Das Stadium 2a bis 2c nach Kellinghaus et al. (2010b) zeigte sich bei den Frauen mit einem Mindestalter von
16,2 Jahren und einem Höchstalter von 20,0 Jahren. Bei den Männern beträgt das
Mindestalter 15,8 Jahre und das Höchstalter 20,0 Jahre. Das Stadium 3c zeigte
sich bei den Frauen mit einem Mindestalter von 19,2 Jahren und einem Höchstalter von 24,6 Jahren. Bei den Männern wurde ein Mindestalter von 18,2 Jahren
und ein Höchstalter von 25 Jahren gesehen. Das Stadium 4 nach Schmeling et al.
(2004) wies bei den Frauen ein Mindestalter von 22,3 Jahren und ein Höchstalter
von 25,7 Jahren auf, während das Mindestalter bei den Männern 19,4 Jahre und
das Höchstalter 29,9 Jahre betrug. Im Stadium 5 lag das Mindestalter bei den
Frauen bei 24,2 Jahren und das Höchstalter bei 28,5 Jahren. Bei den Männern
wurde das minimale Alter mit 22,7 Jahren und das Höchstalter mit 29,8 Jahren nachgewiesen. Die Mittelwerte und die Standardabweichungen wurden nicht
berechnet (vgl. Houpert et al. 2016, S. 103.e1 ff.).

Eine weitere Studie publizierten Ufuk et al. im Jahre 2016. Mit der Studie sollte versucht werden, ein Stadium als Schwellenwert zu evaluieren, nach
dem eine Volljährigkeit oder Minderjährigkeit angenommen werden kann. Zwei
UntersucherInnen untersuchten im Konsens retrospektiv eine Kohorte von 300
türkischen PatientInnen in einem Alter zwischen 10 und 30 Jahren, von diesen
waren 119 weiblich (26 unter 18 Jahren) und 181 männlich (43 unter 18 Jahren). Die Schichtdicke der CT-Untersuchungen wurde mit ein bis drei Millimeter
angegeben. Es wurden die fünf Stadien nach Schmeling et al. (2004) verwendet. Das Stadium 3 wurde allerdings in weitere 2 Stadien unterteilt. Das Stadium
3a wird definiert als „Ossification of $\leq 2/3$ of epiphyseal cartilage" (Ufuk et al.
2016, S. 242) und entspricht somit dem Stadium 3a bis 3b nach Kellinghaus
et al. (2010b). Das Stadium 3b nach Kellinghaus et al. (2010b) wird definiert als:
„The epiphyseal-metaphyseal fusion completes over one third until two thirds of
the former gap between epiphysis and metaphysis" (Kellinghaus et al. 2010b,
S. 322). Das Stadium 3b nach Ufuk et al. (2016) wiederum, „Ossification of
>2/3 of epiphyseal cartilage" (Ufuk et al. 2016, S. 242) entspricht dem Sta-
dium 3c nach Kellinghaus et al. (2010b): „The epiphyseal-metaphyseal fusion
completes over two thirds of the former gap between epiphysis and metaphysis"
(Kellinghaus et al. 2010b, S. 322). Durch diese eingeschränkte Differenzierung
im Vergleich zur Stadieneinteilung nach Kellinghaus et al. (2010b) werden die
Stadien auf den Bereich der Annahme der Volljährigkeit im Stadium 3c nach

Kellinghaus et al. (2010b) reduziert. Schlussendlich floss immer die weiter ent-wickelte Seite, also das höhere Stadium in die Bewertung ein. Das Stadium 3b (welches einem Stadium 3c nach Kellinghaus et al. (2010b) entspricht) wurde bei beiden Geschlechtern mit einem minimalen Alter von 18 Jahren gesehen. Das mittlere Alter bei den Frauen liegt bei 20,40 Jahren und die einfache Standard-abweichung bei +/− 2,23 Jahren. Bei den Männern wurde das mittlere Alter mit 20,23 Jahren und die einfache Standardabweichung mit +/− 1,98 Jahren gesehen. Das Mindestalter im Stadium 4 bei den Frauen beträgt 19 Jahre, das mittlere Alter 23,55 Jahre und die einfache Standardabweichung +/− 2,15 Jahre. Bei den Män-nern wurde das Mindestalter mit 18 Jahren, das mittlere Alter mit 23,59 Jahren und die einfache Standardabweichung mit +/− 2,11 Jahren gesehen. Das Stadium 5 zeigt bei beiden Geschlechtern ein Mindestalter von 21 Jahren. Bei den Frauen liegt das mittlere Alter bei 26,17 Jahren und die einfache Standardabweichung bei +/− 2,19 Jahren. Bei den Männern wurde ein mittleres Alter von 26,60 Jah-ren und eine einfache Standardabweichung von +/− 1,96 Jahren nachgewiesen. Zudem sahen sie in 6 % der Fälle einen Unterschied der Verknöcherung zwischen dem rechten und linken Schlüsselbein. Der Hauptteil der Unterschiede wurde in den Stadien 3b und 4, und in den Stadien 3a und 3b gesehen (vgl. Ufuk et al. 2016, S. 241 ff.).

Gurses et al. (2016) führten eine retrospektive Studie mit CT-Untersuchungen von 725 PatientInnen eines türkischen Krankenhauses durch. Hiervon waren 340 weiblich (102 unter 18 Jahren) und 385 männlich (120 unter 18 Jahren). Ziel der Studie ist die Evaluation des Alters in den jeweiligen Stadien. Die Schichtdicke der CT-Untersuchungen beträgt 0,6 bis 1,0 mm. Die Auswertung erfolgte nach den Stadien von Schmeling et al. (2004) und Kellinghaus et al. (2010b) durch zwei UntersucherInnen, die sowohl alleine als auch im Konsens die CT-Bilder auswerteten. Bei Entwicklungsunterschieden wurde jeweils die mehr entwickelte Seite evaluiert, also das höhere Stadium bewertet (vgl. Gurses et al. 2016, S. 1344 f.). Im Stadium 2a bis c nach Kellinghaus et al. (2010b) wurde das Min-destalter bei den Frauen mit 14,00 Jahren und das Höchstalter mit 21,41 Jahren gesehen. Bei den Männern beträgt das Mindestalter 16,22 Jahre und das Höch-stalter 21,56 Jahre. Das Mindestalter im Stadium 3c wurde bei den Frauen mit 18,99 Jahren, das Höchstalter mit 28,71 Jahren, das mittlere Alter mit 22,79 Jah-ren und die einfache Standardabweichung mit +/− 2,49 Jahren gesehen. Bei den Männern im gleichen Stadium wurde das Mindestalter mit 18,92 Jahren, das Höchstalter mit 25,24 Jahren, das mittlere Alter mit 22,01 Jahren und die ein-fache Standardabweichung mit +/− 1,57 Jahren evaluiert. Das Stadium 4 nach Schmeling et al. (2004) wies bei den Frauen ein Mindestalter von 20,92 Jah-ren, ein Höchstalter von 35,89 Jahren, ein mittleres Alter von 29,26 Jahren und eine einfache Standardabweichung von +/– 4,15 Jahren auf. Bei den Männern beträgt das Mindestalter 21,02 Jahre, das Höchstalter 35,89 Jahre, das mittlere Alter 30,32 Jahre und die einfache Standardabweichung +/– 3,40 Jahre. Das Mindestalter im Stadium 5 beträgt für beide Geschlechter 25 Jahre (Frauen 25,01 Jahre, Männer 25,00 Jahre) und das Höchstalter 35 Jahre (Frauen 35,92 Jahre, Männer 35,54 Jahre). Das mittlere Alter bei den Frauen wurde mit 32,24 Jahren und einer einfachen Standardabweichung von +/– 3,05 Jahren gesehen. Bei den Männern wurde das mittlere Alter mit 31,99 Jahren und die einfache Standardabweichung mit +/– 2,93 Jahren nachgewiesen. Bei insgesamt 94 Personen zeigte sich ein Entwicklungsunterschied des rechten zum linken Schlüsselbein (vgl. Gurses et al. 2016, S. 1346 ff.).

Gurses et al. (2017) führten eine Studie an türkischen PatientInnen durch, um den Stadien 2a-c und 3a-c nach Kellinghaus et al. (2010b) ein Altersintervall zuzuordnen. Hierzu wurden retrospektiv CT-Untersuchungen (0,6 bis 1 mm Schichtdicke) von 254 PatientInnen von zwei UntersucherInnen, teilweise alleine und teilweise im Konsens, ausgewertet. Von den PatientInnen waren 108 weiblich (58 unter 18 Jahren) und 146 männlich (49 unter 18 Jahren) in einem Alter zwischen 13 und 28 Jahren. Auch hier wurde im Falle von Seitenunterschieden im Entwicklungsgrad der Schlüsselbeine das jeweils höhere Stadium evaluiert (vgl. Gurses et al. 2017, S. 586 f.). Das Stadium 3c wurde bei den Frauen mit einem Mindestalter von 19,40 Jahren, einem Höchstalter von 26,69 Jahren, einem mittleren Alter von 22,72 Jahren und einer einfachen Standardabweichung von +/– 1,93 Jahren gesehen. Bei den Männern wurde ein minimales Alter von 19,00 Jahren, ein Höchstalter von 27,74 Jahren, ein mittleres Alter von 22,52 Jahren und eine einfache Standardabweichung von +/– 1,91 Jahren nachgewiesen (vgl. Gurses et al. 2017, S. 587 ff.).

In der Studie von Uysal Ramadan et al. (2017) wurden 601 CT-Bilder von PatientInnen eines türkischen Krankenhauses retrospektiv untersucht. Das Ziel der Studie ist, das Alter in den jeweiligen Stadien zu evaluieren. Die Bilder wurden in der Zeit zwischen 2014 und 2016 mit einer Schichtdicke von 0,6 mm angefertigt und später nach den Methoden von Schmeling et al. (2004) und Kellinghaus et al. (2010b) ausgewertet. Von den 601 PatientInnen im Alter zwischen 10 und 35 Jahren sind 202 weiblich (30 unter 18 Jahren) und 399 männlich (82 unter 18 Jahren). Die CT-Bilder wurden von zwei UntersucherInnen teilweise alleine und teilweise im Konsens ausgewertet, schlussendlich fanden die Ergebnisse des/der ersten Untersuchers/Untersucherin Eingang in die Studie. Im Fall einer unterschiedlichen Schlüsselbeinentwicklung wurde die weiter entwickelte Seite in die Studie einbezogen, dies lag bei 64 PatientInnen vor. Im Stadium 2a bis 2c nach Kellinghaus et al. (2010b) liegt das Mindestalter bei den Frauen bei 14,0 und das Höchstalter bei 23,6 Jahren. Bei den Männern beträgt das Mindestalter 13,2 und das Höchstalter 22,3 Jahre. Das Mindestalter im Stadium 3c bei den Frauen liegt bei 18,4 Jahren, das Höchstalter bei 27,7 Jahren, das mittlere Alter bei 22,0 Jahren und die einfache Standardabweichung bei +/– 2,2 Jahren. Bei den Männern liegt das Mindestalter bei 19,2 Jahren, das Höchstalter bei 27,4 Jahren, das mittlere Alter bei 22,6 Jahren und die einfache Standardabweichung bei +/– 2,2 Jahren. Das Stadium 4 wurde bei den Frauen mit einem Mindestalter von 20,1 Jahren, einem Höchstalter von 35,3 Jahren, einem mittleren Alter von 27,6 Jahren und einer einfachen Standardabweichung von +/– 3,9 Jahren gesehen. Bei den Männern in diesem Stadium liegt das Mindestalter bei 20,3 Jahren, das Höchstalter bei 35,3 Jahren, das mittlere Alter bei 27,4 Jahren und die einfache Standardabweichung bei +/– 3,7 Jahren. Im Stadium 5 beträgt das Mindestalter bei den Frauen 25,6 Jahre, das Höchstalter 35,6 Jahre, das mittlere Alter 31,8 Jahre und die einfache Standardabweichung +/– 2,6 Jahre. Bei den Männern liegt das Mindestalter bei 25,5 Jahren, das Höchstalter bei 35,3 Jahren, das mittlere Alter bei 31,6 Jahren und die einfache Standardabweichung bei +/– 2,6 Jahren (vgl. Uysal Ramadan et al. 2017, S. 16 ff.).

Patil et al. publizierten 2018 eine Studie, um das Verhältnis zwischen der Schlüsselbeinverknöcherung und dem Alter anhand einer indischen Bevölkerung zu beschreiben. Hierzu wurden CT-Bilder von PatientInnen eines indischen Krankenhauses im Alter zwischen 10 und 30 Jahren aus einem Zeitraum von 2010 bis 2016 ausgewertet. Einbezogen wurden insgesamt 462 PatientInnen, von diesen sind 180 Frauen (50 unter 18 Jahren) und 282 Männer (68 unter 18 Jahren). Die CT-Bilder mit einer Schichtdicke von 1 mm wurden von zwei RadiologInnen nach der Methode von Schmeling et al. (2004) zu unterschiedlichen Zeiten ausgewertet. Angaben zur Verblindung wurden nicht gemacht. Im Falle unterschiedlicher Schlüsselbeinentwicklungen wurde die jeweils weiter entwickelte Seite in die Studie einbezogen (vgl. Patil et al. 2018, S. 24 f.). Die AutorInnen benannten als Limitationen ihrer Studie unter anderem, dass die Studiengruppe aus einem Krankenhaus ausgewählt wurde, Frauen und Männer nicht gleichmäßig verteilt und einige Altersgruppen zu selten vertreten sind. Sie schließen daraus, dass die Studiengruppe wohl nicht geeignet ist, um repräsentative Daten für die indische Bevölkerung zu generieren (vgl. Patil et al. 2018, S. 27). Sie sahen das Stadium 2 bei den Frauen mit einem Mindestalter von 13 Jahren, einem Höchstalter von 23 Jahren, einem Mittelwert von 17,79 Jahren und einer einfachen Standardabweichung von +/– 2,07 Jahren. Bei den Männern beträgt das Mindestalter 13 Jahre, das Höchstalter 21 Jahre, der Mittelwert 17,85 Jahre und die einfache Standardabweichung +/– 2,19 Jahre. Das Stadium 3 bei den Frauen sahen sie mit einem Mindestalter von 16 Jahren, einem Höchstalter von 26 Jahren, einem Mittelwert von 20,67 Jahren und einer einfachen Standardabweichung von +/– 2,54 Jahren. Bei den Männern wurde ein Mindestalter von 16 Jahren, ein Höchstalter von 26 Jahren, ein Mittelwert von 21,94 Jahren und eine einfache Standardabweichung von +/– 2,88 Jahren nachgewiesen. Im Stadium 4 bei den Frauen beträgt das Mindestalter 24 Jahre, das Höchstalter 27 Jahre, der Mittelwert 25,30 Jahre und die einfache Standardabweichung +/– 0,80 Jahre. Bei den Männern wurde ein Mindestalter von 22 Jahren, ein Höchstalter von 29 Jahren, ein Mittelwert von 25,55 Jahren und eine einfache Standardabweichung von +/– 1,85 Jahren gesehen. Im Stadium 5 bei den Frauen liegt das Mindestalter bei 27 Jahren, das Höchstalter bei 30 Jahren, der Mittelwert bei 28,85 Jahren und die einfache Standardabweichung bei +/– 1,19 Jahren. Bei den Männern beträgt das Mindestalter 25 Jahre, das Höchstalter 30 Jahre, der Mittelwert 27,84 Jahre und die einfache Standardabweichung +/– 1,65 Jahre (vgl. Patil et al. 2018, S. 25).

Torimitsu et al. publizierten 2019 eine Studie, um die Korrelation des Alters mit den Stadien nach Schmeling et al. (2004) und Kellinghaus et al. (2010b) anhand einer japanischen Bevölkerung zu überprüfen. Hierzu wurden retrospektiv CT-Untersuchungen von 207 ProbandInnen ausgewertet, die nach dem Tod der ProbandInnen im Rahmen von Autopsien entstanden waren. Von den 207 ProbandInnen im Alter zwischen 12 und 30 Jahren sind 79 weiblich (12 unter 18 Jahren) und 128 männlich (16 unter 18 Jahren). Die CT-Bilder mit einer Schichtdicke von 0,6 mm entstanden zwischen 2009 und 2018. Es findet sich keine Angabe darüber, von wie vielen UntersucherInnen die CT-Bilder ausgewertet wurden, auch fehlt eine Angabe zur Verblindung. Es wird lediglich beschrieben, dass die CT-Bilder von 20 ProbandInnen erneut evaluiert wurden, um feststellen zu können, ob es bei erneuter Betrachtung zu anderen Ergebnissen gekommen wäre. Im Fall einer unterschiedlichen Schlüsselbeinentwicklung wurde die weiter entwickelte Seite in die Studie einbezogen (vgl. Torimitsu et al. 2019, S. 28). Das Stadium 2a bis 2c nach Kellinghaus et al. (2010b) wurde bei den Frauen mit einem Mindestalter von 12,4 Jahren und einem Höchstalter von 16,2 Jahren gesehen. Im Stadium 2b bis 2c bei den Männern beträgt das Mindestalter 15,3 Jahre und das Höchstalter 20,5 Jahre. Im Stadium 2a wurden offensichtlich keine Männer nachgewiesen. Das Stadium 3c wurde bei den Frauen mit einem Mindestalter von 18,4 Jahren, einem Höchstalter von 22,8 Jahren, einem Mittelwert von 20,1 Jahren und einer einfachen Standardabweichung von +/– 1,9 Jahren gesehen. Bei den Männern beträgt das Mindestalter 18,1 Jahre, das Höchstalter 25 Jahre, der Mittelwert 20,6 Jahre und die einfache Standardabweichung +/– 2,1 Jahre. Das Stadium 4 nach Schmeling et al. (2004) liegt bei den Frauen bei einem Mindestalter von 19,4 Jahren, einem Höchstalter von 29,5 Jahren, einem Mittelwert von 23,3 Jahren und einer einfachen Standardabweichung von +/– 2,9 Jahren. Bei den Männern beträgt das Mindestalter 19,8 Jahre, das Höchstalter 28,9 Jahre, der Mittelwert 24,1 Jahre und die einfache Standardabweichung +/– 3,4 Jahre. Das Stadium 5 wurde bei den Frauen mit einem Mindestalter von 19,4 Jahren, das Höchstalter mit 30,3 Jahren, das mittlere Alter mit 25,7 Jahren und einer einfachen Standardabweichung von +/– 3,0 Jahren gesehen. Bei den Männern liegt das Mindestalter bei 19,0 Jahren, das Höchstalter bei 30,9 Jahren, der Mittelwert bei 26,0 Jahren und die einfache Standardabweichung bei +/– 3,1 Jahren (vgl. Torimitsu et al. 2019, S. 30).

Hermetet et al. (2018) führten eine Metaanalyse mit der Frage durch, ab welchem Stadium nach der Methode von Schmeling et al. (2004) und Kellinghaus et al. (2010b) alle Personen 18 Jahre oder älter sind. In die Metaanalyse wurden die bereits beschriebenen Studien von Schulz et al. (2005), Kellinghaus et al. (2010a und 2010b), Pattamapaspong et al. (2015), Ekizoglu et al. (2015a und 2015b), Franklin und Flavel (2015), Houpert et al. (2016), Gurses et al. (2016 und 2017) und Uysal Ramadan et al. (2017) einbezogen. Darüber hinaus wurden zwei chinesischsprachige Studien mit einbezogen, die hier aufgrund der Einschlusskriterien der deutschen oder englischen Sprache nicht diskutiert wurden. Die AutorInnen kommen zu dem Ergebnis, dass alle untersuchten Personen im Stadium 4 und 5 18 Jahre oder älter sind sowie alle Männer im Stadium 3c (vgl. Hermetet et al. 2018, S. 1415 ff.).

Die Studie Schulze et al. (2006) wurde zwar bei der Literatursuche identifiziert, entspricht aber aufgrund der fehlenden Differenzierung der Ergebnisse in Frauen und Männer, sowie der zu kleinen Studienkohorte nicht den Einschlusskriterien und wird daher nicht weiter in die Betrachtung einbezogen. Im Folgenden wird sie aber trotzdem beschrieben, da sich einige der oben genannten Studien in ihrem Diskussionsteil auf die Ergebnisse dieser Studie beziehen.

In einer 2006 publizierten Studie von Schulze et al. zur forensischen Altersdiagnostik wurden CT-Bilder von 50 Frauen und 50 Männern im Alter zwischen 16 und 25 Jahren von drei UntersucherInnen evaluiert. Pro Altersgruppe wurden je Geschlecht fünf CT-Untersuchungen ausgewertet. Die CT-Bilder wurden zwischen 2000 und 2004 mit einer Schichtdicke von 1 bis 10 mm angefertigt, wobei bei 62 Aufnahmen eine Schichtdicke von 7 mm vorlag (vgl. Schulze et al. 2006, S. 185 ff.). Die CT-Bilder in der Studie wurden mit einer Vier-Stadien-Einteilung ausgewertet, die der Fünf-Stadien-Einteilung von Schmeling et al. (2004) ähnlich ist, mit dem Unterschied, dass bei vollständiger Verknöcherung der brustbeinnahen Wachstumszone der Schlüsselbeine keine Unterscheidung nach einer noch sichtbaren epiphysealen Wachstumsnarbe vorgenommen wird. Die Stadieneinteilung sieht wie folgt aus:

stage 1, no signs of epiphyseal ossification centers;
stage 2, epiphyseal ossification centres without signs of bridging;
stage 3, epiphyseal ossification with bridging;
stage 4, complete bony fusion of epi- and metaphysis (Schulze et al. 2006, S. 185).

In der Publikation wurden beide Geschlechter zusammengefasst dargestellt. Das Stadium 2 wurde mit einem Mindestalter von 16,04 Jahren, einem Höchstalter von 24,18 Jahren, einem mittleren Alter von 18,09 Jahren und einer einfachen Standardabweichung von +/– 2,06 Jahren angegeben. Das Stadium 3 wurde mit einem Mindestalter von 16,48 Jahren, einem Höchstalter von 25,24 Jahren, einem mittleren Alter von 19,84 Jahren und einer einfachen Standardabweichung von +/– 2,22 Jahren gesehen. Im Stadium 4 beträgt das Mindestalter 19,14 Jahre, das Höchstalter 25,94 Jahre, das mittlere Alter 23,55 Jahre und die einfache Standardabweichung +/– 1,45 Jahre (vgl. Schulze et al. 2006, S. 186).

3.5.3   Diskussion zur Altersschätzung anhand der Schlüsselbeine

Auf den vorhergehenden Seiten wurden zwei röntgen- und 18 computertomographiebasierte Studien zur Schlüsselbeinverknöcherung dargestellt. Eine Studie (Schulze et al. 2006) wird nicht in die weitere Betrachtung einbezogen, da sie nicht den Einschlusskriterien entspricht. Im Folgenden wird anhand der 17 einbezogenen CT-Studien diskutiert, ob eine sichere Erkennung der Minderjährigkeit oder Volljährigkeit bei Personen, die ein Alter von 16 oder 17 Jahren angeben, möglich ist. Zunächst wird auf das konventionelle Röntgen eingegangen und anschließend auf die computertomographische Untersuchung der Schlüsselbeine, wobei der Fokus auf den CT-Untersuchungen liegt, da diese im Gegensatz zum konventionellen Röntgen weniger Überlagerungseffekte aufweisen und deshalb genauere Ergebnisse ermöglichen sollen.

3.5.3.1 Konventionelles Röntgen

Für das konventionelle Röntgen wurden zwei Studien (Schmeling et al. 2004, Cameriere et al. 2012) angeführt. Die erste Studie wertete die Ergebnisse u. a. nach dem Mindestalter aus. Die jüngsten ProbandInnen in der Studie von Schmeling et al. (2004) im Stadium 3 sind 16 Jahre alt. Im Stadium 4 sind die jüngsten Frauen 20 Jahre und die jüngsten Männer 21 Jahre alt (vgl. Schmeling et al. 2004, S. 7). Die zweite beschriebene Studie von Cameriere et al. (2012) wertete

die Ergebnisse im Rahmen des diagnostischen Tests nach Sensitivität und Spezifität aus. Bei dem Stadium 4 als Schwellenwert für die Volljährigkeit zeigten
sie eine Sensitivität (richtig als über 18 Jahre erkannt) je nach UntersucherIn
von 11 % bis 36 % und eine Spezifität (richtig als unter 18 Jahren erkannt) von
90 % bis 100 % sowie einer daraus resultierenden Genauigkeit (Anteil der richtigen Ergebnisse) von 32 % bis 51 %. Den AutorInnen der Studie zufolge ist es
wichtig, den Schwellenwert für forensische Untersuchungen so anzulegen, dass
eine hohe Spezifität gewährleistet ist (vgl. Cameriere et al. 2012, S. 926 ff.).
Sie kommen zu dem Schluss, dass kein statistisch signifikanter Schwellenwert
gefunden werden konnte: „Due to this kind of inter-observer agreement and the
values of sensitivity, specificity and accuracy (i.e. the proportion of all correct
classifications), the results of these tests did not allow the authors to provide a
cutoff statistically significant for estimation of the legal threshold of 18 years in
living people" (Cameriere et al. 2012, S. 930). Cameriere et al. (2012) wiesen
darauf hin, dass unter anderem Überlagerungseffekte im konventionellen Röntgen häufig zu falsch positiven Ergebnissen (Personen werden fehlerhaft als über
18 Jahre geschätzt) führen. Deshalb schlagen sie computertomographische Untersuchungen als eine mögliche Alternative vor. Die CT-Schnittbildtechnik hat den
Vorteil, dass Körperstrukturen weniger Überlagerungseffekte hervorrufen, als dies
bei konventionellen Röntgenmethoden der Fall ist. Allerdings gibt es auch bei den
CT-Untersuchungen Einschränkungen, wenn es darum geht, feine anatomische
Strukturen zu erkennen (vgl. Cameriere et al. 2012, S. 926 ff.).

3.5.3.2 Computertomographie

Von den vorgestellten 17 CT-basierten Studien wurde bei einer Studie ein 4-
Stadien-Modell und bei sechs Studien ein 5-Stadien-Modell nach Schmeling et al.
(2004) zur Beurteilung der Schlüsselbeine genutzt. Drei Studien unterteilten die
Stadien 2 und 3 in weitere Unterstadien nach Kellinghaus et al. (2010b), und sieben Studien nutzen das 5-Stadien-Modell in Verbindung mit den Unterstadien. Da
keine der Studien explizit eine Sensitivität bzw. Spezifität berechnet und die Alter-
sstreubreite der einzelnen Stadien für eine genaue Altersschätzung zu groß ist,
werden im Folgenden die Mindestalter der einzelnen Stadien genauer untersucht.
Auch Schmeling et al. (2016) empfehlen eine Orientierung am Mindestalter, da
das Stadium 3c die Vollendung des 19. Lebensjahres und das Stadium 4 die
Vollendung des 21. Lebensjahres belege (vgl. Schmeling et al. 2016, S. 47 ff.).

3.5.3.3 Mindestalter der einzelnen CT-Stadien

Von den vorgestellten computertomographie-basierten Studien ergeben die Studien von Schulz et al. (2005), Kellinghaus et al. (2010a) und Wittschieber et al.

(2014) im Stadium 4 nach Schmeling et al. (2004) ein Mindestalter von 21 Jahren. Hingegen wiesen Bassed et al. (2011) (bei den Frauen), Pattamapaspong et al. (2015) (bei den Frauen), Houpert et al. (2016) (bei den Männern), Ufuk et al. (2016) (bei den Frauen) und Torimitsu et al. (2019) (bei beiden Geschlechtern) ein Mindestalter von 19 Jahren im Stadium 4 nach. Ein noch niedrigeres Mindestalter im Stadium 4 von 18 Jahren wiesen Pattamapaspong et al. (2015) (bei den Männern), Zhang et al. (2015) (4 Stadien-Modell) (bei den Frauen) und Ufuk et al. (2016) (bei den Männern) nach. Darüber hinaus wiesen Bassed et al. (2011) ein noch niedrigeres Alter für die Stadien 4 und 5 nach. Sie beschrieben das Stadium 4 bei Männern mit einem Mindestalter von 17 Jahren, wobei sie, wie auch Houpert et al. (2016), die jeweils weniger entwickelte Schlüsselbeinseite evaluierten.

Das Stadium 5 wiederum wurde in den einbezogenen Studien mit einem Mindestalter zwischen 17 bzw. 18[4] und 26 Jahren gesehen, wobei fünf der Studien (Schulz et al. (2005) (bei den Frauen), Bassed et al. (2011) (bei beiden Geschlechtern, weniger entwickelte Schlüsselbeinseite evaluiert), Ufuk et al. (2016) (bei beiden Geschlechtern), Pattamapaspong et al. (2015) (bei den Männern), Torimitsu et al. (2019) (bei beiden Geschlechtern)) ein Mindestalter zwischen 19 und 21 Jahren nachwiesen.

Kellinghaus et al. (2010b), Wittschieber et al. (2014), Ekizogul et al. (2015b) und Gurses et al. (2016 und 2017) differenzierten in ihren Studien die Stadien 2 und 3 in jeweils 3 Unterstadien von a bis c (nach Kellinghaus et al. 2010b). Das Stadium 3c sahen die AutorInnengruppen bei einem Mindestalter von 19 Jahren. Auch Uysal Ramadan et al. (2017) wies ein Mindestalter von 19 Jahren nach, allerdings nur bei Männern. Abweichend dazu fanden Houpert et al. (2016) (weniger entwickelte Schlüsselbeinseite evaluiert) und Uysal Ramadan et al. (2017) bei Frauen ein Mindestalter von 18 Jahren. Gurses et al. (2016) und Torimitsu et al. (2019) sahen für beide Geschlechter ein Mindestalter von 18 Jahren. Pattamapaspong et al. (2015) wiesen bei den Männern ein Mindestalter von 18 Jahren sowie bei den Frauen ein Mindestalter von 17 Jahren nach. Ufuk et al. (2016) verwendeten eine etwas veränderte Stadieneinteilung und wiesen im Stadium 3b, welches dem Stadium 3c nach Kellinghaus et al. (2010b) entspricht, ein Mindestalter bei beiden Geschlechtern von 18 Jahren nach. Eine Übersicht mit CT-Schichtdicke und dem Mindestalter in den einzelnen Stadien

---

[4] In der Studie Bassed et al. (2011) besteht eine Diskrepanz zwischen der verschriftlichten und der tabellarischen Ergebnisdarstellung. Während in der tabellarischen Form im Stadium 5 bei den Männern 17-jährige Personen beschrieben sind, wird im schriftlichen Ergebnisabschnitt darauf verwiesen, dass das Mindestalter bei 18 Jahren liege (vgl. Bassed et al. 2011, S. 150 ff.).

lässt sich der Tabelle 3.9 entnehmen. Darüber hinaus wurde mit einem Plus (+) markiert, welche Studie das jeweils weiter entwickelte Schlüsselbein evaluiert hat, das Minus (–) bedeutet entsprechend das Gegenteil. Freie Felder zeigen an, dass in den Studien hierzu keine Daten vorhanden waren. Hervorgehoben wurde das Mindestalter von 17 und 18 Jahren.

Die ProbandInnen, die nach Pattampaspong et al. (2015), Zhang et al. (2015) und Ufuk et al. (2016) im Stadium 4 18 Jahre alt sind, könnten im Stadium 3c minderjährig gewesen sein. Zudem sahen Torimitsu et al. (2019) im Stadium 5 ein Mindestalter von 19 Jahren, das zumindest noch ein Mindestalter von 18 Jahren im Stadium 4 zuließe.[5] Die Altersschätzung basiert nämlich auf der Annahme, dass jedes Stadium nach dem anderen durchlaufen wird. Die Standardabweichungen für die einzelnen Stadien legen darüber hinaus nahe, dass jedes Stadium mehrere Jahre bestehen bleibt. Somit ist u. a. hierdurch davon auszugehen, dass bei einer Vergrößerung der Studienkohorten mehr Minderjährige im Stadium 3c oder sogar im Stadium 4 nachgewiesen werden könnten.

3.5.3.4 Mittelwerte und Standardabweichungen der einzelnen Stadien

Die Mittelwerte und Standardabweichungen in den einzelnen Stadien geben einen Anhalt für die Altersverteilung. Diese Werte wurden, mit Ausnahme von Houpert et al. (2016), in allen Studien berechnet (Tabelle 3.10).

Auffällig ist, dass in den Studien in gleichen Stadien teils sehr stark voneinander abweichende Mittelwerte erhoben werden. Beispielsweise unterscheiden sich die Mittelwerte im Stadium 5 von Gurses et al. (2016) und Wittschieber et al. (2014) um ungefähr fünf Jahre von den Mittelwerten von Pattamapaspong et al. (2015), Uysal Ramadan et al. (2017) und Torimitsu et al. (2019). Im Stadium 4 passen zwar die Mittelwerte der Studien von Bassed et al. (2011) (weniger entwickelte Schlüsselbeinseite evaluiert), Zhang et al. (2015), Ufuk et al. (2016) und Torimitsu et al. (2019) mit nur ungefähr einem Jahr Unterschied recht gut zusammen. Doch unterscheiden sich die Mittelwerte um ungefähr 4 Jahre und mehr von den Mittelwerten von Uysal Ramadan et al. (2017), Gurses et al. (2016), Ekizoglu et al. (2015a) (Männer) und Kellinghaus et al. (2010a) im gleichen Stadium. Auch der Vergleich zwischen den Mittelwerten verschiedener Stadien ergibt solche Diskrepanzen: Die Mittelwerte im Stadium 4 bei Ekizoglu et al. (2015a) liegen sehr dicht an den Mittelwerten von Pattampaspong et al. (2015) und Ufuk et al. (2016) im Stadium 5. Die Mittelwerte im Stadium 4 bei Uysal Ramadan et al. (2017),

---

[5] Bei Bassed et al. (2011) sieht dies ähnlich aus, allerdings evaluierten diese die weniger entwickelte Schlüsselbeinseite.

Tabelle 3.9 Mindestalter in den Stadien 3c, 4 und 5 in den Studien zur Computertomographie des Schlüsselbeins

CT-Schichtdicke	Entwickeltere Schlüsselbeinseite evaluiert	Mindestalter im Stadium 3c	Mindestalter im Stadium 4	Mindestalter im Stadium 5	AutorInnen
1–7 mm			F[1]: 21 M[2]: 21	F: 21 M: 22	Schulz et al. (2005)
0,6–1,5 mm	+		F: 21 M: 21	F: 26 M: 26	Kellinghaus et al. (2010a)
0,6–1,5 mm	+	F: 19 M: 19			Kellinghaus et al. (2010b)
1–2 mm	–		F: 19 **M: 17**	F: 20 **M: 17/18***	Bassed et al. (2011)
0,6 mm	+	F: 19 M: 19	F: 21 M: 21	F: 26 M: 26	Wittschieber et al. (2014)
0,6–2 mm	+		F: 20 M: 21	F: 25 M: 24	Franklin and Flavel (2015)
0,6–1 mm	+	**F: 17 M: 18**	F: 19 **M: 18**	F: 23 M: 20	Pattamapaspong et al. (2015)
1 mm	+		F: 20 M: 20	F: 25 M: 25	Ekizoglu et al. (2015a)
1 mm	+	F: 19 M: 19			Ekizoglu et al. (2015b)
1 mm	+		**F: 18** M: 20		Zhang et al. (2015)

(Fortsetzung)

Tabelle 3.9 (Fortsetzung)

CT-Schichtdicke	Entwickeltere Schlüsselbeinseite evaluiert	Mindestalter im Stadium 3c	Mindestalter im Stadium 4	Mindestalter im Stadium 5	AutorInnen
1 mm	–	F: 19 **M: 18**	F: 22 M: 19	F: 24 M: 22	Houpert et al. (2016)
1–3 mm	+	**F: 18**** **M: 18**	F: 19 **M: 18**	F: 21 M: 21	Ufuk et al. (2016)
0,6–1 mm	+	**F: 18** **M: 18**	F: 20 M: 21	F: 25 M: 25	Gurses et al. (2016)
0,6–1 mm	+	F: 19 M: 19			Gurses et al. (2017)
0,6 mm	+	**F: 18** M: 19	F: 20 M: 20	F: 25 M: 25	Uysal Ramadan et al. (2017)
1 mm	+		F: 24 M: 22	F: 27 M: 25	Patil et al. (2018)
0,6 mm	+	**F: 18** **M: 18**	F: 19 M: 19	F: 19 M: 19	Torimitsu et al. (2019)

[1]F = Frauen, [2]M = Männer, Alter von 17 und 18 Jahren hervorgehoben,

(+) weiter entwickelte Schlüsselbeinseite evaluiert,

(–) weniger entwickelte Schlüsselbeinseite evaluiert

In der Studie Bassed et al. (2011) besteht eine Diskrepanz zwischen der verschriftlichten und der tabellarischen Ergebnisdarstellung. Während in der tabellarischen Form im Stadium 5 bei den Männern 17-jährige Personen beschrieben sind, wird im schriftlichen Ergebnisabschnitt darauf verwiesen, dass das Mindestalter bei 18 Jahren liege (vgl. Bassed et al. 2011, S. 150 ff.).

** Stadium 3b entspricht dem Stadium 3c nach Kellinghaus et al. (2010b).

Tabelle 3.10 Mittelwerte und einfache Standardabweichung (in Jahren) in den Stadien 3c, 4 und 5 in Studien zur Computertomographie des Schlüsselbeins

Stadium 3c	Stadium 4	Stadium 5	AutorInnen
	F[1]: 25,1 +/– 2,8 M[2]: 25,2 +/– 2,7	F: 27,4 +/– 2,3 M: 27,6 +/– 2,3	Schulz et al. 2005
	F: 28,21 +/– 4,21 M: 29,63 +/– 4,16	F: 30,88 +/– 3,20 M: 31,77 +/– 2,74	Kellinghaus et al. 2010a
F: 22,5 +/– 1,8 M: 22,9 +/– 1,8			Kellinghaus et al. 2010b
	F: 22,40 +/– 1,85 M: 22,42 +/– 2,04	F: 23,72 +/– 1,29 M: 23,49 +/– 1,47	Bassed et al. 2011
F: 22,0 +/– 2,2 M: 23,6 +/– 2,6	F: 27,2 +/– 4,2 M: 29,7 +/– 5,1	F: 32,9 +/– 3,8 M: 31,6 +/– 4,2	Wittschieber et al. 2014
	F: 26,15 +/– 4,22 M: 26,65 +/– 3,72	F: 30,83 +/– 3,11 M: 28,51 +/– 3,23	Franklin and Flavel 2015
F: 22,2 +/– 2,8 M: 22,1 +/– 2,8	F: 24,0 +/– 3,0 M: 25,3 +/– 2,0	F: 26,8 +/– 1,5 M: 26,3 +/– 2,1	Pattamapaspong et al. 2015
	F: 26,46 +/– 4,13 M: 28,0 +/– 4,06	F: 30,44 +/– 3,78 M: 30,39 +/– 3,28	Ekizoglu et al. 2015a
F: 21,25 +/– 1,58 M: 21,36 +/– 1,83			Ekizoglu et al. 2015b
	F: 23,70 +/– 1,66 M: 23,77 +/– 1,31		Zhang et al. 2015
Keine Berechnung			Houpert et al. 2016
F: 20,4 +/– 2,23** M: 20,23 +/– 1,98	F: 23,59 +/– 2,11 M: 23,55 +/– 2,19	F: 26,17 +/– 2,19 M: 26,6 +/– 1,96	Ufuk et al. 2016
F: 22,79 +/– 2,49 M: 22,01 +/– 1,57	F: 29,26 +/– 4,15 M: 30,32 +/– 3,40	F: 32,24 +/– 3,05 M: 31,99 +/– 2,93	Gurses et al. 2016
F: 22,72 +/– 1,93 M: 22,52 +/– 1,91			Gurses et al. 2017
F: 22,0 +/– 2,2 M: 22,6 +/– 2,2	F: 27,6 +/– 3,9 M: 27,4 +/– 3,7	F: 31,8 +/– 2,6 M: 31,6 +/– 2,6	Uysal Ramadan et al. (2017)
	F: 25,30 +/– 0,801 M: 25,55 +/– 1,852	F: 28,85 +/– 1,190 M: 27,84 +/– 1,653	Patil et al. (2018)
F: 20,1 +/– 1,9 M: 20,6 +/– 2,1	F: 23,3 +/– 2,9 M: 24,1 +/– 3,4	F: 25,7 +/– 3,0 M: 26,0 +/– 3,1	Torimitsu et al. (2019)

[1] *F = Frauen,* [2] *M = Männer*
** *Stadium 3b entspricht dem Stadium 3c nach Kellinghaus et al. (2010b).*

Gurses et al. (2016), Wittschieber et al. (2014) und Kellinghaus et al. (2010a) übersteigen sogar die Mittelwerte im Stadium 5 bei Bassed et al. (2011) (weniger entwickelte Schlüsselbeinseite evaluiert), Pattamapaspong et al. (2015), Ufuk et al. (2016) und Torimitsu et al. (2019).

Mittelwerte und Standardabweichungen werden von der Studienkohorte beeinflusst. Bei ausreichend großen Studienkohorten und unter der Voraussetzung eines chronologischen Durchlaufens der Stadien in der Bevölkerung müssten hier in den verschiedenen Studien Mittelwerte zu erwarten sein, die näher beieinander liegen. Deshalb ist der Schluss naheliegend, dass die einzelnen Studien zu kleine Studienkohorten aufweisen, um das gesamte Spektrum der Entwicklungen abdecken zu können, bzw. das Alter in den Studienkohorten ungleich verteilt ist.

Weiterhin fällt auf, dass bei der Berechnung des Altersintervalls anhand der zweifachen Standardabweichung, dieses teilweise die Mindest- bzw. Höchstalter in den einzelnen Stadien übersteigt. Allerdings geben die Studien selbst keine Werte für die zweifache Standardabweichung an.[6] Sie kann aber aus der einfachen Standardabweichung errechnet werden. Dies soll im Folgenden geschehen. Die zweifache Standardabweichung lässt sich vor der Annahme einer Normalverteilung berechnen, indem die einfache Standardabweichung um den Wert der Standardabweichung multipliziert wird. Beispielsweise berechneten Gurses et al. (2016) im Stadium 4 für Frauen einen Mittelwert von 29,26 Jahren und eine einfache Standardabweichung von +/– 4,15 Jahren, somit liegt die zweifache Standardabweichung bei ungefähr +/– 8,30 Jahren. Also haben, bei Annahme einer Normalverteilung, statistisch 95 % der untersuchten Personen im Stadium 4 ein Alter von 20,96 bis 37,56 Jahren, die übrigen Personen befinden sich statistisch sowohl unterhalb als auch oberhalb dieser Altersgrenzen. Das Mindestalter in der Studie in diesem Stadium beträgt 20 Jahre. Im Stadium 3c wiederum ergibt sich durch die zweifache Standardabweichung eine Altersspanne von 17,81 bis 27,77 Jahren bei den Frauen. Das Mindestalter in der Studie wird allerdings mit 18 Jahren angegeben. Ähnlich verhält es sich auch bei Franklin und Flavel (2015)

---

[6] Die zweifache Standardabweichung umfasst bei normalverteilten Datensätzen ungefähr 95 % der Werte. Es ist davon auszugehen, dass im vorliegenden Problemkontext die Werte nicht exakt normalverteilt sind. Nach Fletcher et al. (2007) ähneln gemessene biologische Merkmale aufgrund von individuellen Variablen der Entwicklung nur grob der Normalverteilung (vgl. Fletcher et al. 2007, S. 52 ff.). Benesch (2013) führt an, dass bei nicht normalverteilten Datensätzen nur mindestens 75 % der Daten innerhalb der zweifachen und nur mindestens 90 % der Daten im Bereich der dreifachen Standardabweichung liegen (vgl. Benesch 2013, S. 43 f.). Wie viel Prozent der Daten innerhalb der zwei- oder dreifachen Standardabweichung liegen, wird in den jeweiligen Studien nicht benannt. Aufgrund der vermutlich nicht exakten Normalverteilung dürfte die zweifache Standardabweichung also weniger als 95 % der Daten beinhalten.

im Stadium 4 bei den Frauen. Nach der zweifachen Standardabweichung kommt hier ein Altersintervall von 17,71 bis 34,59 Jahren in Betracht. Das Mindestalter der untersuchten Personen für dieses Stadium wurde aber mit 20 Jahren angegeben. Bei den Frauen in der Studie von Ekizoglu et al. (2015a) lässt sich ein Altersintervall von 18,2 bis 34,72 Jahren berechnen. Die jüngste Person hatte aber ein Alter von 20 Jahren. Bei Uysal Ramadan et al. (2017) lässt sich im Stadium 4 bei den Männern mit der zweifachen Standardabweichung ein Altersintervall von 20 bis 34,8 Jahren berechnen. Das Mindestalter liegt bei 20 Jahren. Im Stadium 3c bei den Männern beträgt das Altersintervall 18,2 bis 27 Jahre. Das Mindestalter wurde allerdings mit 19 Jahren angegeben. Bei den Männern in der Studie von Torimitsu et al. (2019) lässt sich im Stadium 3c mit der zweifachen Standardabweichung ein Altersintervall von 16,5 bis 27,7 Jahren berechnen. Die jüngste Person hat ein Alter von 18 Jahren. Ähnlich verhält sich dies auch für das Stadium 4 bei den Männern, das Altersintervall liegt bei 17,3 bis 30,9 Jahren, während als Mindestalter 19 Jahre angegeben wird. Die Tabelle 3.11 zeigt die Altersintervalle in den jeweiligen Stadien anhand der aus der ersten Standardabweichung berechneten zweifachen Standardabweichung.

Tabelle 3.11 Altersintervalle, in den Stadien 3c, 4 und 5, berechnet anhand der zweifachen Standardabweichung, in den Studien zur Computertomographie des Schlüsselbeins

Stadium 3c	Stadium 4	Stadium 5	AutorInnen
	F[1]: **19,5–30,7** M[2]: **19,8–30,6**	F: 22,8–**32** M: 23–**32,2**	Schulz et al. 2005
	F: **19,79–36,63** M: **21,31–37,95**	F: **24,48–37,28** M: **26,29–37,25**	Kellinghaus et al. 2010a
F: **18,9**–26,1 M: **19,3**–26,5			Kellinghaus et al. 2010b
	F: 18,7–**26,1** M: **18,34**–26,5	F: 21,14–**26,3** M: 20,55–**26,43**	Bassed et al. 2011
F: **17,6**–26,4 M: **18,4**–28,8	F: **18,8**–35,6 M: **19,5**–39,9	F: **25,3**–40,5 M: **23,2**–40	Wittschieber et al. 2014
	F: **17,71**–34,59 M: **19,21**–34,09	F: **24,61**–37,05 M: **22,05**–34,97	Franklin and Flavel 2015
F: **16,6**–27,8 M: **16,5**–27,7	F: **18–30** M: 21,3–**29,3**	F: 23,8–**29,8** M: 22,1–**30,5**	Pattamapaspong et al. 2015

(Fortsetzung)

Tabelle 3.11 (Fortsetzung)

Stadium 3c	Stadium 4	Stadium 5	AutorInnen
	F: **18,2**–34,72 M: **19,88**–**36,12**	F: **22,88**–**38** M: **23,83**–**36,95**	Ekizoglu et al. 2015a
F: **18,09**–24,41 M: **17,7**–25,02			Ekizoglu et al. 2015b
	F: 20,38–27,02 M: 21,15–26,39		Zhang et al. 2015
Keine Berechnung			Houpert et al. 2016
F: **15,94**–24,86** M: **16,27**–24,19	F: 19,37–27,81 M: 19,17–27,93	F: 21,79–30,55 M: 22,68–30,52	Ufuk et al. 2016
F: **17,81**–27,77 M: **18,87**–25,15	F: 20,96–**37,56** M: 23,52–**37,12**	F: 26,14–**38,34** M: 26,13–**37,85**	Gurses et al. 2016
F: **18,86**–26,58 M: **18,7**–26,34			Gurses et al. 2017
F: **17,6**–26,4 M: **18,2**–27	F: **19,8**–**35,4** M: **20**–**34,8**	F: 26,6–37 M: 26,4–36,8	Uysal Ramadan et al. (2017)
	F: **23,7**–26,9 M: **21,85**–29,25	F: **26,47**–**31,23** M: **24,54**–**31,14**	Patil et al. (2018)
F: **16,3**–23,9 M: **16,4**–24,8	F: **17,5**–29,1 M: **17,3**–30,9	F: 19,7–**31,7** M: 19,8–**32,2**	Torimitsu et al. (2019)

[1] *F = Frauen*, [2] *M = Männer*
** *Stadium 3b entspricht dem Stadium 3c nach Kellinghaus et al. (2010b)*
Hervorgehoben wurden die Altersangaben, bei denen das Altersintervall nach der zweifachen Standardabweichung das in den Studien nachgewiesene Mindest- oder Höchstalter im gleichen Stadium unter- bzw. überschreitet.

Aus Tabelle 3.11 wird deutlich, dass in fast allen Studien schon die zweifache Standardabweichung Werte abbildet, die in den jeweiligen Stadien nicht mehr gesehen wurden. Standardabweichungen können als Schätzer für die unbekannte Streuung in der Grundgesamtheit verwendet werden. Insbesondere kleine Stichproben können zu einer Ungenauigkeit in der Schätzung führen (vgl. Benesch 2013, S. 151). Schon die Berechnung der zweifachen Standardabweichung zeigt also, dass statistisch niedrigere Mindestalter und höhere Höchstalter in den jeweiligen Stadien möglich sind. Zusätzlich muss berücksichtigt werden, dass auch durch die zweifache Standardabweichung noch nicht alle möglichen Werte abgebildet werden. Die Berechnung der dreifachen Standardabweichung, die entsprechend mehr Werte einbeziehen würde, würde statistisch zu noch niedrigeren

Mindest- und höheren Höchstaltern führen. Die Betrachtung der zweifachen Standardabweichung gibt statistisch Hinweise auf die Möglichkeit von Minderjährigen im Stadium 3c bei Wittschieber et al. (2014) (bei den Frauen), Pattamapaspong et al. (2015), Ekizoglu et al. (2015b) (bei den Männern), Ufuk et al. (2016), Gurses et al. (2016) (bei den Frauen), Uysal Ramadan et al. (2017) (bei den Frauen) und Torimitsu et al. (2019). Bei den übrigen Studien liegt die untere Grenze der zweifachen Standardabweichung mit 18 Jahren dicht an der Minderjährigkeit. Im Stadium 4 besteht diese Möglichkeit der Minderjährigkeit bei Franklin und Flavel (2015) und Torimitsu et al. (2019). In den Studien von Bassed et al. (2011), Wittschieber et al. (2014) (bei den Frauen), Pattamapaspong et al. (2015) (bei den Frauen) und Ekizoglu et al. (2015a) (bei den Frauen) liegt die untere Grenze der zweifachen Standardabweichung mit 18 Jahren dicht an der Minderjährigkeit.

Ein weiteres Maß für eine Schätzung der Streuung um einen bestimmten Wert (zum Beispiel den Mittelwert) ist das 95 %-Konfidenzintervall. Das 95 %-Konfidenzintervall für den Mittelwert wurde in vielen CT-Studien mitberechnet und gibt, vereinfacht gesagt, an, dass sich der Mittelwert bei Wiederholung der Studie mit einer anderen Stichprobe derselben Grundgesamtheit mit einer 95-prozentigen Wahrscheinlichkeit innerhalb des Konfidenzintervalls befindet.

> Zu beachten ist [allerdings], dass der Parameter nicht mit einer Wahrscheinlichkeit von 0,95 in einem bestimmten Bereich liegt (im konkreten Fall liegt er entweder innerhalb oder außerhalb dieses Bereichs); stattdessen führt das dem 95 %-Vertrauensbereich zugrunde liegende Stichprobenverfahren mit einer Wahrscheinlichkeit von 0,95 zu einem Bereich, der im Mittel (auf lange Sicht) in 19 von 20 Fällen den Parameter enthält. In 95 % aller Fälle, in denen ein 95 %-Konfidenzintervall berechnet wird, liegt der wahre Parameterwert der Grundgesamtheit tatsächlich in dem ermittelten Intervall. Mit einer Sicherheit von 95 % kann also darauf vertraut werden, dass der wahre Parameterwert in dem aus der Stichprobe berechneten Konfidenzintervall liegt. (Benesch 2013, S. 148)

Bei den CT-Studien, bei denen das Konfidenzintervall nicht mitberechnet wurde, die dazu nötigen Angaben aber vorhanden waren, wurde das Intervall mithilfe des Online Konfidenzintervallrechners der Universität Köln[7] berechnet. Für die Berechnung des 95 %-Konfidenzintervalls ist unter anderem der Mittelwert, die einfache Standardabweichung und der Stichprobenumfang von Bedeutung. In der Tabelle 3.12 werden der Übersichtlichkeit halber nur die berechneten 95 %-Konfidenzintervalle der Stadien 3c und 4 dargestellt, da diese am ehesten relevant für die Frage nach der Volljährigkeit bzw. Minderjährigkeit sind.

---

[7] http://eswf.uni-koeln.de/lehre/stathome/statcalc/v2101b.htm (letzter Zugriff 25.06.2020)

Tabelle 3.12 95 %-Konfidenzintervalle der Mittelwerte in den Stadien 3c und 4 in den Studien zur Computertomographie des Schlüsselbeins

Studie	Stadium (Geschlecht)	Gruppengröße	Mittelwert +/− Standardabweichung (Jahre)	95 %-Konfidenzintervall (Jahre)
Schulz et al. (2005)				Keine Berechnung möglich
Kellinghaus et al. (2010a)				Keine Berechnung möglich
Kellinghaus et al. (2010b)				Keine Berechnung möglich
Bassed et al. (2011)				Keine Berechnung möglich
Wittschieber et al. (2014)	3c (Frauen)	26	22,0 +/− 2,2	21,11–22,89
	3c (Männer)	53	23,6 +/− 2,6	22,88–24,32
	4 (Frauen)	65	27,2 +/− 4,2	26,16–28,24
	4 (Männer)	180	29,7 +/− 5,1	28,95–30,45
Franklin und Flavel (2015)	4 (Frauen)	45	26,15 +/− 4,22	24,88–27,42
	4 (Männer)	64	26,65 +/− 3,72	25,72–27,58
Pattamapaspong et al. (2015)	3c (Frauen)	29	22,2 +/− 2,8	21,1–23,2
	3c (Männer)	32	22,1 +/− 2,8	21,1–23,1
	4 (Frauen)	15	24,0 +/− 3,0	wurden in der Studie aufgrund der oberen Altersgrenze nicht mitberechnet
	4 (Männer)	44	25,3 +/− 2,0	
Ekizoglu et al. (2015a)	4 (Frauen)	50	26,46 +/− 4,13	25,29–27,63
	4 (Männer)	154	28,00 +/− 4,06	27,35–28,65
Ekizoglu et al. (2015b)	3c (Frauen)	20	21,25 +/− 1,58	20,51–21,99
	3c (Männer)	33	21,36 +/− 1,83	20,71–22,01

(Fortsetzung)

Tabelle 3.12 (Fortsetzung)

Studie	Stadium (Geschlecht)	Gruppengröße	Mittelwert +/- Standardabweichung (Jahre)	95 %-Konfidenzintervall (Jahre)
Zhang et al. (2015)	4 (Frauen)*	57	23,70 +/- 1,66	23,26–24,14
	4 (Männer)*	64	23,77 +/- 1,31	23,44–24,10
Houpert et al. (2016)				Keine Berechnung möglich
Ufuk et al. (2016)	3b (Frauen)**	15	20,40 +/- 2,23	19,16–21,64
	3b (Männer)**	17	20,23 +/- 1,98	19,21–21,25
	4 (Frauen)	40	23,55 +/- 2,15	22,86–24,24
	4 (Männer)	51	23,59 +/- 2,11	23,00–24,18
Gurses et al. (2016)	3c (Frauen)	20	22,79 +/- 2,49	21,70–23,88
	3c (Männer)	27	22,01 +/- 1,57	21,42–22,60
	4 (Frauen)	120	29,26 +/- 4,15	28,52–30,00
	4 (Männer)	149	30,32 +/- 3,40	29,77–30,87
Gurses et al. (2017)	3c (Frauen)	23	22,72 +/- 1,93	21,93–23,51
	3c (Männer)	37	22,52 +/- 1,91	21,91–23,14
Uysal Ramadan et al. (2017)	3c (Frauen)	21	22,0 +/- 2,2	21,1–22,9
	3c (Männer)	19	22,6 +/- 2,2	21,5–23,6
	4 (Frauen)	83	27,6 +/- 3,9	26,8–28,4
	4 (Männer)	159	27,4 +/- 3,7	26,9–27,9

(Fortsetzung)

Tabelle 3.12 (Fortsetzung)

Studie	Stadium (Geschlecht)	Gruppengröße	Mittelwert +/– Standardabweichung (Jahre)	95 %-Konfidenzintervall (Jahre)
Patil et al. (2018)	4 (Frauen)	20	25,30 +/– 0,801	24,93–25,67
	4 (Männer)	84	25,55 +/– 1,852	25,15–25,95
Torimitsu et al. (2019)	3c (Frauen)	4	20,1 +/– 1,9	17,08–23,12
	3c (Männer)	14	20,6 +/– 2,1	19,39–21,81
	4 (Frauen)	16	23,3 +/– 2,9	21,76–24,84
	4 (Männer)	9	24,1 +/– 3,4	21,49–26,71

* 4-Stadien-Modell
** entspricht dem Stadium 3c nach Kellinghaus et al. (2010b)

Die 95 %-Konfidenzintervalle der Mittelwerte sind deutlich kleiner, als die weiter oben ermittelten Werte aus der zweifachen Standardabweichung, als Schätzgrundlage für eine unbekannte Streuung in der Grundgesamtheit. Allerdings ist auch das 95 %-Konfidenzintervall neben der Gruppengröße maßgeblich vom Mittelwert und der einfachen Standardabweichung abhängig, die von der Stichprobengröße und der Altersverteilung mit beeinflusst werden. So zeigen die berechneten 95 %-Konfidenzintervalle deutliche Unterschiede zwischen den einzelnen Studien. Beispielsweise beträgt das 95 %-Konfidenzintervall im Stadium 4 (Frauen) bei Torimitsu et al. (2019) 21,76 bis 24,84 Jahre, während das Intervall bei Gurses et al. (2016) im Stadium 4 (Frauen) 28,52 bis 30,00 Jahre beträgt. Im Stadium 3c passen die 95 %-Konfidenzintervalle zwischen den Studien besser zusammen, wobei auch hier Unterschiede von ein bis zwei Jahren vorhanden sind. Dass das Stadium 3c insgesamt einheitlichere 95 %-Konfidenzintervalle aufweist, könnte durch eine relative Unterrepräsentation von Minderjährigen in den Studien hervorgerufen worden sein. Zudem sind die Gruppengrößen hier teilweise deutlich kleiner als im Stadium 4.

Ding et al. (2018) führten eine systematische Übersichtsarbeit zu den Altersschätzungen mittels CT nach den Methoden von Schmeling et al. (2004) und Kellinghaus et al. (2010b) durch, stellten die Mittelwerte dar und berechneten hierbei die 95 %-Konfidenzintervalle. Hierzu schlossen sie nach einer systematischen Literaturrecherche die – in dieser Arbeit bereits beschriebenen – Studien von Ekizoglu et al. (2015a, b), Franklin und Flavel (2015), Gurses et al. (2016, 2017), Pattamapaspong et al. (2015), Uysal Ramadan (2017), Ufuk et al. (2016), Zhang et al. (2015) sowie eine hier nicht untersuchte magnetresonanztomographische Studie von Vieth et al. (2014) ein (vgl. Ding et al. 2018, S. 18 f.). Sie kamen zu dem Schluss, dass die Stadien nach Schmeling et al. (2004) durch die Unterschiede im Mittelwert zwischen den einzelnen Studien eine erhebliche Heterogenität aufweisen. Für die Heterogenität der Studien machen sie unter anderem eine Verzerrung aufgrund der Altersverteilung verantwortlich. Für die Stadien nach Kellinghaus et al. (2010b) sahen sie keine so große Heterogenität in den Daten, allerdings weisen sie daraufhin, dass die Anzahl der ProbandInnen pro Stadium relativ gering ist, welches die Heterogenität der Daten maskieren könne (vgl. Ding et al. 2018, S. 33 ff.).

3.5.3.5 Unterschiede in der Schlüsselbeinentwicklung bei derselben Person

In vielen Studien wurden unterschiedliche Stadien des rechten und linken Schlüsselbeins bei derselben Person nachgewiesen. So fanden beispielsweise Kellinghaus et al. (2010a, S. 152) bei 31 ProbandInnen, Bassed et al. (2011, S. 150) bei 122 ProbandInnen, Gurses et al. (2016, S. 1346) bei 94 ProbandInnen und Houpert et al. (2016, S. 103.e2) bei 70 ProbandInnen Unterschiede in der Entwicklung der Schlüsselbeine. Bassed et al. (2011, S. 150) führten an, aufgrund der Zielsetzung ihrer Studie die weniger entwickelte Seite evaluiert zu haben und auch Houpert et al. (2016, S. 103.e2) gaben an, aufgrund des forensischen Kontexts ihrer Studie ebenfalls die weniger entwickelte Seite genutzt zu haben. Wie in Tabelle 3.9 gezeigt, wurde aber von fast allen anderen AutorInnen die weiter entwickelte Seite, also die mit dem höheren Stadium, evaluiert. Somit fand dann das jeweilige höhere Stadium Einzug in die Ergebnisse. Vor dem Hintergrund der Orientierung am Mindestalter im Kontext der Altersschätzung wäre es sinnvoll, sowohl bei den Referenzstudien als auch bei der praktischen Altersschätzung jeweils die weniger entwickelte Schlüsselbeinseite zu evaluieren. So könnten für den forensischen Bereich einheitliche Ergebnisse erzielt werden.

3.5.3.6 Vergleichbarkeit der Studien

Die AutorInnen der Studien diskutieren die hier vorgestellten auffälligen Unterschiede im Mindestalter zwischen den Studien. Kellinghaus et al. (2010a) führen den Unterschied ihrer Studie, in der ein Stadium 4 mit einem Mindestalter von 21 Jahren ermittelt wurde, zur Studie von Schulze et al. (2006), bei der das Mindestalter 19 Jahre beträgt, auf einen „partial volume effect" zurück. Die größere Schichtdicke in der Studie von Schulze et al. (2006) könne zu einer Überschätzung der Stadien geführt haben (vgl. Kellinghaus et al. 2010a, S. 153), da feine Strukturen nicht erkennbar gewesen sein könnten und somit fälschlich ein höheres Stadium angenommen werden würde. Wittschieber et al. (2014) sehen die Stadien 3a und 3b jeweils ein Jahr früher als Kellinghaus et al. (2010b). Das erklären Wittschieber et al. (2014) auch mit einem „partial volume effect" aufgrund einer niedrigeren CT-Schichtdicke in ihrer Studie (0,6 mm), im Vergleich zur Studie von Kellinghaus et al. (2010b) (0,6 – 1,5 mm), weshalb sie in der Lage gewesen seien, feinere Strukturen zu erkennen. Die differierenden Ergebnisse in der Studie von Bassed et al. (2011), in der das Stadium 4 mit 17 Jahren und das Stadium 5 schon in einem Alter von 18 Jahren gesehen wurde, lassen sich laut Wittschieber et al. (2014) jedoch nicht alleine mit dem „partial volume effect" erklären. Auch halten sie Unterschiede in der ethnischen Gruppe und im sozioökonomischen Status nicht für wahrscheinlich. Die plausibelste Ursache für die Unterschiede sei das Studiendesign. In der Studie von Bassed et al. (2011) wurden nach Wittschieber et al. (2014) nur jeweils die zwei aussagekräftigsten CT-Bilder pro Schlüsselbeinseite ausgewertet. Dieses könne im Gegensatz zu ihrer Studie dazu führen, wichtige Strukturen zu übersehen. Sie dagegen werteten in ihrer Studie alle CT-Bilder aus und bewerteten sie im Konsens. Allerdings geben sie als mögliche Einschränkungen ihrer eigenen Studie zu bedenken, dass die Studie an Schlüsselbeinpräparaten durchgeführt worden sei, die keine umgebenden Weichteile wie Fett und Muskeln mehr aufwiesen, dies habe zu einer Verbesserung der Bildqualität führen können (vgl. Wittschieber et al. 2014, S. 165 ff.).

Auch Franklin und Flavel (2015) geben an, mit ihrer Studie die Zuverlässigkeit der Stadien nach Schmeling et al. (2004) in hochauflösenden CT-Untersuchungen untermauern zu können. Außerdem führen sie aus, dass die Ergebnisse in puncto Reproduzierbarkeit zwischen den verschiedenen UntersucherInnen sowie innerhalb des/der gleichen UntersucherIn gut seien, sofern die UntersucherInnen über Erfahrung auf dem Gebiet verfügen. Sie geben zu bedenken, dass die Werte für die Reproduzierbarkeit dadurch verfälscht werden können, dass die UntersucherInnen über unterschiedliche Erfahrung auf dem Gebiet der Interpretation von CT-Bildern verfügen. Die Abweichung ihrer Studiendaten im Stadium 3 bei Männern, bei denen sie im Gegensatz zu den anderen Studien ein Mindestalter von 19 Jahren sahen, führen sie auf die geringe Anzahl von 14 Männern in diesem Stadium innerhalb ihrer Studie zurück. Eine so kleine Gruppe von Personen spiegele nicht die in der Bevölkerung vorhandene Variabilität wider. Eine größere Studienkohorte sei nötig, um repräsentative Daten zu gewinnen. Sie sehen aber gleichzeitig das Problem darin, dass die Daten aus stattgefunden Untersuchungen generiert werden, aber ein Mangel an hochauflösenden CT-Bildern herrsche. Die Unterschiede von Bassed et al. (2011) führen auch sie, mit Verweis auf Wittschieber et al. (2014), auf das Studiendesign zurück, da in der Studie von Bassed et al. (2011) nur die repräsentativsten CT-Bilder ausgewertet wurden (vgl. Franklin und Flavel 2015, S. 590).

Bassed et al. (2011) vermuten die Unterschiede in den Studienergebnissen zwischen ihnen und Kellinghaus et al. (2010a) entweder in der unterschiedlichen Schichtdicke der CT-Bilder oder in populationsbezogenen Differenzen zwischen den untersuchten Kohorten. Für sie ist mehr Forschung nötig, gerade vor dem Hintergrund, dass die Ergebnisse der Studie von Schulze et al. (2006) recht gut zu den ihren passen, wobei beachtet werden müsse, dass diese eine höhere Schichtdicke verwendeten. Bassed et al. (2011) fanden in ihrer Studie nicht nur das Stadium 4 bei Männern in einem Alter von 17 Jahren und bei Frauen in einem Alter von 19 Jahren, sondern auch das Stadium 5 bei Männern in einem Alter von 17 bzw. 18 Jahren[8] und bei Frauen in einem Alter von 20 Jahren. Außerdem

---

[8] In der Studie Bassed et al. (2011) besteht eine Diskrepanz zwischen der verschriftlichten und der tabellarischen Ergebnisdarstellung. Während in der tabellarischen Form im Stadium 5 bei den Männern 17-jährige Personen beschrieben sind, wird im schriftlichen Ergebnisabschnitt darauf verwiesen, dass das Mindestalter bei 18 Jahren liege (vgl. Bassed et al. 2011, S. 150 ff.).

zeigte ihre Studie das Auftreten des Stadium 5 bei 5,5 % der Frauen in einem
Alter von 20 Jahren und bei 18,2 % der Männer in einem Alter von 21 Jahren.
Zudem wiesen sie zwei Männer nach, deren Schlüsselbeine im Alter von 18 Jahren voll entwickelt waren und einen Mann im Alter von 25 Jahren, der sich noch
im Stadium 2 befand. Einschränkend muss aber hinzugefügt werden, dass diese
die weniger entwickelte Schlüsselbeinseite bewerteten (vgl. Bascd ct al. 2011,
S. 150 ff.).

Gurses et al. (2016) gehen in ihrer Publikation auch auf einige Faktoren
ein, die zu abweichenden Ergebnissen geführt haben könnten. Sie fanden im
Stadium 3c bei beiden Geschlechtern ein Mindestalter von 18 Jahren und im
Stadium 4 ein Mindestalter von 20 (Frauen) bzw. 21 Jahren (Männer). Laut
Gurses et al. (2016) habe es bei Pattamapaspong et al. (2015) beispielsweise
zu einem möglichen Übersehen von feinen anatomischen Strukturen kommen
können. Darüber hinaus sei keine Genauigkeit zwischen den UntersucherInnen
und auch keine Genauigkeit bei der wiederholten Evaluation berechnet worden
(vgl. Gurses et al. 2016, S. 1346 ff.). Allerdings muss hierzu angeführt werden, dass keine Genauigkeit zwischen den UntersucherInnen berechnet wurde,
da die CT-Bilder zu zweit (ein Radiologe mit 10 Jahren und einer mit 3 Jahren Erfahrung in der Knochenalterschätzung) und im Konsens bewertet wurden.
Eine erneute Evaluation der Bilder hatte nicht stattgefunden (vgl. Pattamapaspong
et al. 2015, S. 123.e2). Zhang et al. (2015) hätten nur ein 4-Stadien-Modell und
kein 5-Stadien-Modell verwendet, weshalb keine Differenzierung zwischen dem
4. und 5. Stadium habe stattfinden können (vgl. Gurses et al. 2016, S. 1346 ff.).
Und Ufuk et al. (2016) hätten eine nicht übliche Interpretation der Unterstadien des Stadiums 3 vorgenommen. Zudem hätten aufgrund einer Schichtdicke
von teilweise 3 mm Fehlinterpretationen feiner anatomischer Strukturen stattfinden können (vgl. Gurses et al. 2016, S. 1346 ff.). Franklin und Flavel (2014,
S. 583 ff.) erwähnen die Altersverteilung und die Größe der Studienkohorten
im Bereich der Zielgruppe, der Minderjährigen, als Grund für eine mögliche
Abweichung der Studienergebnisse und damit als Einschränkung von deren
Aussagekraft.

Anhand dieses Überblicks lassen sich einige Gründe aufzeigen, warum die
Ergebnisse der einzelnen Studien nicht direkt vergleichbar sind. Dies liegt unter
anderem an den Unterschieden in der Bildqualität aufgrund des unterschiedlichen
Ausgangsmaterials, der CT-Schichtdicke und den unterschiedlichen Auswertungsmethoden. In einigen Studien fand die Auswertung der CT-Bilder im Konsens
sämtlicher UntersucherInnen statt, in anderen wiederum werteten einzelne UntersucherInnen mit mal unterschiedlichem, mal gleichem Erfahrungsstand die Bilder
aus. In zwei Fällen wurde die weniger entwickelte Schlüsselbeinseite evaluiert.

Ein weiterer Grund für eine mögliche Abweichung der Studienergebnisse wird allerdings nur in fünf Fällen als Einschränkung der Aussagekräftigkeit mit angeführt, nämlich die Altersverteilung und die Größe der Studienkohorten im Bereich der Zielgruppe, der Minderjährigen: Franklin und Flavel (2014), Ufuk et al. (2016), Patil et al. (2018), Torimitsu et al. (2019) und Bassed et al. (2011). Die von einigen AutorInnen festgestellten Probleme bei der Altersverteilung und der Studienkohortengröße sollen im Folgenden detaillierter erörtert werden.

3.5.3.7 Studienkohortengröße

Kellinghaus et al. (2010a) schlossen 61 männliche Personen jünger als 18 Jahre und 66 weibliche Personen jünger als 18 Jahre in ihre Studie ein. Hiervon sind 14 Frauen und 17 Männer im Alter von 16 und 17 Jahren. In die Anschlussstudie (Kellinghaus et al. 2010b) wurden 20 männliche und 23 weibliche Personen unter 18 Jahren aus der vorhergehenden Studie übernommen, also 14 Frauen und 18 Männer im Alter von 16 und 17 Jahren. Bei den 16-jährigen Männern könnte es sich um einen Schreibfehler handeln, da diese Gruppe von 3 auf 4 Personen anwuchs. Wittschieber et al. (2014) schlossen eine ähnlich kleine Gruppe von Personen unter 18 Jahren in ihre Studienkohorte ein: Hier sind es insgesamt 27 männliche und 18 weibliche Personen, davon sind 8 Frauen und 13 Männer im Alter von 16 und 17 Jahren. Auch Franklin und Flavel (2015), die angeben, die Studienergebnisse der vorher genannten Studien im Wesentlichen zu bestätigen, beziehen sich in ihrer Studie nur auf 22 männliche und 12 weibliche Personen im Alter von 16 und 17 Jahren. Franklin und Flavel (2015) diskutieren die Problematik der zu niedrigen Gruppengröße als Begründung für das auffällig hohe Mindestalter bei Männern von 19 Jahren im Stadium 3, da sich aufgrund der relativ kleinen Kohorte von nur 14 Personen (im Stadium 3) eine Verzerrung ergeben haben könnte. Sie empfehlen deshalb eine Ausweitung der Studienkohorte (vgl. Franklin und Flavel 2015, S. 586 ff.). Bei einem Blick auf die Stadienverteilung bei den Frauen sind allerdings weitere Probleme auffällig. Zum einen beträgt auch in diesem Fall die Anzahl der Probandinnen im Stadium 3 nur 15 Frauen. Zum anderen wiesen Franklin und Flavel (2015) das Stadium 4 bei den Frauen mit einem Mindestalter von 20 Jahren nach. In Bezug auf ihre Beobachtung, dass Frauen in der Entwicklung Männern im Mittel um ein Jahr voraus sind, mag dies schlüssig sein. Andererseits muss auch gewürdigt werden, dass es sich hierbei um einen Zufallsbefund handeln könnte, denn in der Altersgruppe der 20-jährigen Frauen befindet sich nur eine Frau. Und schließlich wird in der Studie von Franklin und Flavel (2015) das Stadium 5 bei den Frauen (im Text und den Tabellen) mit einem Mindestalter von 25 Jahren angegeben, doch ist an der Studie offensichtlich gar keine Frau im Alter von 25 Jahren beteiligt.

Auch in den anderen Studien befinden sich nur wenige ProbandInnen unter 18 Jahren. So schlossen Schulz et al. (2005) 20 Frauen und 43 Männer im Alter von 16 und 17 Jahren in ihre Studie ein. Pattamapaspong et al. (2015) berücksichtigten 18 Frauen und 29 Männer im Alter von 16 und 17 Jahren. Wittschieber et al. (2014) nahmen 8 Frauen und 13 Männer im Alter von 16 und 17 Jahren in ihre Studie auf. Bassed et al. (2011) hingegen schlossen 40 Frauen und 57 Männer im Alter von 16 und 17 Jahren in ihrer Studie ein. Mit Ausnahme von Zhang et al. (2015) zeigten auch die weiteren zitierten Studien kaum höhere Zahlen in der Altersgruppe der 16- und 17-Jährigen. Zhang et al. (2015) berücksichtigten jeweils 61 Frauen und Männer im Alter von 16 und 17 Jahren. Eine Übersicht über die Anzahl der ProbandInnen verschafft Tabelle 3.13.

Tabelle 3.13 Anzahl der ProbandInnen in Studien zur Computertomographie des Schlüsselbeins

Erwähnung der Asymmetrie der Altersverteilung	Anzahl ProbandInnen	ProbandInnen unter 18 Jahren	ProbandInnen im Alter von 16 und 17 Jahren	AutorInnen
Nein	F[1]: 139 M[2]: 417	F: 28 M: 57	F: 20 M: 43	Schulz et al. (2005)
Nein	F: 288 M: 214	F: 66 M: 61	F: 14 M: 17	Kellinghaus et al. (2010a)
Nein	F: 104 M: 81	F: 23 M: 20	F: 14 M: 18	Kellinghaus et al. (2010b)
Ja	F: 219 M: 455	F: 49 M: 76	F: 40 M: 57	Bassed et al. (2011)
Nein	F: 157 M: 336	F: 18 M: 27	F: 8 M: 13	Wittschieber et al. (2014)
Ja	F: 148 M: 185	F: 57 M: 73	F: 12 M: 22	Franklin und Flavel (2015)
Nein	F: 160 M: 249	F: 58 M: 87	F: 18 M: 29	Pattamapaspong et al. (2015)
Nein	F: 141 M: 362	F: 29 M: 73	F: 9 M: 37	Ekizoglu et al. (2015a)
Nein	F: 64 M: 129	F: 24 M: 48	F: 12 M: 39	Ekizoglu et al. (2015b)

(Fortsetzung)

Tabelle 3.13 (Fortsetzung)

Erwähnung der Asymmetrie der Altersverteilung	Anzahl ProbandInnen	ProbandInnen unter 18 Jahren	ProbandInnen im Alter von 16 und 17 Jahren	AutorInnen
Nein	F: 382 M: 370	F: 89 M: 89	F: 61 M: 61	Zhang et al. (2015)
Nein	F: 67 M: 252	F: 13 M: 59	F: 13 M: 48	Houpert et al. (2016)
Ja	F: 119 M: 181	F: 26 M: 43	F: 5 M: 13	Ufuk et al. (2016)
Nein	F: 340 M: 385	F: 102 M: 120	F: 39 M: 40	Gurses et al. (2016)
Nein	F: 108 M: 146	F: 58 M: 49	F: 40 M: 35	Gurses et al. (2017)
Nein	F: 202 M: 399	F: 30 M: 82	F: 9 M: 23	Uysal Ramadan et al. (2017)
Ja	F: 180 M: 282	F: 50 M: 68	F: 18 M: 27	Patil et al. (2018)
Ja	F: 79 M: 128	F: 12 M: 16	F: 4 M: 8	Torimitsu et al. (2019)
Summe F/M	**F: 2897 M: 4571**	**F: 732 M: 1048**	**F: 336 M: 530**	
Summe aller ProbandInnen	**7468**	**1780**	**866**	

[1]$F = Frauen,$ [2]$M = Männer$

   Von den vorgestellten Studien erwähnen nur fünf, nämlich Bassed et al. (2011), Ufuk et al. (2016), Franklin und Flavel (2015), Patil et al. (2018) und Torimitsu et al. (2019), dass es aufgrund einer Asymmetrie in der Altersverteilung zu Verzerrungen der Ergebnisse kommen könnte. Die anderen Studien ziehen diese Möglichkeit nicht in Betracht. Von den insgesamt 7468 ProbandInnen in den vorgestellten Studien sind nur 1780 minderjährig und es entfallen mit 866 Personen lediglich 11,6 % auf die für die vorliegende Arbeit relevante Altersgruppe der 16- und 17-jährigen Personen.

3.5.3.8 Diskussion und Schlussfolgerungen zu den computertomographischen Studien

Im vorliegenden Kapitel wurden computertomographische Studien zur Altersschätzung anhand der Schlüsselbeine vorgestellt. Wie gezeigt, sind die einzelnen Studien aufgrund der unterschiedlichen Studiendesigns nicht in allen Punkten vergleichbar. Dies liegt unter anderem an der unterschiedlichen CT-Schichtdicke, dem unterschiedlichen Erfahrungsstand der UntersucherInnen und einer Auswertung, die teilweise von einzelnen UntersucherInnen und teilweise im Konsens erfolgte. Zwei Studien werteten die weniger entwickelte Schlüsselbeinseite aus, während die anderen Studien die weiter entwickelte Schlüsselbeinseite evaluierten. Darüber hinaus sind weitere Probleme auffällig, die die Aussagekraft der Studien für die Fragestellung der vorliegenden Arbeit einschränken.

Einer dieser Gründe sind Hinweise darauf, dass die Studienkohorten zu klein für eine Verallgemeinerungsfähigkeit sein könnten. Franklin und Flavel (2015) geben als Grund für die geringe Größe der Studienkohorten an, dass die CT-Bilder aus klinischen Untersuchungen stammen und ein Mangel an hochauflösenden CT-Aufnahmen bestehe. Sie konzedieren aber, dass größere Studienkohorten eine größere Bandbreite der tatsächlichen Skelettentwicklung abbilden würden (vgl. Franklin und Flavel 2015, S. 591). Nach Fletcher et al. (2007) lassen sich ohnehin gerade retrospektive Studien mit einer kleinen Anzahl von KrankenhauspatientInnen nicht direkt auf eine Allgemeinbevölkerung bzw. die Weltbevölkerung verallgemeinern (vgl. Fletcher et al. 2007, S. 26 ff.). Cole (2015) merkte zur Größe der Studienkohorte an, dass es sinnvoll wäre, eine Altersgruppe von 15 bis 20 Jahren zu untersuchen, wenn es darum gehe, einen Schwellenwert für eine Volljährigkeit bzw. Minderjährigkeit zu evaluieren, da die Altersgruppe der 10-Jährigen wenig zu dieser Fragestellung beizutragen hat (vgl. Cole 2015, S. 379 ff.). Die Studienkohorten hätten also so gewählt sein müssen, dass sie den zu messenden bzw. auszuschließenden Parameter gut vertreten beinhalten. Zudem hätte der Anteil an ProbandInnen, die jünger und älter als 18 Jahre sind, etwa gleich sein müssen. Für Gelbrich et al. (2010, S. 459) stellt eine gleichmäßige Altersverteilung der Referenzstichprobe ein Qualitätskriterium dar, und auch die AGFAD spricht sich in ihren Empfehlungen für eine gleichmäßige Altersverteilung aus (vgl. Schmeling et al. 2008, S. 452). Die ganz überwiegende Mehrzahl der angeführten Studien entspricht in diesem Punkt nicht den Empfehlungen der AGFAD.

Insgesamt erhöht zwar die Gesamtzahl der Studien die Anzahl der untersuchten ProbandInnen, doch von den insgesamt 7468 ProbandInnen in den vorgestellten Studien entfielen nur 11,6 % auf die für die vorliegende Arbeit relevante Altersgruppe der 16- und 17-Jährigen. Die Unterschiede der einzelnen Studien im Mindestalter und den Mittelwerten zeigen zudem, dass hier weiterer Bedarf an einheitlichen Studien mit größeren Kohorten besteht. Darüber hinaus wurde gezeigt, dass bereits die zweifache Standardabweichung als statistisches Instrument für die Verallgemeinungsfähigkeit der Daten häufig das ermittelte Mindestalter unterschreitet und das Höchstalter überschreitet. Es kann also angenommen werden, dass die Studienkohorten der einzelnen beschriebenen CT-Studien, mit Rücksicht auf die feinen Unterschiede im Verknöcherungsgrad, die beurteilt werden sollen, gerade im Bereich der Minderjährigen zu klein sind und somit eine unzureichende Präzision aufweisen. Die Problematik einer Asymmetrie in den Daten, die gerade für die Interpretation der Fragestellung (minderjährig oder volljährig) in hohem Maße relevant ist, wird jedoch nur von fünf Studien adressiert (Bassed et al. 2011, Franklin und Flavel 2015, Ufuk et al. 2016, Patil et al. 2018, Torimitsu et al. 2019). Wird die Asymmetrie der Studiendaten vor dem Hintergrund der Evaluation eines Schwellenwerts für die Volljährigkeit bzw. Minderjährigkeit nicht angesprochen, stellt dies bei Studien mit einer asymmetrischen Altersverteilung einen wesentlichen Mangel im Bereich der Berichtsqualität dar, gerade wenn die Altersverteilung Auswirkungen auf die Verallgemeinerungsfähigkeit (externe Validität) der Studie hat (vgl. Cochrane Deutschland et al. 2016, S. 9 ff.).

Außerdem adressieren nur zwei Studien (Bassed et al. 2011, Ufuk et al. 2016) in ihrer Fragestellung explizit das Ziel, anhand der Stadien einen Schwellenwert für eine Volljährigkeit bzw. Minderjährigkeit zu ermitteln. Nahezu alle übrigen Studien deuten zwar in der Einleitung an, einen solchen Schwellenwert evaluieren zu wollen, nehmen dieses Ziel dann aber nicht in ihre Fragestellung auf. Obwohl also in den Einleitungen häufig auf Migration und das Problem des nicht bekannten Alters von MigrantInnen sowie der rechtlich wichtigen Altersgrenze der Volljährigkeit eingegangen wird, wird dieses Thema in der Fragestellung nicht mehr adressiert. In der Fragestellung geht es stattdessen allgemein um die Evaluation von Altersgrenzen der körperlichen Entwicklung und in den Schlussfolgerungen dann insbesondere um das erkannte Entwicklungsstadium im Bereich der Volljährigkeit.

Die vorgestellten methodischen Probleme der Einzelstudien werden auch in einer zu diesem Thema verfassten Übersichtsarbeit von Hermetet et al. (2018) nicht ausreichend adressiert. Dies trägt zu weiterer Verunklarung bei. Hermetet et al. (2018) kommen in der bereits in Abschnitt 3.5.2 beschrieben systematischen Übersichtsarbeit mit der Frage nach einem Schwellenwert für das vollendete 18. Lebensjahr zu der Schlussfolgerung, dass im Stadium 4 und 5 alle Personen mindestens 18 Jahre alt sind und ebenso alle Männer im Stadium 3c (vgl. Hermetet et al. 2018, S. 1422). Allerdings wurde keine deutsch- oder englischsprachige Studie mit einbezogen, die in ihrer Fragestellung explizit erwähnt, einen Schwellenwert für eine Volljährigkeit bzw. Minderjährigkeit finden zu wollen. Darüber hinaus geben die AutorInnen in der Publikation nur die Altersverteilung der einzelnen Studienkohorten vom Mindestalter bis zum Höchstalter sowie die Gesamtzahl der ProbandInnen an. Die Altersverteilung in den einzelnen Altersgruppen wird nicht benannt, sodass nicht nachzuvollziehen ist, inwieweit diese Einzug in die Bewertung der Ergebnisse, insbesondere der Verallgemeinungsfähigkeit (externe Validität) erhalten hat. Ein möglicherweise vorhandenes Verzerrungsrisiko durch eine nicht deckungsgleiche Fragestellung und eine asymmetrische Altersverteilung in den Primärstudien wird nicht adressiert. Die Bewertung dieser Übersichtsarbeit mit dem ROBIS-Instrument (Risk Of Bias In Systematic reviews) liefert konkrete Hinweise auf ein hohes Verzerrungsrisiko. ROBIS adressiert ausschließlich das Verzerrungsrisiko von systematischen Übersichtsarbeiten. Es basiert wie das Cochrane Instrument zur Bewertung von Studien auf einem Komponentensystem, bei dem das Verzerrungsrisiko für verschiedene Komponenten separat eingeschätzt wird (vgl. Cochrane Deutschland et al. 2017, S. 18 ff.). Bei der Anwendung einzelner Fragen aus diesem Katalog führen insbesondere die nicht passende Fragestellung der Primärstudien und die nicht adressierte asymmetrische Altersverteilung zu dieser Einschätzung. Die Studiendaten sind nicht detailliert genug beschrieben, um den LeserInnen eine Ergebnisinterpretation zu erlauben, da die detaillierten Altersverteilungen der einzelnen Studien fehlen. Somit wurden nicht alle relevanten Daten extrahiert und darüber hinaus die potenziellen Verzerrungsrisiken (Fragestellung der Primärstudien, Asymmetrie der Altersverteilung) in der Ergebnisinterpretation nicht benannt.

Ding et al. (2018) kritisieren in ihrer systematischen Übersichtsarbeit zu den Altersschätzungen mittels CT nach den Methoden von Schmeling et al. (2004) und Kellinghaus et al. (2010b) ein erhebliches Verzerrungsrisiko. In die Studie wurden die in dieser Arbeit bereits beschriebenen Studien von Ekizoglu et al. (2015a, b), Franklin und Flavel (2015), Gurses et al. (2016, 2017), Pattamapaspong et al. (2015), Uysal Ramadan (2017), Ufuk et al. (2016), Zhang et al. (2015) sowie eine hier nicht untersuchte magnetresonanztomographische Studie von Vieth et al. (2014) eingeschlossen (vgl. Ding et al. 2018, S. 18 f.). Die Studien wurden mit dem QUADAS-2-Instrument (Quality Assessment of Diagnostic Accuracy Studie) bewertet, um mögliche Verzerrungsrisiken zu erkennen und die methodische Qualität der Studien zu beurteilen (vgl. Ding et al. 2018, S. 18 ff.; Whiting 2011, S. 529 ff.). Ding et al. (2018) kritisieren bei jeder der einbezogenen Studien aufgrund der ungleichen Altersverteilung ein hohes Verzerrungsrisiko, das bei Verwendung des Mittelwertes zu einer ungenauen Schätzung der Altersverteilung pro Stadium führen könne (vgl. Ding et al. 2018, S. 19, 33 ff.). Sie kommen zu dem Schluss, dass es nicht angemessen sei, die Ergebnisse der einzelnen Studien zu kombinieren und für weitere Berechnungen zu benutzen (vgl. Ding et al. 2018, S. 20).

Als Ergebnis der vorliegenden Arbeit kann die Aussage von Schmeling et al. (2016), das Stadium 3c (nach Kellinghaus et al. 2010b) zeige die Vollendung des 19. Lebensjahres und das Stadium 4 (nach Schmeling et al. 2004) die Vollendung des 21. Lebensjahres an (vgl. Schmeling et al. 2016, S. 47), als nicht hinreichend belegt gelten.

Dass eine Volljährigkeit im Stadium 3c und 4 auf die Weltbevölkerung verallgemeinert werden kann, muss auf der Basis der aktuellen Studienlage angezweifelt werden. Die Ergebnisse der vorliegenden Arbeit untermauern dies, zum einen aufgrund der relativ geringen Anzahl an Minderjährigen in den Studien und zum anderen aufgrund des nachgewiesenen Alters von 18 Jahren in den Stadien 3c und 4. Zusätzlich zeigte jeweils eine Studie bereits Minderjährige in diesen Stadien. Auch ist anzunehmen, dass eine Person im Alter von 18 Jahren im Stadium 4 im vorher durchlaufenen Stadium 3c noch minderjährig gewesen sein könnte. Die Standardabweichungen der einzelnen Stadien legen dies zumindest nahe. Der Mittelwert und die Berechnung der zwei- und dreifachen Standardabweichung als statistisches Instrument für die Verallgemeinerungsfähigkeit machen darüber hinaus deutlich, dass die Studienkohorten zu klein sein dürften, um die wahren Grenzen für das Mindest- und Höchstalter widerzuspiegeln. In nahezu jeder der hier vorgestellten Studien reicht schon die zweifache Standardabweichung über die minimalen und maximalen Altersgrenzen hinaus. Nur im Stadium 5 könnte auch bei Vergrößerung der Studienkohorten wohl korrekt davon ausgegangen werden, dass eine Volljährigkeit vorliegt, da insgesamt ein höheres Mindestalter gesehen wurde. Doch eignet sich das Stadium 5 nicht sinnvoll als Schwellenwert zur Altersschätzung im Bereich um die Volljährigkeit, denn viele Volljährige würden als minderjährig fehlinterpretiert werden.

In keiner der beschrieben CT-Studien wurden die Testgütekriterien eines diagnostischen Tests (Sensitivität und Spezifität) mitberechnet, die gerade für die Frage nach dem Nachweis der Minderjährigkeit bzw. der Volljährigkeit wichtig wäre. Bei dieser Frage handelt es sich um eine klare dichotome Fragestellung, volljährig: ja, bzw. volljährig: nein. Dies müsste die Definition eines Schwellenwertes für eine Volljährigkeit bzw. Minderjährigkeit bei geeigneter Fragestellung erlauben. In der vorliegenden Arbeit konnte aufgrund dieser und der oben benannten Einschränkungen der Studien leider kein sicherer Schwellenwert

evaluiert werden. Auch konnte nicht festgelegt werden, mit welcher Wahrscheinlichkeit in den einzelnen Stadien von einer Minderjährigkeit bzw. Volljährigkeit
ausgegangen werden kann.

Bevor die computertomographische Untersuchung der Schlüsselbeine zur
Altersdiagnostik und zum Ausschluss oder zum Beweis der Volljährigkeit bzw.
Minderjährigkeit eingesetzt wird, müssten also mehr Studien mit größeren Studienkohorten und einer präziseren Fragestellung durchgeführt werden. Insbesondere im Bereich der minderjährigen ProbandInnen müssten die Studienkohorten
vergrößert werden um eine sicherere Aussage darüber zu erlauben, in welchen
Stadien noch minderjährige Personen nachgewiesen werden.

Aufgrund der beschriebenen Einschränkungen der Aussagekraft der Studien
wurde in der vorliegenden Arbeit auf eine Metaanalyse verzichtet, insbesondere,
da die Altersverteilung in den Studien zu asymmetrisch ist. Die für die Fragestellung relevante Altersgruppe wird nur mit 11,6 % der ProbandInnen abgebildet
und die 95 %-Konfidenzintervalle der Mittelwerte wie auch die Standardabweichungen zeigen zwischen den Studien große Unterschiede in den einzelnen
Stadien. Darüber hinaus konnte mit den vorliegenden Daten keine Sensitivität
und Spezifität berechnet werden, mit denen im Rahmen des sequentiellen Testens
ein diagnostischer Pfad hätte entwickelt werden können.

3.6 Sequentielles Testen als diagnostischer Pfad zur Erhöhung der Aussagekraft

Bei der Altersschätzung von unbegleiteten MigrantInnen, die vorbringen, minderjährig zu sein, ist die Volljährigkeit bzw. Minderjährigkeit die wichtigste
Fragestellung. Einige Methoden der Altersschätzung sind in der Lage, im Kindesalter bessere Ergebnisse als im Jugendalter zu erzielen. Die verschiedenen
Methoden zur Schätzung des Alters müssen also der jeweiligen Altersgruppe
angepasst werden. In vielen Fällen werden Altersschätzungen bei Personen durchgeführt, die angeben, im Alter zwischen 16 und 17 Jahren zu sein, da in diesem
Alter anhand äußerlicher Merkmale keine klare Unterscheidung zwischen minderjährig und volljährig möglich ist. Im Folgenden wird, der Fragestellung der
vorliegenden Arbeit entsprechend, diese Altersgruppe weiter betrachtet, das heißt,
dass die bei dieser Altersgruppe zur Anwendung kommenden Methoden allein
oder in Kombination eine Minderjährigkeit entweder bestätigen oder ausschließen bzw. eine Volljährigkeit bestätigen oder ausschließen können müssen. Auch
wenn keine einzelne Methode direkt allen diesen Anforderungen genügt, könnte

sie andere Untersuchungen bestätigen oder widerlegen und damit Ergebnisse mit einer höheren Aussagekraft erzielen.

Insgesamt handelt es sich hierbei um eine Fragestellung des multiplen Testens. Hiernach können Untersuchungen entweder sequentiell, also der Reihe nach, oder simultan, also gleichzeitig durchgeführt werden, um das für die Fragestellung aussagekräftigste Ergebnis zu erzielen. Die spätere gesamte Aussagekraft der Untersuchungen wird anhand der Sensitivität und Spezifität der einzelnen genutzten Tests errechnet. Beim simultanen Testen werden die entsprechenden Untersuchungen gleichzeitig durchgeführt, und die Sensitivität und Spezifität der einzelnen Untersuchungen miteinander verrechnet. Das simultane Testen führt zu einem Gewinn an Sensitivität und einem Verlust an Spezifität. Beim sequentiellen Testen hingegen werden die unterschiedlichen Untersuchungen nacheinander durchgeführt. Ein positives Testergebnis führt zum jeweils folgenden Test. So erniedrigt sich die Sensitivität, während sich die Spezifität erhöht (vgl. Gordis 2014, S. 95 ff.). Bei der Altersschätzung sind die fälschlicherweise positiv ausfallenden Testresultate zu reduzieren, also die Fälle, in denen Minderjährige fälschlich als volljährig ausgewiesen werden. Eine hohe Spezifität der Untersuchungen ist für Altersschätzungen also maßgebend, somit kommt das sequentielle Testen in Frage. Allerdings vermindert diese Art des Testens die Sensitivität, mit der Konsequenz, dass mehr Volljährige für minderjährig gehalten werden. Ein Vorteil ist, dass bei einer Untersuchungsabfolge, bei der nach jeder Untersuchung überprüft wird, ob Kriterien für eine Minderjährigkeit vorliegen, die Untersuchungsabfolge entsprechend abgebrochen werden kann, wenn Hinweise für eine Minderjährigkeit vorliegen. So wird gewährleistet, dass so wenig Schaden wie möglich durch die Untersuchungen verursacht wird.

Leider ist es in der vorliegenden Arbeit nicht möglich gewesen, einen diagnostischen Pfad zu erstellen, um anschließend Aussagen über die gesamte Spezifität und Sensitivität sowie den positiven bzw. negativen prädiktiven Wert tätigen zu können, um hiermit die Validität der Altersschätzung näher bestimmen zu können. Hierzu fehlte entsprechendes Datenmaterial, da insbesondere die vorgestellten CT-Studien, die in der Praxis einen wichtigen Beitrag im Rahmen des diagnostischen Testens einnehmen, keine Sensitivität und Spezifität berechnet hatten. Somit ist eine Berechnung dieser Parameter für das sequentielle Testen nicht möglich. Dennoch können im Folgenden die einzelnen Untersuchungen auf eine mögliche Tauglichkeit für die Nutzung innerhalb des sequentiellen Testens überprüft werden.

Die körperliche Untersuchung trägt beim sequentiellen Testen in der Altersgruppe der 16- und 17-Jährigen kaum zum diagnostischen Pfad bei. Das letzte Stadium nach Flügel et al. (1986) und Tanner (1962) kann bereits mit 15 Jahren erreicht sein, somit besteht in der betreffenden Altersgruppe immer die Möglichkeit einer Minderjährigkeit. Eine Volljährigkeit ließe sich nur in niedrigen Stadien ausschließen, die in der entsprechenden Altersgruppe nur sehr selten anzutreffen sein dürften. Auch bezüglich der Erkennung möglicher Erkrankungen mit Einfluss auf das Knochenalter ist die Untersuchung, wie in Abschnitt 3.7 gezeigt wird, in der aktuellen Form nur sehr eingeschränkt zielführend.

Die anschließende röntgenologische Untersuchung der Handknochen hat den Vorteil, dass die Röntgenstrahlung vom Körperstamm entfernt appliziert wird (vgl. Thiemann et al. 2006, S. 1) und die Dosis mit ungefähr 0,1 µSv (vgl. Vieth et al. 2010, S. 487; Schmeling et al. 2016, S. 46) im Vergleich zu den folgenden Untersuchungen gering ist. Allerdings kann mit dieser Methode selbst bei Nutzung der nur zweifachen Standardabweichung von +/– 2,2 Jahren keine sichere Bestimmung der Volljährigkeit mehr erfolgen, da nach dem Atlas von Greulich und Pyle (1959) das maximal zu beurteilende Alter bei 18 bzw. 19 Jahren liegt. Für Frauen und Männer wurde zudem im letzten Stadium der Standardbilder ein Mindestalter von 16 Jahren nachgewiesen. Und auch eine Bestimmung der Minderjährigkeit ist für die Altersgruppe der 16- bis 17-Jährigen allenfalls möglich, wenn das Knochenalter auf unter 16 Jahre geschätzt wird. Die Untersuchung erscheint höchstens aufgrund der im Vergleich niedrigen Strahlendosis sinnvoll, wenn einigen Minderjährigen hierdurch weitere Diagnostik erspart werden kann. Hierzu müsste allerdings eine Minderjährigkeit postuliert werden, sobald nicht das letzte Standardbild nach dem Röntgenatlas erreicht wurde, da eine Schätzung des Knochenalters auf 15 Jahre und darunter nur einen kleinen Teil der Jugendlichen betreffen dürfte.

Bei der Röntgenuntersuchung der Weisheitszähne sind im letzten Stadium (H) nach Demirjian et al. (1973) neben den Volljährigen bis zu mehr als 10 % der untersuchten Personen minderjährig. In den niedrigeren Stadien (Stadien D bis G) wurden neben vielen minderjährigen Personen auch Volljährige nachgewiesen. Die applizierte Strahlendosis auf den Kopf beträgt ungefähr 26 µSv (vgl. Vieth et al. 2010, S. 487; Schmeling et al. 2016, S. 46) und ist damit höher und einen zentraleren Teil des Körpers betreffend als beim Handröntgen. Die Untersuchung kann im Rahmen des sequentiellen Testens sinnvoll sein, wenn eine Orientierung am Mindestalter stattfindet, bei dem alle ProbandInnen unterhalb des Stadium H ohne weitere Prüfung als minderjährig betrachtet werden, um keine weitere strahlenintensivere Diagnostik anschließen zu müssen. Es können allerdings Personen in den niedrigeren Stadien volljährig sein. Eine weitere Untersuchung müsste im Stadium H angeschlossen werden, um dann ggf. eine Volljährigkeit sicher bestätigen zu können, da im Stadium H neben Volljährigen auch Minderjährige nachgewiesen wurden.

Möglicherweise erhöht die anschließende CT-Untersuchung der Schlüsselbeine als Bestätigungstest die Aussagesicherheit der Gesamtuntersuchungen.
Allerdings kann aufgrund der beschriebenen Einschränkungen in der Aussagekraft der einzelnen Studien hierzu keine sichere Aussage bezüglich der hier
besonders relevanten Stadien 3c und 4 getroffen werden. Aktuell vermag höchstens das Stadium 5 eventuell eine Volljährigkeit nachzuweisen, allerdings werden
dann auch sehr viele Volljährige für minderjährig gehalten, ein Ergebnis, das
die Untersuchung im Ganzen in Frage stellt. Wie viele Volljährige in den jeweiligen Studien als minderjährig fehlinterpretiert werden, lässt sich aufgrund der
fehlenden Angaben zur Sensitivität und Spezifität in den Studien nicht genau
nachvollziehen. Eine Studie zum konventionellen Röntgen der Schlüsselbeine von
Cameriere et al. (2012) zeigte beispielsweise im Stadium 4 eine Sensitivität von
11 bis 36 %, sodass 64 bis 89 % der volljährigen Personen als minderjährig fehlinterpretiert wurden (vgl. Cameriere et al. 2012, S. 928). Diese Prozentzahl dürfte
im Stadium 5 noch höher liegen und sich auch im Rahmen des sequentiellen Testens, entsprechend den obigen Ausführungen, weiter erhöhen. Unter anderem aus
diesem Grund wären Angaben zu Sensitivität und Spezifität in den CT-Studien
wichtig gewesen. Dies wäre auch deshalb wichtig, da die CT-Untersuchung der
Schlüsselbeine die höchste Strahlenbelastung in der Untersuchungsabfolge aufweist und deshalb auch das größte Maß an Aussagesicherheit aufweisen müsste.
Die Strahlenbelastung liegt bei ungefähr 400 bis 800 µSv (vgl. Vieth et al. 2010,
S. 487; Schmeling et al. 2016, S. 46). Je nach anatomischer Beschaffenheit der
betroffenen Person liegt zudem die Schilddrüse als ein strahlensensibles Organ
(vgl. Spampinato et al. 2015, S. 1888; Tipnis et al. 2015, S. 1067 f.) ziemlich
dicht am, wenn nicht sogar im Röntgenstrahlengang.

Insgesamt dürfte die Wahrscheinlichkeit, mit dem sequentiellen Testen Minderjährige fälschlich als volljährig zu interpretieren, geschätzt bei bis zu 10 %
liegen. Dieser geschätzte Wert ergibt sich, wenn man bei der röntgenologischen
Beurteilung der Weisheitszähne für das Stadium H nach Demirjian et al. (1973)
eine Wahrscheinlichkeit von mehr als 10 % annimmt, Minderjährige fälschlich als volljährig zu bestimmen und für die anschließende CT-Untersuchung
der Schlüsselbeine eine Wahrscheinlichkeit der Fehlinterpretation für die Stadien 3c bzw. 4 (Kellinghaus et al. 2010b, Schmeling et al. 2004) postuliert.
Die CT-Untersuchung als Bestätigungstest beim sequentiellen Testen hätte dann
zur Folge, dass die Wahrscheinlichkeit der Fehlinterpretation insgesamt weiter
gesenkt werden würde. Die Annahme einer Wahrscheinlichkeit für eine Fehleinschätzung bei der Untersuchung der Schlüsselbeine mittels Computertomographie
beruht in der vorliegenden Arbeit darauf, dass aufgrund der angegebenen Daten

und der Einschränkungen in der Aussagekraft der Studien kein sicherer Schwellenwert für eine Volljährigkeit in den Stadien 3c und 4 (Kellinghaus et al. 2010b, Schmeling et al. 2004) nachgewiesen werden konnte. Es ist davon auszugehen, dass bei Vergrößerung der Studienkohorten (insbesondere im Bereich der Minderjährigen) Minderjährige in diesen Stadien gesehen werden. Wie viele es sein werden, lässt sich durch die vorliegende Arbeit nicht beziffern, weshalb die obige Schätzung zum jetzigen Zeitpunkt entsprechend vage ausfällt. Im Stadium 5 (Schmeling et al. 2004) dürfte die Wahrscheinlichkeit der Fehlinterpretation sinken.

3.7   Krankheiten mit Einfluss auf das Knochenalter

Im Rahmen der Altersschätzung wird von der AGFAD eine körperliche Untersuchung zur Erkennung von Krankheiten empfohlen, da einige das Knochenwachstum beschleunigen oder verlangsamen können (vgl. Schmeling et al. 2008, S. 451; Schmeling 2011, S. 154). Im Folgenden werden einige in Frage kommende Erkrankungen beschrieben und darauf eingegangen, wie diese diagnostiziert werden und ob diese bei einer körperlichen Untersuchung erkannt werden können. Zu unterscheiden sind Erkrankungen, die das Wachstum beschleunigen, und Erkrankungen, die das Wachstum verlangsamen.

3.7.1 Entwicklungsbeschleunigung

Erkrankungen, die eine Entwicklungsbeschleunigung zur Folge haben, führen dazu, dass Kinder und Jugendliche aufgrund ihres Knochenalters als zu alt eingeschätzt werden. Nach Schmeling ist dies „unbedingt zu vermeiden" (Schmeling 2011, S. 154). Er empfiehlt bei der körperlichen Untersuchung auf „Symptome einer hormonell bedingten Entwicklungsbeschleunigung, wie Gigantismus, Akromegalie, Minderwuchs, Virilisierungserscheinungen bei Mädchen, dissoziiertem Virilismus bei Jungen, Struma oder Exophthalmus, zu achten" (Schmeling 2011, S. 154). Endokrine Erkrankungen, die zu einer Entwicklungsbeschleunigung führen, sind nach Schmeling beispielsweise die Pubertas praecox, das adrenogenitale Syndrom und die Hyperthyreose (vgl. Schmeling 2011, S. 154).

3.7.1.1 Adrenogenitales Syndrom (AGS)

Beim adrenogenitalen Syndrom handelt es sich um eine erbliche Störung der Cortisolsynthese in der Nebennierenrinde aufgrund von Enzymdefekten. Die häufigste Form ist der 21-Hydroxylase-Defekt. Hier muss zwischen dem AGS mit Salzverlustsyndrom und dem unkomplizierten AGS mit Virilisierungserscheinungen (Vermännlichungserscheinungen) unterschieden werden (vgl. Herold 2012, S. 770 ff.).

Beim **AGS mit Salzverlustsyndrom** ist neben der Glukokortikoidsynthese, bei der Kortisol synthetisiert wird, auch die Mineralokortikoidsynthese defekt. Hierdurch kommt es zu einem Natrium- und Wasserverlust, an deren Folgen die betroffenen Neugeborenen unbehandelt sterben. Die leichtere Form des **AGS mit Virilisierungserscheinungen** geht mit der Vermännlichung des weiblichen äußeren Genitals einher. Die Virilisierung entsteht bereits embryonal. Der Zeitpunkt der Entstehung ist für die Ausprägung verantwortlich. Bei neugeborenen Jungen ist das Genital unauffällig. Bei beiden Geschlechtern kommt es im Kleinkindesalter aufgrund der adrenalen Androgenüberproduktion zur Pseudopubertas praecox. Ovarien und Hoden bleiben unstimuliert und klein. Es kommt frühzeitig zur Entwicklung eines Teils der sekundären Geschlechtsmerkmale, wie der Schambehaarung und Vergrößerung des Penis. Aufgrund der fehlenden Östrogenbildung ist bei Mädchen die Brust und Gebärmuttervergrößerung nicht ausgeprägt (vgl. Koletzko 2013, S. 188 ff.). „Unbehandelt führt das AGS nach anfangs gesteigertem Wachstum im ca. 10. Lebensjahr, durch den frühen Schluss der Epiphysenfugen, zu einem Wachstumsstillstand. Die Patienten sind als Kinder groß und als Erwachsene klein" (Sitzmann und Bartmann 2007, S. 219). Hinweisend auf einen Verdacht des AGS im Jugendlichen oder Erwachsenenalter sind zum Beispiel Androgenisierungserscheinungen und häufig eine gestörte oder ausbleibende Pubertät und ausbleibende Menstruation (vgl. Bullmann und Minnemann 2011, S. 88).

Bei einer weiteren Form, dem **Late-onset-AGS** treten unter anderem Symptome wie Menstruationszyklusunregelmäßigkeiten, Hirsutismus (männliches Verteilungsmuster der Behaarung bei der Frau) oder Akne während der Pubertät oder im jungen Erwachsenenalter auf. Selten treten hier Symptome wie eine vorzeitige Schambehaarung oder Knochenreifung auf (vgl. Reisch und Reincke 2012, S. 356). Eine sichere Diagnose wird in Verbindung mit einer Blutuntersuchung auf Kortisol und der Überproduktion bestimmter Hormonvorstufen und Hormonen gestellt (vgl. Herold 2012, S. 771). „Beweisend sind enorm hohe 17-Hydroxyprogesteronspiegel im Serum" (Koletzko 2013, S. 189) des Blutes.

3.7.1.2 Pubertas praecox

Eine weitere Erkrankung, die mit einem beschleunigten Knochenalter einhergeht, ist die Pubertas praecox. Hier treten die ersten Pubertätszeichen bei Mädchen vor dem achten Lebensjahr und bei Jungen vor dem neunten Lebensjahr auf. Ausgelöst wird diese Erkrankung durch eine verfrühte Ausschüttung von Gonadotropinen, die wiederum die Bildung von Testosteron und Östrogen bewirken. Die primären und sekundären Geschlechtsmerkmale entwickeln sich verfrüht, aber in normaler Reihenfolge. Die Kinder sind für ihr Alter häufig relativ groß, doch die Wachstumsfugen schließen sich frühzeitig, und als Erwachsene bleiben die Personen relativ klein (vgl. Koletzko 2013, S. 192).

3.7.1.3 Hyperthyreose

Wie in Abschnitt 3.1.1 dargelegt, sind die Schilddrüsenhormone wichtig für das Knochenwachstum. So stimuliert die gesteigerte Stoffwechselaktivität durch die vermehrte Ausschüttung von Schilddrüsenhormonen das Knochenwachstum. Nach Willig (2008) ist das Wachstum zwar beschleunigt, limitiert sich aber durch einen vorzeitigen Wachstumsfugenschluss (vgl. Willig 2008, S. 43). Bei Kindern sind im Gegensatz zu Erwachsenen die Symptome der Hyperthyreose unspezifisch. Oft finden sich Verhaltensauffälligkeiten mit Schulproblemen und Störungen bei feinen Bewegungen. Bei der körperlichen Untersuchung können typische Befunde, wie eine vergrößerte Schilddrüse und hervortretende Augäpfel, fehlen. Weitere Symptome sind ein hoher Ruhepuls, Haarausfall, Schwitzen und Gewichtsverlust, wobei letzteres eher selten vorkommt. Zur Diagnostik der Erkrankung dient unter anderem eine Blutuntersuchung, in der die Konzentration der Schilddrüsenhormone und Antikörper bestimmt werden sowie eine Ultraschalluntersuchung der Schilddrüse (vgl. Koletzko 2013, S. 183 f.).

3.7.1.4 Hypophysärer Hochwuchs

Der hypophysäre Hochwuchs ist beim Erwachsenen auch als Akromegalie bekannt. Ursache ist eine überschießende Wachstumshormonproduktion aufgrund eines hormonproduzierenden Adenoms in der Hypophyse. Beim Erwachsenen kommt es nach Schluss der Epiphysenfugen zu Vergrößerungen von Händen, Füßen und Schädel sowie zu einer Vergröberung der Gesichtszüge (vgl. Herold 2012, S. 775 f.), während es bei Kindern vor dem Schluss der Epiphysenfugen eher mit einem beschleunigten Wachstum mit signifikantem Hochwuchs einhergeht (vgl. Willig 2008, S. 43).

3.7.1.5 Sotos-Syndrom (zerebraler Gigantismus)

Diese Erkrankung beruht auf einer Genmutation. Bei über 90 % der Betroffenen liegen die drei klinischen Leitsymptome Großwuchs, charakteristische Gesichtsmerkmale und Lernschwierigkeiten vor. Zu den Gesichtsmerkmalen gehören neben hohen Längen- und Kopfumfangsmaßen unter anderem eine hohe, vorgewölbte Stirn mit hoher Stirnhaargrenze, ein längliches Gesicht und ein prominentes, spitzes Kinn. Die Kinder haben meist schon eine große Geburtslänge. Das Wachstum ist insbesondere bis zum zehnten Lebensjahr beschleunigt; im Röntgenbild lässt sich ein höheres Knochenalter feststellen. Bis zum Erwachsenenalter kann sich der Großwuchs wieder normalisieren, während der überdurchschnittlich große Kopf in der Regel bestehen bleibt (vgl. Küchler und Wieczorek 2011, S. 511 f.).

3.7.1.6 Homozystinurie

Bei der Homozystinurie besteht eine Störung des Methioninstoffwechsels (vgl. Mattle und Mumenthaler 2013, S. 230). Hinweisgebend sind übermäßig lang erscheinende Finger und Zehen bei bestehendem Hochwuchs sowie eine Intelligenzminderung. Diagnostisch wird diese Erkrankung über eine erhöhte Homocystin Ausscheidung im Urin gesichert (vgl. Kiess 1993, S. 218).

3.7.1.7 Konstitutionelle Entwicklungsbeschleunigung

Für die konstitutionelle Entwicklungsbeschleunigung ist ein beschleunigtes Knochenalter bei früh-normalem Pubertätsbeginn typisch. Auch hier besteht, wie bei der in Abschnitt 3.7.2.1 beschriebenen, konstitutionellen Entwicklungsverzögerung, normalerweise eine normale Endgröße und eine familiäre Häufung (vgl. Kiess 1993, S. 218).

3.7.2 Entwicklungsverzögerung

Erkrankungen, die mit einer Entwicklungsverzögerung einhergehen, würden dazu führen, dass Kinder und Jugendliche als zu jung eingeschätzt werden. Eine dadurch zustande kommende Altersunterschätzung hätte laut Schmeling „keine nachteiligen Folgen für die Betroffenen" (Schmeling 2011, S. 154). Nach Schmeling (2011) sind dies die Mehrzahl der Erkrankungen. Endokrine Ursachen die mit Kleinwuchs, Verzögerung der Pubertätsentwicklung und Verzögerung der Knochenreifung einhergehen sind unter anderem: Wachstumshormonmangel, Hypothyreose, schlecht eingestellter Diabetes mellitus und das Cushing Syndrom (vgl. Koletzko 2013, S. 193). Außerdem können schwere chronisch systemische

Erkrankungen eine verspätete oder ausbleibende Pubertätsentwicklung verursachen. Koletzko (2013) führt als Beispiele Mangelernährung, Anorexia nervosa, Zöliakie, Morbus Crohn, zystische Fibrose, entzündliche Erkrankungen und Nierenerkrankungen an. Neben der Pubertas tarda gibt es noch den Hypogonadismus, bei dem es zu keiner spontanen Pubertätsentwicklung kommt (vgl. Koletzko 2013, S. 193). Im Folgenden werden nur einzelne der genannten Erkrankungen erläutert werden, da sich gerade schwere chronisch systemische Erkrankungen schon in früheren Untersuchungen bemerkbar gemacht haben dürften und Anhaltspunkte häufig durch eine gezielte Anamnese zu erfahren sind.

3.7.2.1 Pubertas tarda

Wenn die ersten Pubertätszeichen bei Mädchen nach dem 13. und bei Jungen nach dem 14. Lebensjahr auftreten, spricht man von Pubertas tarda. Es handelt sich um einen verspäteten Eintritt in die Pubertät, das verzögerte Durchlaufen wie auch den andauernden Stillstand der Pubertätsentwicklung. Häufig liegt aber eine konstitutionelle Entwicklungsverzögerung vor. Dies ist eine Normvariante, bei der frühzeitig im Kleinkindesalter die Wachstumsgeschwindigkeit abfällt und sich die Knochenreifeentwicklung verzögert. In den meisten Fällen war bereits bei den Eltern ein später Eintritt in die Pubertät zu verzeichnen. Die Wachstumsphase kann sich bis ins Erwachsenenalter hineinziehen. Hierdurch kann die Endgröße teilweise wieder ausgeglichen werden. Hiervon abzugrenzen sind die verschiedenen Formen des Hypogonadismus (vgl. Land 2012, S. 632 f.).

3.7.2.2 Hypogonadismus

Beim Hypogonadismus besteht eine Funktionsstörung der Gonaden (Keimdrüsen). Die Störung kann direkt auf Ebene der Gonaden stattfinden oder weiter oben im Regelkreis bei den Gonaden stimulierenden Hormonen aus der Hypophyse. Der Hypogonadismus wird je nach Störung im Regelkreis in einen primären, sekundären oder tertiären eingeteilt (vgl. Land 2012, S. 633).

Der primäre Hypogonadismus entsteht durch eine schwere Funktionsstörung der Gonaden. Die häufigste Ursache beim Jungen stellt das **Klinefelter-Syndrom** dar (vgl. Land 2012, S. 633). Bei diesem Syndrom liegen neben einem Y-Chromosom ein bis mehrere überschüssige X-Chromosomen vor. Die betroffenen Jungen fallen meist durch ihren Hochwuchs und die zögerliche Pubertätsentwicklung auf (vgl. Willig 2008, S. 43). In vielen Fällen sind Virilisierung und Testosteronproduktion am Anfang der Pubertät normal (vgl. Koletzko 2013, S. 194 f.). Im weiteren Verlauf kommt es zu einer verzögerten oder dem Ausbleiben der sekundären Geschlechtsentwicklung. Die Hoden bleiben klein, es zeigt sich eher ein weiblicher Behaarungstyp und eine Gynäkomastie (Entwicklung einer weiblichen Brustform) (vgl. Koletzko 2013, S. 31).

Beim Mädchen stellt das **Ulrich-Turner-Syndrom** die häufigste Ursache des primären Hypogonadismus dar. Die häufigste Ursache wiederum ist ein fehlendes X-Chromosom. Es entwickelt sich bereits im Kleinkindesalter ein Kleinwuchs. Außerdem können unter anderem auch eine Deformität des Ellenbogens, Herabhängen des oberen Augenlides, verlängerter Brustwarzenabstand, flügelförmige seitliche Halsfalten und Zahnfehlstellungen auftreten. Zudem erfolgen durch die fehlenden Östrogene weder eine Pubertätsentwicklung noch eine Menstruation (vgl. Land 2012, S. 634).

Dem sekundären und tertiären Hypogonadismus liegt eine Störung auf Ebene der Hypophyse bzw. des Hypothalamus zugrunde. Aufgrund der fehlenden Hormone auf dieser Ebene werden die Gonaden nicht mehr stimuliert und es kommt zu einer zu geringen oder fehlenden Sexualhormonausschüttung (vgl. Köhn 2004, S. 1564 f.). Beim Mann kommt es je nach Funktionsstörung, wie zum Beispiel dem hypogonadotropen Hypogonadismus, zu einer nur gering ausgeprägten Pubertät und kleinen Hoden. Die sekundäre Behaarung wie Bartwuchs, Schambehaarung, Achselbehaarung fehlt oder ist nur gering ausgeprägt. Außerdem tritt ein eher weibliches Fettverteilungsmuster auf (vgl. Köhn 2004, S. 1565).

3.7.3 Diskussion und Schlussfolgerungen zu den Krankheiten mit Einfluss auf das Knochenalter

Nach Schmeling ist die körperliche Untersuchung „unverzichtbar" (Schmeling 2011, S. 154) zum Ausschluss möglicher äußerlich sichtbarer Krankheiten, die Einfluss auf die körperliche Entwicklung haben können. In seiner Publikation von 2011 führt er unter Verweis auf seine Habilitationsschrift aus dem Jahre 2004 an, dass bei Unauffälligkeit während der körperlichen Untersuchung davon ausgegangen werden kann, „dass die Wahrscheinlichkeit für das Vorliegen einer relevanten entwicklungsbeschleunigenden Erkrankung bei weit unter 1 ‰ liegt" (Schmeling 2011, S. 154). In seiner Habilitationsschrift wird diese Aussage weder weiter ausgeführt noch bewiesen, stattdessen verweist er als Quelle auf eine persönliche Mitteilung von V. Hesse aus dem Jahre 2002 (vgl. Schmeling 2004, S. 8, 29).

Des Weiteren führt er an, dass die körperliche Untersuchung „zur Prüfung, ob die Ergebnisse der Skelett- und Zahnalterbestimmung im Einklang mit der Entwicklung des Gesamtorganismus stehen" (Schmeling 2011, S. 154), wichtig sei. Dass die körperliche Untersuchung ein wichtiges Instrument der medizinischen

Diagnostik ist, ist unbestritten. Zur ärztlichen Diagnostik gehören die Anamnese (Erfassung der Krankengeschichte), die körperliche Untersuchung und ggf. weiterführende diagnostische Maßnahmen. Der körperlichen Untersuchung wird für gewöhnlich das Anamnesegespräch vorgeschaltet. Im Anamnesegespräch wird versucht, „die für eine Diagnose nötigen Informationen über die Art und die Entwicklung der Beschwerden zu erhalten" (Strauß 2004, S. 381). „Eine sorgfältige Anamnese trägt dazu bei, andere diagnostische Maßnahmen gezielter auszuwählen, denn mit jeder diagnostischen Bemühung, die keinen eindeutigen Befund ergibt, steigt der Leidensdruck" (Strauß 2004, S. 381). Somit ist die Anamnese ein wichtiges Instrument um die körperliche Untersuchung fokussiert auf körperliche Merkmale zu richten, die von Interesse für die Krankheitsdiagnostik sind.

Bei den oben dargestellten Erkrankungen ist bereits die Anamnese und das körperliche Gesamtbild hinweisgebend für den Verdacht auf die jeweilige Krankheit. Durch eine fokussierte körperliche Untersuchung kann die Verdachtsdiagnose weiter untermauert werden. Zur Sicherung der Diagnose ist letztlich weitere Diagnostik nötig. Zum Beispiel dürfte für den Verdacht auf ein AGS im jugendlichen Alter die Anamnese in Verbindung mit dem Gesamteindruck der Person wegweisend sein. Bei ausreichendem Verdacht kann eine körperliche Untersuchung sinnvoll sein, während letztlich hohe 17-Hydroxyprogesteronspiegel im Serum (Blut) beweisend sind. Ähnlich verhält sich dies auch für die Hyperthyreose, den hypophysären Hochwuchs, das Sotos-Syndrom, die Homozystinurie und den Hypogonadismus. Insbesondere die Pubertas praecox und tarda werden sich ohne eine Anamnese kaum diagnostizieren lassen, da die körperlichen Befunde meist nur in Verbindung mit einer Anamnese sinnvoll einzuordnen sind. Bei den meisten der dargelegten Erkrankungen dürften die Anamnese und der Gesamteindruck schlussendlich ausreichende Hinweise auf das Vorliegen von möglichen Symptomen erbringen, eher jedenfalls als eine alleinige körperliche Untersuchung. Um Schamgefühle und die Gefahr einer (Re-)Traumatisierung bei den Betroffenen zu minimieren ist es also sinnvoll, nur in begründeten Fällen der Anamnese eine körperliche Untersuchung (unter Einbeziehung der primären und sekundären Geschlechtsmerkmale) anzuschließen.

Ethische Diskussion

4

Die folgende ethische Diskussion bezieht die Ergebnisse der vorangegangenen Kapitel mit ein und greift diese an den entsprechenden Stellen auf, um zu einer Bewertung der medizinischen Altersschätzung zu kommen. Der Abschnitt der ethischen Diskussion gliedert sich in drei Teile. Zuerst wird im Abschnitt 4.1 zur Schadenvermeidung und dem Wohltun der Nutzen und der Schaden für die betroffene Person dargelegt und anschließend gegeneinander abgewogen. Im darauffolgenden Abschnitt 4.2 werden Gerechtigkeitsaspekte in Zusammenhang mit der medizinischen Altersschätzung analysiert sowie der besondere rechtliche Status von Minderjährigen dargelegt. Im dritten Abschnitt 4.3 wird ein besonderes Augenmerk auf die Aufklärung und Einwilligung zu den medizinischen Untersuchungen gelegt, insbesondere die Freiwilligkeit stellt in diesem Fall einen zentralen Punkt dar und wird entsprechend diskutiert.

4.1 Die Prinzipien Nicht-Schaden und Wohltun in Zusammenhang mit den medizinischen Untersuchungen

Der ethischen Analyse der Untersuchungsverfahren der medizinischen Altersschätzung werden in diesem Kapitel die beiden medizinethischen Prinzipien Nicht-Schaden und Wohltun nach Beauchamp und Childress (2013) zugrunde gelegt. Diese ermöglichen eine Abwägung zwischen dem Nutzen- und dem Schadenpotenzial einer Handlung. Das Prinzip des Wohltuns fordert, Handlungen auszuführen, die das Wohlergehen einer Person im Sinn haben. ÄrztInnen beispielsweise gehen mit der Übernahme ihrer professionellen Rolle eine solche Verpflichtung gegenüber ihren PatientInnen ein. Das heißt aber nicht, dass diese

Pflicht uneingeschränkt und immer gilt. Das Prinzip orientiert sich an der Verhältnismäßigkeit, demzufolge der Nutzen für die betroffene Person gegen den Schaden abgewogen werden muss. Dem Prinzip des Nicht-Schadens zufolge sind Handlungen zu vermeiden, die einen Schaden herbeiführen können. Ein solcher Schaden kann z. B. in einer gesundheitlichen Einschränkung bestehen. Allerdings ist auch dieses Prinzip nicht absolut. So kann zum Beispiel die Amputation eines Beines bei einer Person gerechtfertigt sein, um das Leben der Person zu retten, d. h. auch hier müssen Nutzen- und Schädigungspotenzial gegeneinander abgewogen werden.

Für die weitere Betrachtung wird eine Nutzen- und Schadenpotenzial-Analyse für die Untersuchung der medizinischen Altersschätzung durchgeführt. Hierzu wird der Nutzen für die betroffene Person gegen den Schaden für die betroffene Person abgewogen. Unter Nutzen wird sowohl der aktuelle wie auch der in der Zukunft liegende Nutzen für die betroffene Person verstanden. Als Schaden wird eine mögliche Beeinträchtigung der Gesundheit der untersuchten Person sowie eine Schädigung infolge einer Fehleinschätzung gewertet.

4.1.1 Nutzen für die betroffene Person

Einem Bericht an den Deutschen Bundestag über die Situation unbegleiteter ausländischer Minderjähriger in Deutschland zufolge sind die Bedürfnisse von unbegleiteten minderjährigen MigrantInnen „primär eine geeignete und angemessene Unterbringung, Sprachförderung, medizinische Versorgung, aber auch ein Zugang zu Bildung. Darüber hinaus gehört zu den Bedürfnissen dieser jungen Menschen die Möglichkeit, sich an Freizeitaktivitäten zu beteiligen, oder auch die Gelegenheit, den Kontakt zur Heimat herzustellen bzw. zu erhalten" (Deutscher Bundestag 18/11.540, S. 9 f.). Weiterhin benötigen sie ein Gefühl der Sicherheit sowie pädagogische Begleitung und psychologische Unterstützung, „insbesondere im Bereich der Bearbeitung von traumatischen Erlebnissen bzw. der Bewältigung von Traumata" (Deutscher Bundestag 18/11.540, S. 10). Durch die Inobhutnahme und die daran anschließenden Hilfeleistungen sollen die Bedürfnisse von unbegleiteten Minderjährigen befriedigt sowie das Kindeswohl gewahrt und die spezifischen Schutzbedürfnisse sichergestellt werden. Hierzu zählen unter anderem die Unterbringung bei einer geeigneten Person bzw. in einer geeigneten Einrichtung und eine sach- und bedarfsgerechte Behandlung nach den gesetzlichen Regelungen des SGB VIII (8. Sozialgesetzbuch) (vgl. Deutscher Bundestag

18/11.540, S. 10). Zusätzlich kann auch über das 18. Lebensjahr hinaus ein Folgeantrag für die Verlängerung von Jugendhilfemaßnahmen gestellt werden (vgl. § 41 SGB VIII).

Damit eine Person durch das Jugendamt in Obhut genommen werden kann, muss durch das Jugendamt die Minderjährigkeit festgestellt werden. „Die Altersfeststellung wird grundsätzlich als Selbstverwaltungsaufgabe in Verantwortung der Träger der örtlichen Kinder- und Jugendhilfe durchgeführt" (Deutscher Bundestag 18/11.540, S. 36). Dies kann über Ausweispapiere, geeignete Urkunden, Belege, sonstige Erkenntnisse „oder hilfsweise mittels einer qualifizierten Inaugenscheinnahme" (§ 47 f. Abs. 1 SGB VIII) erfolgen (vgl. Deutscher Bundestag 18/11.540, S. 36 f.). In Zweifelsfällen kann von Amts wegen oder auf Veranlassung der betroffenen Person eine ärztliche Untersuchung zur Altersschätzung durchgeführt werden (vgl. § 42 f. Abs. 2 SGB VIII).

Die unbegleitete minderjährige Person hat also ein Interesse an einer Inobhutnahme durch das Jugendamt, um gesondert untergebracht zu werden und Hilfestellung zu erhalten, darüber hinaus, um keinen Gefahren ausgesetzt zu werden, die entstehen könnten, wenn das Jugendamt nicht über das Wohl der minderjährigen Person wacht. Der Nutzen der medizinischen Altersschätzung für die betroffene Person besteht somit darin, einen Beweis antreten zu können, dass die postulierte Minderjährigkeit auch der Wahrheit entspricht, damit die Inobhutnahme erfolgen bzw. fortgesetzt werden kann.

4.1.2 Schaden für die betroffene Person

Ein Schadenpotenzial für die betroffene Person entsteht auf mehreren Ebenen: zum einen durch die medizinische Untersuchung selbst (Röntgenstrahlen, psychische Traumatisierungen), zum anderen durch die Auswirkungen einer Fehleinschätzung als volljährig, entweder durch die Untersuchung selbst, oder in Folge einer Ablehnung der Untersuchung. Im Folgenden werden die einzelnen Punkte ausführlicher dargestellt.

4.1.2.1 Röntgenstrahlen

Tumoren entstehen durch unkontrolliertes Wachstum einer Zelle. Unter normalen Bedingungen ist das Wachstum einer Zelle streng reguliert. In tumorösen Zellen sind diese Regulationsmechanismen nicht mehr gegeben. Das unkontrollierte Wachstum und damit die Tumorentstehung ist von vielen Faktoren abhängig. So gibt es zum Beispiel Umweltfaktoren, die die Tumorentstehung begünstigen, und dem gegenüber Reparaturmechanismen der Zellen, die dem entgegenwirken.

Darüber hinaus sind unterschiedliche Organe unterschiedlich anfällig für Schäden durch Röntgenstrahlung, und auch Geschlecht und Alter spielen eine Rolle. Einer der Umweltfaktoren, die Tumoren auslösen können, ist ionisierende Strahlung in Form von Röntgenstrahlen. Hierdurch kann es zu Schäden auf zellulärer Ebene kommen, die vom Körper nicht mehr repariert werden können. Röntgenstrahlen werden daher als potentiell krebserregend eingestuft (vgl. Dincer und Sezgin 2014, S. 718 ff.).

Bei Röntgenstrahlen müssen die deterministische, nicht stochastische Strahlenwirkung und die stochastische Strahlenwirkung unterschieden werden. Beim deterministischen Strahlenschaden gibt es einen räumlichen und zeitlichen Zusammenhang zwischen der applizierten Strahlendosis und dem daraus resultierenden Organschaden. Dieser äußert sich in der Schädigung von Zellen, Geweben und Organen, wie sie zum Beispiel bei einer Strahlentherapie in Kauf genommen werden müssen. Für eine Schädigung der Zellen in diesem Rahmen muss eine bestimmte Schwellendosis an Strahlung überschritten werden. Im medizinisch diagnostischen Niedrigdosisbereich unter 100 mSv sind die stochastischen, also zufälligen Strahlenschäden relevant. Beispiele für Strahlenschäden dieser Art sind Tumorerkrankungen oder genetische Schäden. Hierbei hängt die Wahrscheinlichkeit einer Tumorentstehung nicht direkt von der applizierten Strahlendosis ab, sondern davon, ob die Reparaturmechanismen der geschädigten Zellen eine Tumorentstehung verhindern können. Da sich diese Tumorentstehung erst Jahre später manifestiert, wird von einem Lebenszeit-Risikokoeffizienten gesprochen, in den unter anderem das Alter zum Zeitpunkt der Strahlenexposition und die Lebenserwartung mit hineinspielt. Kinder zum Beispiel sind strahlungssensibler als Erwachsene, da sie einen höheren Anteil an Zellen haben, die sich in der Zellteilung befinden. Zudem haben sie mehr Lebenszeit, um einen Tumor in Folge eines stochastischen Strahlenschadens auszubilden. Zur Vergleichbarkeit von Strahlendosen, die auf den Körper einwirken, wird die sogenannte effektive Dosis (Sv, Sievert) verwendet, da hier ein Gewebewichtungsfaktor für die unterschiedlichen Organe mit einbezogen wird (vgl. Shannoun et al. 2008, S. 43 ff.; Dincer und Sezgin 2014, S. 718 ff.). Nach Candela-Juan et al. (2014) spielen weitere Faktoren mit, die eine Dosis-Effekt-Kurve verändern können. So entstehen verschiedene biologische Effekte, je nachdem, ob die gleiche Menge an Strahlung fraktioniert oder dauerhaft abgegeben wird. Außerdem sind einzelne Organe unterschiedlich sensibel für Folgeschäden durch Strahlung, und auch das Geschlecht und Alter der betroffenen Person spielen eine Rolle (vgl. Candela-Juan et al. 2014, S. 650 ff.).

Die effektive Dosis der einzelnen röntgenologischen Untersuchungen zur Altersschätzung fällt in den Niedrigdosisbereich. Von RechtsmedizinerInnen werden die effektiven Dosen mit ungefähr 0,1 µSv für das Handröntgen, ungefähr 26 µSv für das Zahnröntgen (Orthopantomogramm) und 400 bis 800 µSv für die computertomographische Untersuchung der Schlüsselbeine angegeben (vgl. Vieth et al. 2010, S. 487; Schmeling et al. 2016, S. 46).

Studien zum Thema der Tumorinduktion im Niedrigdosisbereich werden vielfach kritisiert, da es Störfaktoren gibt, die die Ergebnisse verfälschen können. Ein wesentlicher Störfaktor betrifft den Grund für die Durchführung einer radiologischen Untersuchung. Studien auf diesem Gebiet sind aufgrund der verwendeten und potentiell schädlichen Strahlung retrospektiver Natur. Das heißt, es wird auf vorhandene Untersuchungen zurückgegriffen und die PatientInnen werden anschließend nachverfolgt. Dadurch ergeben sich Probleme durch möglicherweise schon vorbestehende Tumorerkrankungen, die beispielsweise ursächlich für die Durchführung dieser Untersuchung waren. Um vorbestehende Tumorerkrankungen nicht mit in die Studie einzubeziehen, wird in den meisten Studien ein gewisser Zeitraum aus der statistischen Bewertung ausgeklammert, da stochastisch entstandene Tumoren sich gewöhnlich erst Jahre später manifestieren (vgl. Journy et al. 2015, S. 186 ff.). Journy et al. (2015) führen in ihrer Studie an, dass ein Zeitraum von ein bis zwei Jahren zu kurz ist, um Zahlen ohne Störfaktoren zu erhalten und die Tumorentstehung aufgrund dessen möglicherweise als zu hoch bestimmt wird (vgl. Journy et al. 2015, S. 191). Trotz dieser Einschränkungen finden viele Studien ein erhöhtes Tumorrisiko. Mathews et al. (2013) und Pokora et al. (2016) beispielsweise wiesen in großen retrospektiven Kohortenstudien eine Erhöhung des Risikos der Tumorentstehung bei CT-Untersuchungen nach. So gehen Pokora et al. (2016) davon aus, dass bei Kindern 0,4 % der Leukämien und 0,2 % der Tumoren des zentralen Nervensystems (Hirntumoren) durch CT-Untersuchungen verursacht werden. Die höchsten Organdosen wirkten dabei beim Kopf-CT auf das Gehirn und die Linsen der Augen ein (vgl. Pokora et al. 2016, S. 725 ff.).

Bei einer CT-Untersuchung der Schlüsselbeine zur medizinischen Altersschätzung liegt die Schilddrüse – je nach anatomischer Beschaffenheit der betroffenen Person – sehr dicht am, teilweise auch im Röntgenstrahlengang. Tipnis et al. (2015) und Spampinato et al. (2015) führen in Studien mit allerdings nur wenigen ProbandInnen an, dass die Schilddrüse eines der strahlensensibelsten Organe des menschlichen Körpers ist. Ihnen zufolge sind Geschlecht und Alter die wichtigsten Faktoren einer Tumorentstehung. Je jünger die Person, desto höher ist das Tumorrisiko. Das Risiko einer Tumorentstehung wurde zudem für Frauen in einem Alter von 20 Jahren, gegenüber Männern gleichen Alters, als sechsfach erhöht beschrieben (vgl. Spampinato et al. 2015, S. 1888; Tipnis et al. 2015, S. 1067 f.). Der UNSECAR-Report von 2013 verzeichnet insgesamt ein zwei- bis dreifach erhöhtes Risiko für Kinder, durch Röntgenstrahlung Tumoren aus- zubilden. Diese Hochrechnung basiert auf einem Lebenszeitrisiko-Modell, bei dem alle Tumorarten Eingang in die Rechnung fanden (vgl. United Nations und Scientific Committee on the Effects of Atomic Radiation 2014, S. 12).

Sowohl Mathews et al. (2013) als auch Pokora et al. (2016) fordern des- halb, für jede CT-Untersuchung eine Indikation zu stellen: Es müsse jeweils der medizinische Nutzen die Risiken überwiegen (vgl. Mathews et al. 2013; Pokora et al. 2016). Dies fordert für Zahnröntgenaufnahmen auch die American Dental Association (vgl. Claus et al. 2012, S. 4536). Aufgrund des Risikos der Tumorent- stehung gilt in der Medizin überdies das ALAR-Prinzip (Abkürzung für: As Low As Reasonably Achievable), demzufolge die geringst nötige effektive Dosis für eine medizinische Untersuchung gewählt werden soll (vgl. Shannoun et al. 2008, S. 42 f.). Auch für die Forschung am Menschen mit Röntgenstrahlung werden hohe Anforderungen gestellt, die in der Strahlenschutzverordnung in den §§ 23 und 24 festgehalten sind; solche Forschung bedarf einer Genehmigung durch eine Ethikkommission und das Bundesamt für Strahlenschutz. Aufgrund dessen wird in Studien möglichst auf schon vorhandenes röntgenologisches Bildmaterial zurückgegriffen. Diese Vorsichtsmaßnahmen verdeutlichen, dass ein Einsatz von Röntgenstrahlung außerhalb einer medizinischen Indikation und ohne direkten gesundheitlichen Nutzen für die jeweilige den Strahlen exponierte Person sehr genau zu prüfen und zu begründen ist. Dabei gilt ganz allgemein, dass für Rönt- genstrahlung keine Schwellendosis angegeben werden kann, unterhalb welcher diese ungefährlich ist (vgl. BfS – Bundesamt für Strahlenschutz).

4.1.2.2 (Körperliche) Untersuchung

Die körperliche Untersuchung im Rahmen der Altersdiagnostik dient, wie in Abschnitt 3.2 und 3.7 beschrieben, der Erhebung der biologischen Geschlechts- reife und der Identifizierung von Erkrankungen mit Auswirkung auf das Kno- chenalter. Dass beide Ziele der Untersuchung für die Altersschätzung nur bedingt erreicht werden, wurde bereits in den vorangegangenen Kapiteln ausführlich dar- gelegt. In diesem Kapitel wird das Schädigungspotenzial diskutiert, das sich aus der (körperlichen) Untersuchung ergibt.

Neben dem diagnostischen Wert einer Untersuchung ist auch das Schädigungs- potenzial ein wichtiger Parameter in der Gesamtbewertung einer Untersuchungs- methode. Müller et al. (2011) führen in ihrer Publikation zur Altersschätzung an, dass „einer im Einvernehmen durchgeführten körperlichen Untersuchung [...] in der Regel kaum traumatisierendes Potenzial zuzusprechen [ist]" (Müller et al. 2011, S. 38). Dieser Aussage ist in zweifacher Hinsicht zu widersprechen. Bei den Untersuchungen zur Altersschätzung handelt es sich zum einen gerade nicht um eine freiwillige Untersuchung. Dies wird ausführlich in Abschnitt 4.3.2.2 beschrieben. Zum anderen birgt die körperliche Untersuchung im Rahmen der Altersschätzung ein Risiko für psychische Traumatisierungen, insbesondere wenn bei den betroffen Personen bereits psychische Traumata vorliegen. Nach Keilson (1979) kann allein das Exil, gerade bei einem ungünstigen Verlauf, als traumatisierend erlebt werden, nicht zuletzt, da in dieser Phase auch die Erlebnisse der vorangegangenen Zeit verarbeitet werden (vgl. Keilson 1979, S. 69 ff.).

Stolle zeigte in seiner 2001 publizierten Dissertation auf, dass etwa schon asylrechtliche Anhörungen zu deutlichen psychischen Belastungen führen können. Er führte eine quantitative Studie zu den psychischen Belastungen von unbegleiteten minderjährigen Flüchtlingen, unter besonderer Berücksichtigung von asylrechtlichen Anhörungen, durch. Er befragte dazu mit Hilfe eines Fragebogens BetreuerInnen von 120 unbegleiteten minderjährigen Flüchtlingen zu psychischen Auffälligkeiten, Belastungsfaktoren und posttraumatischer Stresssymptomatik ihrer Schützlinge. Darüber hinaus führte er in einem qualitativen Untersuchungsabschnitt drei teilnehmende Beobachtungen bei einer aufenthaltsrechtlichen Anhörung durch, um der Gesamtstudie weiteres Material, insbesondere zur emotionalen Befindlichkeit der Jugendlichen, hinzuzufügen (vgl. Stolle 2001, S. 71 ff., 89 f., 114 ff.). Er konnte darlegen, dass bei Anhörungen im Rahmen des Asylverfahrens 90 % der Jugendlichen ein oder mehrere psychische Symptome aufwiesen, „wobei Angstsymptome, depressive Verstimmung und psychosomatische Störungen im Vordergrund standen" (Stolle 2001, S. 131). Zusätzlich zeigte er, dass „aus Sicht der BetreuerInnen [...] die überwiegende Mehrheit der jugendlichen Flüchtlinge durch das Asylverfahren und die aufenthaltsrechtlichen Termine deutlich belastet [war] [...], annähernd genau so stark wie durch die Ereignisse im Zusammenhang mit Krieg, Krise und/oder Flucht" (Stolle 2001, S. 139 f.). Eine mögliche Ursache sieht Stolle (2001) in der „Alles oder nichts" Situation der Anhörungen (vgl. Stolle 2001, S. 53). Hieraus lässt sich ableiten, dass bereits eine Untersuchungssituation zu Belastungen bei den Minderjährigen führen kann. Dies kann sich weiter verstärken, wenn im Vorfeld belastende oder traumatisierende Ereignisse stattgefunden haben.

Gavranidou et al. (2008) führten eine Studie an einer Stichprobe von 55 Flüchtlingskindern und -jugendlichen in Münchner Unterkünften durch. Die Kinder und Jugendlichen wurden anhand eines halbstrukturierten Interviews zu belastenden und traumatischen Ereignissen befragt (vgl. Gavranidou et al. 2008, S. 225). Gavranidou et al. (2008) zeigen, dass die meisten der Kinder und

Jugendlichen nicht nur einmalig Schreckliches erlebt hatten, sondern über längere Zeiträume in der Heimat und im Exil immer wieder neuen schweren Belastungen ausgesetzt waren. Ihre Ergebnisse legen nahe, dass die Gruppe der jungen Flüchtlinge psychisch hoch auffällig ist. So berichteten 60 % der Befragten, traumatische Ereignisse erlebt zu haben, und etwa 16 % zeigten erhöhte Werte für eine Posttraumatische Belastungsstörung (PTBS). Eine Schwäche der Studie besteht allerdings in der Selbstauskunft der Kinder und Jugendlichen, weshalb die tatsächlichen Zahlen für PTBS tendenziell höher oder niedriger liegen könnten (vgl. Gavranidou et al. 2008, S. 229 f.).

Ruf et al. (2010) führten eine Studie anhand einer Stichprobe von 104 begleiteten Kindern und Jugendlichen Asylsuchenden durch, welche in staatlichen Gemeinschaftsunterkünften in Baden-Württemberg lebten. Anhand von Fragebögen wurde in strukturierten Interviews das Vorliegen einer PTBS eruiert und nach weiteren Hinweisen für psychische Erkrankungen gesucht. Bei drei Kindern wurde die PTBS-Diagnostik auf Wunsch der Kinder noch vor Abschluss abgebrochen (vgl. Ruf et al. 2010, S. 153 ff.). Bei 19 % der untersuchten Kinder und Jugendlichen wurde das Vollbild einer PTBS diagnostiziert. Darüber hinaus erfüllten 78 % der Stichprobe „das subjektive (Gefahr für Leib und Leben der eigenen Person oder einer anderen Person) und das objektive (Reaktion auf das Erlebnis umfasste Furcht, Entsetzen oder Hilflosigkeit) Kriterium nach DSM-IV für ein traumatisches Ereignis in der Vergangenheit [...]" (Ruf et al. 2010, S. 155). So zeigten beispielsweise 69 % das Symptom des Wiedererlebens und 55 % hatten mindestens einmal im Monat vor der Untersuchung ungewollte Gedanken an die erlebten traumatischen Ereignisse. Ruf et al. (2015) betonen, dass Kinder von AsylbewerberInnen im Vergleich zu deutschen Kindern als „eine extrem stark belastete Gruppe" (Ruf et al. 2010, S. 158) eingestuft werden müssen.

Stolle (2001, S. 143) gab in seiner Dissertation über unbegleitete minderjährige Flüchtlinge eine PTBS-Prävalenz von 44 % an. Er kritisierte allerdings, dass sein Ergebnis methodenbedingt zu hoch sein könnte. Im Vergleich dazu fanden Gäbel et al. (2006) in einer Studie anhand von 76 erwachsenen AsylbewerberInnen in Deutschland eine PTBS-Prävalenz von 40 %. Sie gehen allerdings von einer höheren Prävalenz aus, da es ein Kernsymptom der PTBS ist, die Befragung über traumatische Erlebnisse zu vermeiden. In ihrer Studie wurden den ProbandInnen von den EinzelentscheiderInnen des Bundesamtes zur Anerkennung ausländischer Flüchtlinge die Teilnahme an der Studie angeboten. So sei es gut möglich, dass sich einige PTBS-PatientInnen erst gar nicht zur Studie bereit erklärt hätten (vgl. Gäbel et al. 2006, S. 14 ff.).

Eine Erklärung für den Unterschied der Prävalenz zwischen Erwachsenen und Kindern könnte die Art der Diagnosestellung der PTBS nach dem „Diagnostic and Statistical Manual of Mental Disorders 5" (DSM-V) sein, da gerade Jugendliche in diesem Rahmen nicht ausreichend mitberücksichtigt werden und die für Erwachsene entwickelten Kriterien auf sie angewendet werden. Auch findet die „komplexe Traumafolgestörung im Kindesalter" kaum Berücksichtigung (vgl. Rosner et al. 2015, S. 132). Darüber hinaus bilden die Diagnosekriterien für PTBS nicht alle Folgen von traumatisierenden Erlebnissen ab. Es können beispielsweise auch Symptome einer schweren Depression, einer phobischen Angststörung, Somatisierungs- und dissoziative Störungen auftreten (vgl. Reichelt 2004, S. 44 ff.). Es ist problematisch, dass Scham- und Schuldgefühle keinen Eingang in die Diagnosekriterien der PTBS gefunden haben, gerade aber im Bereich von sexualisierter Gewalt häufig anzutreffen sind (vgl. Haenel 2004, S. 63; Negrao 2005).

Insgesamt betrachtet kann gesagt werden, dass die angeführten Studien für minderjährige Flüchtlinge im Mittel eine PTBS-Prävalenz von ungefähr 20 % zeigen, wobei methodenbedingt von einer höheren Rate ausgegangen werden muss und weit mehr minderjährige Flüchtlinge einzelne Symptome der PTBS-Diagnosekriterien zeigen. Während der medizinischen Altersschätzung ist bei unbegleiteten minderjährigen MigrantInnen mit traumatisierenden (Gewalt-) Erfahrungen zusätzlich eine emotionale Übertragung von früher erlebten Situationen auf die aktuelle Situation möglich, bei der die Ärztin/der Arzt dann als TäterIn erlebt werden kann (vgl. Haenel 2004, S. 70). Gerade im Bereich von vorangegangener sexualisierter Gewalt, bei der Scham ein zentraler Bestandteil ist, kann die sowieso schon schambesetzte Situation des Ausziehens und Berührtwerdens durch fremde Personen zu Übertragungssituationen und (erneuten) Traumatisierungen führen. Diese Situationen müssen der Ärztin/dem Arzt während der Untersuchung nicht einmal auffallen, da dies „bei den Betroffenen vordergründig zu zwei gänzlich einander entgegengesetzten Erscheinungsbildern führen [kann]: entweder zu ängstlich agitierter Unruhe, Erregung und Angespanntheit oder zu Emotionslosigkeit, Antriebsarmut und Wortkargheit" (Haenel 2004, S. 70).

Die Ergebnisse von Gäbel et al. (2006) zeigen, dass es für EinzelentscheiderInnen im Asylverfahren nicht möglich ist, alle Fälle von PTBS zu erkennen. Es wurde nur eine Übereinstimmungsquote von lediglich 50 % gemessen (vgl. Gäbel et al. 2006, S. 14 ff.). Da dies einer Zufallsentscheidung gleichkommt, wird es auch schwer möglich sein, Minderjährige mit einem erhöhten Risiko für Traumatisierungen im Rahmen der Anhörungen zu erkennen. Gäbel et al. (2006)

hatten diesbezüglich die bereits oben angeführte Studie anhand von 76 erwachsenen AsylbewerberInnen und 16 EinzelentscheiderInnen des Bundesamtes zur Anerkennung ausländischer Flüchtlinge durchgeführt. Die EinzelentscheiderInnen führten dabei im Anschluss ihrer Anhörung einen Screening-Test anhand eines Fragebogens zur PTBS-Erkennung durch. Im Verlauf wurden die AsylbewerberInnen dann von PsychologInnen nachuntersucht (vgl. Gäbel et al. 2006, S. 12 ff.).

Insgesamt bringt die Situation der medizinischen Untersuchung und insbesondere die körperliche Untersuchung die große Gefahr mit sich, die im Rahmen der „normalen" Anhörungen schon hohen psychischen Belastungen für die betroffenen Personen noch weiter zu erhöhen und psychische (Re-)Traumatisierungen zu verursachen.

4.1.2.3 Risiko der Fehleinschätzungen

Wie in Kapitel 3 der vorliegenden Arbeit dargelegt, unterliegt die Aussagekraft der medizinischen Altersschätzung Einschränkungen. Zusammenfassend sind die körperliche Untersuchung und das Handröntgen für die Altersgruppe der 16- und 17-Jährigen nicht aussagekräftig genug, und das Zahnröntgen weist eine Wahrscheinlichkeit für eine Fehlinterpretation von mehr als 10 % auf, dass Minderjährige fälschlich als volljährig eingeschätzt werden. Bei der computertomographischen Untersuchung der Schlüsselbeine lässt sich wie in Abschnitt 3.5 und 3.6 beschrieben aktuell nicht genau beziffern wie hoch die Wahrscheinlichkeit der Fehlinterpretation insbesondere in den Stadien 3c und 4 nach Kellinghaus et al. (2010b) bzw. Schmeling et al. (2004) ist, da die Aussagekraft der angeführten Studien aufgrund der angegebenen Daten nicht ausreichend bewertet werden kann. Allenfalls das Stadium 5 scheint den derzeitigen Daten zufolge eine Volljährigkeit nachweisen zu können, weist aber auch entsprechend viele Volljährige als minderjährig aus. Welchen Zugewinn die Kombination der einzelnen Untersuchungsmethoden zum Endergebnis erbringt, ist aufgrund der aktuellen Studiendaten nicht genau zu bestimmen. Die Wahrscheinlichkeit der Fehlinterpretation dürfte auch unter Nutzung der Stadien 3c und 4 schätzungsweise in einem Bereich von immerhin noch bis zu 10 % liegen.

Falsch als volljährig eingestuften Minderjährigen werden der besondere Schutz und die besondere Förderung durch die Inobhutnahme vorenthalten. Je nach Aufenthaltsstatus kann dies zudem mit einer Rückführung ins Herkunftsland einhergehen. Dies wäre eine besonders schwerwiegende Folge der Fehleinschätzung, da Minderjährige nicht ohne besondere Prüfung zurückgeführt werden dürfen. Zum Schutz von Minderjährigen muss sich die Behörde vergewissern, dass der/die unbegleitete minderjährige MigrantIn „im Rückkehrstaat einem Mitglied seiner Familie, einer zur Personensorge berechtigten Person oder einer geeigneten Aufnahmeeinrichtung übergeben wird" (§ 58 Abs. 1a AufenthG).

4.1.2.4 Risiko bei Ablehnung der medizinischen Altersschätzung

Lehnt die minderjährige Person die Untersuchungen für die medizinische Altersschätzung ab, besteht die Gefahr, dass die betroffene Person als volljährig eingestuft wird. Zwar darf die Weigerung der betroffenen Person dem Gesetzentwurf zur Verbesserung der Unterbringung, Versorgung und Betreuung ausländischer Kinder und Jugendlicher zufolge „nicht reflexhaft zur Annahme der Volljährigkeit und dem Verlust aller korrespondierenden Schutzrechte Minderjähriger" (Deutscher Bundestag 18/6392, S. 21) führen, allerdings ist das Jugendamt berechtigt eine „Ermessensentscheidung" (Deutscher Bundestag 18/6392, S. 21) zu treffen (vgl. Deutscher Bundestag 18/6392, S. 21). Da das Jugendamt die medizinische Altersschätzung in Auftrag geben wird, wenn es von einer Volljährigkeit ausgeht, muss die betroffene Person damit rechnen, als volljährig zu gelten, wenn sie ihre Minderjährigkeit nicht beweisen kann bzw. nicht gewillt ist, diese mittels Untersuchung unter Beweis zu stellen.

4.1.2.5 Zusammenfassung.

Zusammengefasst liegt das Risiko der medizinischen Altersschätzung in einer erhöhten Wahrscheinlichkeit für Gehirn-, Schilddrüsen- und andere Tumoren sowie einer Leukämie durch Röntgenstrahlen. Zusätzlich kann es zu einer (Re-) Traumatisierung durch die körperliche Untersuchung und die Untersuchungssituation kommen. Außerdem besteht die Möglichkeit einer Fehleinschätzung mit der Konsequenz, fälschlicherweise als volljährig zu gelten. Darüber hinaus birgt auch die Ablehnung der Untersuchung das Risiko, fälschlicherweise als volljährig eingestuft zu werden.

4.1.3 Nutzen-Schaden-Analyse

Der Nutzen, den die medizinische Altersschätzung für die betroffene Person mit sich bringt, liegt in der Möglichkeit, die Minderjährigkeit zu beweisen. Dieser Nutzen ist für die betroffene Person allerdings vor dem Hintergrund ihrer individuellen Bedürfnisse sowie ihres Hilfebedarfs zu bewerten und muss in jedem Einzelfall gegen den damit verbundenen Schaden abgewogen werden. Hierbei ist unter anderem das Alter, der Hilfe- und Schutzbedarf, der Aufenthaltsstatus sowie der Bildungsstand einzubeziehen. Ein Blick auf die Extreme der Analyse des Nutzen- und Schadenpotenzials der Altersschätzung kann sinnvoll sein, um eine grobe Orientierung zu gewinnen.

Für eine 17½-jährige Person, die gut allein zurechtkommt, keinen Hilfebedarf in den Aufgaben des täglichen Lebens und einen guten Bildungsstand aufweist, hat die Inobhutnahme einen geringeren Stellenwert als für eine Person, die auf viel Hilfe angewiesen ist. Wenn bei der 17½-jährigen Person zudem keine Aussicht auf einen Verlängerungsantrag der Inobhutnahme nach SGB VIII besteht, würde die Inobhutnahme ohnehin nur noch ein halbes Jahr andauern. Die Nachteile und Schäden, die sich ergeben, wenn eine Inobhutnahme nicht stattfindet, sind bei einer Person, die keinen großen Hilfebedarf hat, also gering. Dagegen fällt der Schaden in Form einer Erhöhung des Risikos einer Tumorentstehung in den folgenden Jahren und einer Traumatisierung durch die Untersuchung höher aus, vorausgesetzt, die betroffene Person hat einen Aufenthaltsstatus, bei dem sie nicht mit einer Abschiebung rechnen muss, wenn sie als volljährig eingestuft wird. Hinzu kommt, dass gerade in dieser Altersgruppe die Gefahr einer fehlerhaften Einschätzung als volljährig erhöht ist (siehe hierzu Kapitel 3) und das Schädigungspotenzial der Untersuchung in diesem Fall dann nicht einmal von einem Nutzen aufgewogen werden würde.

Am anderen Ende der Analyse der Nutzen- und Schadenpotenziale befindet sich eine Person, die 15 oder 16 Jahre alt ist, einen großen Hilfebedarf in den Dingen des täglichen Lebens hat, über mangelnde Bildung verfügt und Probleme hat, sich im Leben zurecht zu finden. In diesem Fall ist das aktuelle Risiko einer Verwahrlosung als gravierend und damit schwerer zu gewichten als die mögliche Tumorentstehung und die Gefahr einer Traumatisierung durch die Untersuchung, jedenfalls sofern vorher noch keine traumatisierenden Ereignisse stattgefunden haben. Der Schaden, der durch die nicht stattfindende Inobhutnahme entstehen kann, ist wahrscheinlicher, als der Schaden, der durch die Untersuchung entstehen kann. Wenngleich ein Tumor in einigen Jahren durchaus einen gravierenden Schaden darstellen kann, kann eine nicht stattfindende Inobhutnahme für die minderjährige Person mit einem gravierenden physischen und psychischen Schaden in der näheren Zukunft einhergehen.

Eine Weiterentwicklung der Untersuchungsmethoden hin zu größerer Sicherheit in der Aussagekraft und geringerer Schädlichkeit würde eine solche vergleichende Gewichtung von Nutzen- und Schadenpotenzialen der medizinischen Altersschätzung allerdings noch einmal verändern.

4.2   Gerechtigkeitsaspekte

Unbegleitete minderjährige MigrantInnen gehören zu den schutzbedürftigsten Personengruppen in unserer Gesellschaft. Wenn sie sich ohne elterliche Begleitung in Deutschland aufhalten, tragen die Kommunen die Sorge für das Kindeswohl. Um unbegleitete minderjährige MigrantInnen vor Gefahren zu schützen, müssen die betroffenen Minderjährigen von Anfang an unterstützt werden. Das SGB VIII bildet hierbei den Rahmen zur Gewährleistung des Kindeswohls und soll gleichzeitig eine Chance für eine gelingende Integration darstellen (vgl. Deutscher Bundestag 18/11.540, S. 4). „Ziel des Gesetzes ist insbesondere, eine den besonderen Schutzbedürfnissen und Bedarfslagen von unbegleiteten Minderjährigen entsprechende Unterbringung, Versorgung und Betreuung durch eine landes- und bundesweite Aufnahmepflicht sicherzustellen" (Deutscher Bundestag 18/11.540, S. 4).

Nach § 42 SGB VIII sind ausschließlich Minderjährige in Obhut zu nehmen. Da in einem Rechtsstaat die Einhaltung von Gesetzen für das gesellschaftliche Miteinander maßgeblich ist, haben demnach staatliche Institutionen ein Interesse, nur Minderjährige und keine Volljährigen in Obhut zu nehmen. Dies ist eine Forderung der Gerechtigkeit und erscheint vor dem Hintergrund der Schonung von Ressourcen (Personal, Räumlichkeiten, Geldmittel) sinnvoll, da die Unterbringung von unbegleiteten Minderjährigen aufgrund des Personaleinsatzes und der Bereitstellung von geeigneten Räumlichkeiten kostenintensiver ist als die Unterbringung von Volljährigen in Sammelunterkünften (vgl. Deutscher Bundestag 18/11.540, S. 72 ff.).

Diese Beschränkung auf Minderjährige führt zu Problemen bei der Inobhutnahme, die sich vornehmlich bei der Altersschätzung manifestieren. Dies wird im Folgenden erläutert.

4.2.1   Inobhutnahme von tatsächlich Minderjährigen

Ein wichtiges Interesse von staatlichen Institutionen ist es, aus oben genannten Gründen ausschließlich Minderjährige in Obhut zu nehmen. Für unbegleitete minderjährige MigrantInnen ergibt sich hieraus der Nutzen, nur gemeinsam mit anderen Minderjährigen untergebracht zu werden. Dieses Interesse ist bei eindeutig Minderjährigen mit entsprechenden Ausweispapieren leicht zu realisieren, bei Minderjährigen, deren Alter nicht zweifelsfrei bestimmt werden kann, läuft dies auf eine medizinische Altersschätzung hinaus. Doch gibt es, wie

bereits dargestellt, bei der Nutzung der medizinischen Altersschätzung erhebliche Schwierigkeiten, das genaue Alter zu bestimmen. Aufgrund dessen wird
bei den medizinischen Untersuchungen häufig auf das mögliche Mindestalter der
jeweiligen Person abgehoben.

4.2.1.1 Orientierung am Mindestalter

Aufgrund von Limitationen bei den medizinischen Untersuchungsmethoden ist
für die Personengruppe der 16- und 17-Jährigen, wie in Kapitel 3 ausführlich
dargelegt, eine genaue Altersbestimmung nicht möglich. Nach Entwicklungsab-
schluss der untersuchten Merkmalssysteme kann als Ergebnis der körperlichen
Untersuchung, des Handröntgen und der Weisheitszahnbeurteilung nur ein Mindestalter angegeben werden (vgl. Schmeling 2011, S. 157). Zudem erlaubt auch
die Untersuchung der Schlüsselbeine nach Schmeling et al. (2004) und Kellinghaus et al. (2010b) aufgrund der großen Altersspanne in den einzelnen Stadien
nur die Angabe eines Mindestalters. Der Mittelwert bei der Untersuchung der
Schlüsselbeine bildet aufgrund der kleinen Stichproben bei den Referenzstudien
nicht das wahrscheinlichste Alter ab. Beim Mittelwert handelt es sich lediglich
um ein Lagemaß (siehe hierzu Abschnitt 2.2.1). Aufgrund der in den vorherigen Kapiteln genannten Einschränkungen erlauben die Untersuchungen, wenn
überhaupt möglich, nur die Überprüfung der Angabe des Alters der betroffenen
Person, wofür dann entsprechend das Mindestalter der jeweiligen Untersuchung
herangezogen werden sollte.

Wenn Volljährige als minderjährig eingeschätzt werden, entstehen für sie
bezüglich der Unterbringung und der Betreuung kaum Nachteile, sondern in erster Linie Vorteile. Ein Nachteil für die Volljährigen könnten strengere Regeln
in der Unterkunft und die Bestellung eines Vormundes nach SGB VIII sein.
Allerdings haben die betroffenen Personen sich hierauf eingelassen, als sie eine
Minderjährigkeit angaben.

Minderjährigen wiederum, die fälschlicherweise als volljährig eingestuft werden, wird eine zu ihrem Schutz angezeigte Inobhutnahme vorenthalten. Zudem
kann je nach Aufenthaltsstatus auch eine Rückführung in das Herkunftsland die
Folge sein. Dies ist problematisch, da unbegleitete minderjährige MigrantInnen,
nach der Richtlinie des europäischen Parlaments und des Rates zur Festlegung von Normen für die Aufnahme von Personen, die internationalen Schutz
beantragen, zu einer schutzbedürftigen Personengruppe gehören (vgl. Richtlinie
2013/33/EU, Art. 21). Darum sind staatliche Institutionen verpflichtet, diese in
Obhut zu nehmen (§ 42 SGB VIII), um Schaden von ihnen abzuwenden. So ist
das Risiko eines zukünftigen Schadens durch Nichtanerkennung einer Minderjährigkeit unbedingt zu vermeiden. Darüber hinaus können bei Minderjährigen

sogenannte kinderspezifische Fluchtgründe vorliegen und geltend gemacht werden, wie zum Beispiel Zwangsverheiratung, Kinderprostitution, innerfamiliäre Gewalt, geschlechtsspezifische Gewalt (Genitalverstümmelung) und Zwangsrekrutierung als Kindersoldaten (vgl. Deutscher Bundestag 18/11.540, S. 8). Insgesamt ist der Schaden für einen einzelnen Minderjährigen, der als volljährig geschätzt wird, höher, als der Schaden für einen Volljährigen, der als minderjährig eingeschätzt wird. Um Schäden abzuwenden, gelten die betroffenen Personen entsprechend der Richtlinie des europäischen Parlaments und des Rates zu gemeinsamen Verfahren für die Zuerkennung und Aberkennung des internationalen Schutzes folgerichtig auch weiter als minderjährig, sofern Zweifel an der Volljährigkeit bestehen (vgl. Richtlinie 2013/32/EU, Artikel 25 (5)).

Zusätzlich problematisch an der Orientierung am Mindestalter ist, dass dadurch viele Volljährige als minderjährig eingeschätzt werden. Bei der Evaluation der Weisheitszähne nach Demirijan et al. (1973) weist zum Beispiel das Stadium G (welches vor dem Stadium H liegt, das als Schwellenwert für Volljährigkeit genutzt wird) ein Höchstalter von 21 bis 22 Jahren auf (vgl. Caldas et al. 2011, S. 237 ff.). Und auch Lucas et al. (2016) weisen darauf hin, dass in ihrer Studie zur Weisheitszahnentwicklung 46 % der volljährigen Frauen und 32,5 % der volljährigen Männer als minderjährig eingestuft wurden (vgl. Lucas et al. 2016, S. 2 ff.). Ähnlich verhält es sich für die Bestimmung der Volljährigkeit anhand der Schlüsselbeine nach Schmeling et al. (2004). Das Stadium 2, bei dem von einer Minderjährigkeit ausgegangen wird, kommt beispielsweise noch bis zu einem Alter von 21 (Frauen) bzw. 25 (Männer) Jahren vor (vgl. Ekizoglu et al. 2015a, S. 206). Cameriere et al. (2012) berechneten beim konventionellen Röntgen der Schlüsselbeine im Stadium 4 eine Sensitivität von 11 bis 36 %, das heißt, dass 64 bis 89 % der eigentlich Volljährigen als minderjährig eingeschätzt wurden (vgl. Cameriere et al. 2012, S. 928). Beim sequentiellen Testen, wie im Abschnitt 3.6 gezeigt, verringert sich die Sensitivität weiter, je mehr Spezifität erreicht werden soll. Somit lässt sich vor dem Hintergrund der Nutzung des Mindestalters gar nicht verhindern, dass Volljährige als minderjährig klassifiziert werden. Dadurch werden trotz der medizinischen Altersschätzung weiter Volljährige mit in den Einrichtungen für Minderjährige leben.

Dies stellt allerdings die Indikation für die medizinischen Untersuchungen infrage. Das Ziel der Untersuchungen, keine Minderjährigen zu übersehen, können die Untersuchungen nicht zufriedenstellend erreichen. Das Ziel, Minderjährige und Volljährige sicher zu unterscheiden um Gerechtigkeitsproblemen vorzubeugen und Ressourcen sinnvoll einzusetzen, können die Untersuchungen ebenfalls nicht erreichen, da viele Volljährige als minderjährig fehlinterpretiert werden.

4.2.1.2 Ungleichbehandlung von betroffenen Personen

Aufgrund der Fehlerwahrscheinlichkeit der Ergebnisse der medizinischen Untersuchungen können auch Ungerechtigkeiten zwischen den betroffenen Personen entstehen. So kann der Fall eintreten, dass eine volljährige Person als minderjährig, eine minderjährige Person dagegen als volljährig eingeschätzt wird. Das Wissen um eine solche Ungerechtigkeit kann Gefühle von Angst und Ohnmacht bei den betroffenen Personen auslösen.

Darüber hinaus wird das Verfahren der qualifizierten Inaugenscheinnahme zur Altersschätzung von der Kinder- und Jugendhilfe in Deutschland nicht einheitlich durchgeführt. Aufgrund dessen kommen in Einzelfällen Altersgutachten in verschiedenen Bundesländern zu abweichenden Ergebnissen (vgl. Deutscher Bundestag 18/11.540, S. 36 f.). Betroffene Personen werden nicht aufgrund von einheitlichen Kriterien als minderjährig, volljährig oder nicht sicher minderjährig eingestuft, sondern es werden nach dem Ermessen der jeweiligen Institutionen und entsprechend nach nicht einheitlichen Kriterien medizinische Altersschätzungen angeregt. Auch die medizinische Altersschätzung wird nicht einheitlich durchgeführt, es bestehen zwar Leitlinien (vgl. Lockemann et al. 2004; Schmeling et al. 2008; Schmeling 2011), doch diese werden nicht einheitlich angewandt (vgl. Deutscher Bundestag 18/11.540, S. 36 f.). Dies ist aus einer Gerechtigkeitsperspektive problematisch, jedenfalls wenn es nicht nur in Ausnahmefällen vorkommt.

4.2.1.3 Ungleichbehandlung bei der Ressourcenschonung

Wenn sich mit Hilfe der medizinischen Untersuchungen eine Ressourcenschonung (Personal, Räumlichkeiten, Geldmittel) erreichen lässt, dann oft nur zufällig und jedenfalls nicht immer aufgrund von sicheren Auswahlkriterien. Eine Ressourcenschonung würde sich ergeben, wenn ausschließlich Minderjährige in Obhut genommen werden würden. Mit der medizinischen Altersschätzung lässt sich dies, wie beschrieben, nur sehr bedingt erreichen. Es werden zu einem hohen Anteil Volljährige als minderjährig eingeschätzt. Auf der Grundlage der medizinischen Untersuchung lassen sich jene Volljährigen nicht ausschließen, die sich noch in einem ausreichend niedrigen körperlichen Entwicklungsstadium befinden. Hingegen werden Volljährige in den höheren Stadien, aber auch ein kleiner Teil von Minderjährigen aus den Jugendhilfemaßnahmen ausgeschlossen. Dies führt zwar insgesamt gesehen zu einer gewissen Reduktion der Kosten, geht allerdings zu Lasten von Minderjährigen. Während also Unberechtigte Schutz genießen, werden Schutzbedürftige ausgeschlossen.

4.2.2 Einhaltung der Gesetze vor dem Hintergrund des Rechtsstaates

Für die Funktionsfähigkeit eines Rechtsstaates ist die Einhaltung geltender Gesetze ein wesentlicher Faktor. Dabei ist eine richtige Auslegung der Gesetze in Bezug auf die betroffenen Personengruppen entscheidend. Nach § 42a Abs. 1 SGB VIII ist das Jugendamt „berechtigt und verpflichtet, ein ausländisches Kind oder einen ausländischen Jugendlichen vorläufig in Obhut zu nehmen, sobald dessen unbegleitete Einreise nach Deutschland festgestellt wird" (§ 42a Abs. 1 SGB VIII). Wenn Zweifel an der Minderjährigkeit bestehen, ist deshalb die Durchführung einer ärztlichen Untersuchung zu veranlassen (vgl. § 42 f. Abs. 2 SGB VIII). In § 42 f. SGB VIII wird allerdings nicht definiert, welche Methoden für die Untersuchung zur Anwendung kommen sollen, folglich wird auch ein zu tolerierendes Schädigungspotenzial, das mit Untersuchungen einhergehen könnte, nicht benannt. Im Folgenden wird der rechtliche Status von Minderjährigen untersucht, insbesondere vor dem Hintergrund eines Schädigungspotenzials durch etwaige Maßnahmen.

4.2.3 Rechtlicher Status von Minderjährigen

Auch Minderjährige sind TrägerInnen von Grundrechten (vgl. Schickhardt 2016, S. 37 ff.). Rechte mit Bezug zur Thematik der Altersschätzung und einer Abwägung zwischen individuellem und gesellschaftlichem Interesse finden sich unter anderem im Bürgerlichen Gesetzbuch (BGB), den Sozialgesetzbüchern (SGB), dem Strafgesetzbuch (StGB), dem Asylgesetzbuch (AsylG), der Dublin-III-Verordnung und in der Kinderrechtskonvention der Vereinten Nationen (UN-KRK) aus dem Jahre 1989, die auch von Deutschland unterzeichnet wurde.

Die UN-KRK ist ein bindendes Dokument mit Menschenrechtsstatus zum Schutz von Minderjährigen. Darin verpflichten sich alle partizipierenden Staaten in Art. 2 Abs. 2, sicherzustellen, dass Minderjährige gegen alle Formen von Diskriminierung oder Strafe aufgrund ihres Status, ihrer Aktivitäten und Meinungen geschützt sind. Art. 3 Abs. 1 und 2 fordert, dass das Interesse des Kindes bei allen Aktivitäten von Fürsorgeeinrichtungen oder anderen Institutionen zuvorderst zu berücksichtigen ist und alle notwendigen Maßnahmen im Bereich des Schutzes und der Fürsorge zu ergreifen sind, um das Wohl des Kindes zu fördern. Art. 16 normiert, dass auch Minderjährige ein Recht auf Privatsphäre haben. Zudem ist in Art. 19 Abs. 1 und 2 ausdrücklich festgeschrieben, dass Minderjährige vor jeglicher Form von physischer oder psychischer Gewalt bzw. vor physischem und psychischem Schaden zu schützen sind. Dies beinhaltet insbesondere auch Vernachlässigung, Ausbeutung und (sexuelle) Misshandlung. Zudem sollen Minderjährige gegen alle Formen von Ausnutzung geschützt werden, welche sich nachteilig auf ihr Wohlergehen auswirken (Art. 36). Minderjährigen ist eine umfassende Gesundheitsversorgung zu gewährleisten (Art. 24). Unbegleitete minderjährige Flüchtlinge sollen angemessenen Schutz und Hilfe erhalten wie jeder andere Minderjährige auch (Art. 22 Abs. 1 und 2). So sollen Minderjährige von sozialen Sicherungsmechanismen und Sozialleistungen profitieren können (Art. 26) und haben das Recht auf einen adäquaten Lebensstandard, der neben der Förderung der physischen auch den der mentalen Entwicklung beinhalten soll (Art. 27). Darüber hinaus soll gerade denjenigen Minderjährigen Unterstützung zukommen, die Opfer von Gewalt, Folter, Vernachlässigung, bewaffneten Konflikten etc. geworden sind (Art. 39). Somit steht schon durch die UN-KRK ein internationales, umfangreiches Regelwerk mit weitreichenden Rechten für Minderjährige zur Verfügung (vgl. United Nations 1989).

Auf europäischer Ebene kommt für unbegleitete minderjährige MigrantInnen zudem die Dublin-III-Verordnung zum Tragen. Hier wird in Abs. 13 festgehalten, dass das

> Wohl des Kindes im Einklang mit dem Übereinkommen der Vereinten Nationen über die Rechte des Kindes von 1989 und mit der Charta der Grundrechte der Europäischen Union eine vorrangige Erwägung der Mitgliedstaaten sein [sollte]. Bei der Beurteilung des Wohls des Kindes sollten die Mitgliedstaaten insbesondere das Wohlbefinden und die soziale Entwicklung des Minderjährigen, Erwägungen der Sicherheit und der Gefahrenabwehr und den Willen des Minderjährigen unter Berücksichtigung seiner [sic!] Alters und seiner Reife, einschließlich seines Hintergrunds, berücksichtigen. Darüber hinaus sollten für unbegleitete Minderjährige aufgrund ihrer besonderen Schutzbedürftigkeit spezielle Verfahrensgarantien festgelegt werden (Verordnung 604/2013/EU, S. L180/32).

Zudem wird in Art. 6 Abs. 1 festgehalten, dass das „Wohl des Kindes […] in allen Verfahren, die in dieser Verordnung vorgesehen sind, eine vorrangige Erwägung der Mitgliedstaaten" (Verordnung 604/2013/EU, S. L180/38) zu sein hat.

Auf nationaler Ebene legt das BGB in § 1631 Abs. 2 fest, dass „körperliche Bestrafungen, seelische Verletzungen und andere entwürdigende Maßnahmen […] unzulässig" sind, auch vor dem Hintergrund der Erziehung. In § 42a SGB VIII ist normiert, dass das Jugendamt verpflichtet ist, einen ausländischen unbegleiteten Minderjährigen in Obhut zu nehmen und unter Beteiligung des Minderjährigen Rechtshandlungen vorzunehmen hat, die zu dessen Wohl notwendig sind.

Die zitierten deutschen, europäischen und internationalen Gesetze, Verordnungen und Abkommen legen fest, dass das Wohl von Minderjährigen ein hohes Gut ist. Es wird in der Sache keine Unterscheidung zwischen einem deutschen oder einem ausländischen Minderjährigen gemacht. Unbegleiteten ausländischen Minderjährigen soll ein ebenso hoher Schutz- und Hilfeanspruch zukommen wie deutschen Minderjährigen ohne Erziehungsberechtigten. Auch ergibt sich aus dem 8. Sozialgesetzbuch (SGB VIII) die Verpflichtung der Bundesrepublik Deutschland, unbegleitete ausländische Minderjährige in Obhut zu nehmen, um diesen Schutz zu bieten und ihr Wohl zu fördern (vgl. §§ 42, 42a SGB VIII).

Allerdings ist der Kindeswohlbegriff ein vager Begriff (vgl. Schickhardt 2016, S. 192; Dettenborn 2014, S. 47 ff.). In der juristischen Literatur wird unter anderem der Begriff der Kindeswohlgefährdung genutzt. Dieser ist allerdings ebenfalls ein sogenannter unbestimmter Rechtsbegriff. Unter den Begriff der Kindeswohlgefährdung fallen aber jedenfalls unter anderem Körperverletzung, sexueller Missbrauch, mangelnde Ernährung und Pflege des Kindes (vgl. Schickhardt 2016, S. 65 f.; Dettenborn 2014, S. 50 ff.; Wiesemann 2020).

Minderjährige haben einen Anspruch auf Schutz durch den Staat, dies ergibt sich unter anderem durch das Elternrecht. Im Elternrecht sind zuvorderst diejenigen die Erziehungsberechtigten, die die Pflicht zur Pflege, Erziehung und Beaufsichtigung der anvertrauten Minderjährigen innehaben. Der Staat wiederum hat die Aufgabe eines Wächteramtes zum Schutze von Minderjährigen und darf in diesem Zuge in das Elternrecht eingreifen (vgl. Schickhardt 2016, S. 45 ff.). Auch haben Personen oder Institutionen, die mit der Übernahme von Verantwortung Minderjährigen gegenüber betraut sind, eine sogenannte Garantenstellung. Garanten haben in der Regel Obhutspflichten gegenüber den ihnen anvertrauten Personen, zum Beispiel die Wahrung der körperlichen Unversehrtheit. Typische Garanten wären Eltern und LehrerInnen, übergeordnet hat aber auch der Staat Minderjährigen gegenüber eine solche Garantenstellung. Für Garanten ist insbesondere der § 13 Abs. 1 StGB relevant, der das Begehen einer Straftat durch Unterlassen regelt. Eine Straftat kann hierbei durch das simple Unterlassen einer Handlung begangen werden, wenn die Handlung notwendig gewesen wäre, um eine Schädigung abzuwenden (vgl. Schickhardt 2016, S. 74 ff.). Somit werden die Minderjährigen unter den Schutz der Erwachsenen gestellt und dadurch mit besonderen Rechten versehen.

Darüber hinaus übernimmt der Staat Minderjährigen gegenüber Schutzaufgaben. Dieses schlägt sich auch in einigen Gesetzen nieder. So sind Minderjährige in Deutschland nur beschränkt geschäftsfähig und bedingt deliktfähig. Dies ergibt sich aus dem BGB. Nach § 106 BGB sind Minderjährige unter sieben Jahren geschäftsunfähig und im Alter zwischen 7 bis 17 Jahren beschränkt geschäftsfähig. Die Geschäftsfähigkeit betrifft die Möglichkeit, rechtswirksam Rechtsgeschäfte wie zum Beispiel Einkäufe tätigen zu können. Minderjährige, die beschränkt geschäftsfähig sind, können keine Rechtsgeschäfte tätigen, die mit einem Nachteil für sie verbunden sind, mit Ausnahme kleiner Einkäufe, die sich im Rahmen des Taschengeldes abspielen. Auch bezüglich der Deliktfähigkeit (§ 828 BGB) unterliegen Minderjährige Einschränkungen. Delikte liegen vor, sobald Schäden bei anderen Personen bzw. deren Eigentum eingetreten sind. Hier sind Kinder unter sieben Jahren nicht verantwortlich für ihre Handlungen und müssen für einen Schaden nicht aufkommen. Im Alter von 7 bis 17 Jahren besteht, mit Ausnahme des Kraftfahrzeug- und Schienenverkehrs, eine bedingte Verantwortlichkeit und Haftungspflicht. Diese orientiert sich an der Einsichtsfähigkeit der minderjährigen Person. Die Eltern sind in diesen Fällen zum Schutze der Bewegungsfreiheit von Minderjährigen nur eingeschränkt bis gar nicht haftungspflichtig (vgl. Schickhardt 2016, S. 58 ff.). Die Interessen des Kindes werden hiernach über den Interessen der Allgemeinheit eingeordnet.

Auch im Strafrecht hat der Gesetzgeber die Schuldfähigkeit von Minderjährigen eingeschränkt. Kinder unter 14 Jahren gelten als schuldunfähig, sie sind somit strafunmündig. Bei Jugendlichen von 14 bis 17 Jahren hingegen wird das Jugendgerichtsgesetz (JGG) herangezogen. Dieses bezieht sich auf die individuelle Reife der Jugendlichen und hat als vorrangiges Ziel die Verhinderung erneuter Straftaten der jugendlichen TäterInnen. Hierbei ist das Jugendgerichtsgesetz im Strafmaß pädagogisch-erzieherisch orientiert und verhängt andere Strafen als im Erwachsenenstrafrecht (vgl. Schickhardt 2016, S. 72 ff.). Es stehen also mithin die Interessen des (straffälligen) Kindes im Mittelpunkt und nicht wie im Erwachsenenstrafrecht das Ziel der Generalprävention.

Im Kontext der Medizin zeigt auch das Arzneimittelgesetz (AMG), dass Minderjährigen im Rahmen der Forschung eine Sonderstellung zukommt. Damit die Forschung mit Minderjährigen nach dem AMG überhaupt zulässig ist, muss die Forschung einen direkten Nutzen entweder für die betroffene Person oder für die Gruppe der Minderjährigen haben (vgl. § 41 Abs. 2 AMG). Insbesondere im letzten Fall darf „die Forschung […] für die betroffene Person nur mit einem minimalen Risiko und einer minimalen Belastung verbunden sein" (§ 41 Abs. 2 S. 2d AMG). Forschung weist nur ein minimales Risiko auf,

> wenn nach Art und Umfang der Intervention zu erwarten ist, dass sie allenfalls zu einer sehr geringfügigen und vorübergehenden Beeinträchtigung der Gesundheit der betroffenen Person führen wird; sie weist eine minimale Belastung auf, wenn zu

erwarten ist, dass die Unannehmlichkeiten für die betroffene Person allenfalls vorübergehend auftreten und sehr geringfügig sein werden (§ 41 Abs. 2 S. 2d AMG).

Die Begriffe minimales Risiko und minimale Belastung werden im AMG zwar nicht weiter konkretisiert. Radenbach und Wiesemann (2010) schlagen aber eine Kategorisierung anhand des Wortsinns vor. So impliziert der Begriff minimal, dass „ein Risiko bzw. eine Belastung […] zwar gegeben [sei], jedoch nur im denkbar niedrigsten Grad ausgeprägt; noch geringe Risiken und Belastungen […] praktisch nicht vorstellbar [sind]" (Radenbach und Wiesemann 2010, S. 45). Als minimales Risiko benennen Radenbach und Wiesemann (2010) beispielsweise eine nicht invasive körperliche Untersuchung, geringfügige Blutentnahmen ohne Notwendigkeit zusätzlicher Punktionen und Ultraschalluntersuchungen. Als umstritten sehen sie bereits die Punktion peripherer Venen und einfache Röntgenuntersuchungen, während aufwendigere Röntgenuntersuchungen definitiv ein mehr als minimales Risiko darstellen. Als minimale Belastung gelten auch Untersuchungen oder Befragungen, die kindgerecht sind, den Kindern keine Angst einflößen und während eines ohnehin notwendigen Arztbesuchs stattfinden, sofern keine Beeinträchtigung des täglichen Lebens daraus resultiert (vgl. Radenbach und Wiesemann 2010, S. 45 ff.).

Während Heinrichs (2006, S. 269) anführt, dass „immer noch als schwerwiegender Einwand bestehen [bleibt], dass auch ein nur minimales Risiko ein Risiko darstellt und als solches dem Wohl des Minderjährigen widerspricht" (Heinrichs 2006, S. 269), wird in der vorliegenden Arbeit auf die Konzepte des minimalen Risikos und der minimalen Belastung Bezug genommen, wie sie von Radenbach und Wiesemann (2010) dargelegt wurden, da diese eine Interpretation eines Risikos im Sinne des AMG zulassen und hierdurch gegebenenfalls widerstreitende Interessen, die in Konkurrenz zu den Rechten Minderjähriger treten, auch im Rahmen einer Interessenabwägung berücksichtigt werden können. Solch ein zu berücksichtigendes Interesse ist beispielsweise das Interesse von staatlichen Institutionen (z. B. Jugendamt, Kommunen) an einer Ressourcenschonung (Personal, Räumlichkeiten, Geldmittel).

Letztendlich treffen die aufgezeigten rechtlichen Regelungen zwar nicht direkt auf die medizinische Altersschätzung zu. Allerdings kann unter Einbeziehung der besonderen Rechtsstellung von Minderjährigen in Gesetzen wie dem BGB, den SGB, dem StGB, dem JGG und dem AMG zumindest hergeleitet werden, dass im Rahmen der Interessenabwägung zwischen zum Beispiel dem Interesse von staatlichen Institutionen an einer Ressourcenschonung und dem Recht des Minderjährigen auf körperliche Unversehrtheit letzteres jedenfalls dann überwiegt, wenn kein lediglich minimales Risiko bzw. keine lediglich minimale Belastung für den Minderjährigen vorliegt.

Die in Abschnitt 4.1.2 ausgeführten Risiken der Untersuchungen zur Altersschätzung zeigen, dass diese sich über der Grenze eines nur lediglich minimalen Risikos befinden. Die Röntgenuntersuchungen können Langzeitschädigungen verursachen und die Untersuchungssituation, wie auch die körperliche Untersuchung führen zu Stress und ggf. zu (Re-)Traumatisierungen bei den Betroffenen, die darüber hinaus auch den Terminus der minimalen Belastung aus dem AMG deutlich überschreiten. Dies gilt insbesondere vor dem Hintergrund der Tatsache, dass die besonders belastende Computertomographie des Schlüsselbeins am ehesten Schlussfolgerungen über eine Volljährigkeit erlaubt. Die dargestellten Methoden zur medizinischen Altersschätzung stellen vor diesem Hintergrund eine mangelnde Berücksichtigung der Rechte von Minderjährigen dar.

4.2.4 Zusammenfassung

In dem vorliegenden Kapitel wurde gezeigt, dass die Verpflichtung des Jugendamtes, unbegleitete Minderjährige in Obhut zu nehmen, um ihnen Schutz zukommen zu lassen und ihr Wohl zu fördern, unbestreitbar ist. Es wurde dargelegt, dass die medizinische Altersschätzung nicht geeignet ist, Volljährige sicher zu erkennen, um diesen die Jugendhilfemaßnahmen zu verwehren. Während teilweise Minderjährige als volljährig fehlinterpretiert werden, wird ein größerer Teil von Volljährigen als minderjährig beurteilt. Somit lässt sich eine Ressourcenschonung durch die medizinische Altersschätzung nicht sinnvoll und schon gar nicht gerecht umsetzen.

Außerdem wurde anhand mehrerer rechtlicher Regelungen gezeigt, dass Minderjährigen ein besonderer Schutzstatus zugesprochen wird. Hieraus kann unter Zuhilfenahme der Begriffe des minimalen Risikos und der minimalen Belastung des AMG und in Analogie zu der dort angewendeten Regel hergeleitet werden, dass die dargestellten Methoden der medizinischen Altersschätzung die Rechte Minderjähriger nicht ausreichend berücksichtigen. Dies gilt auch und insbesondere für den Fall, dass das Interesse von staatlichen Institutionen an einer Ressourcenschonung und das Interesse des Minderjährigen auf körperliche Unversehrtheit gegenüberstehen.

4.3   Aufklärung und Einwilligung zu den medizinischen Untersuchungen

Vor der Durchführung jeder medizinischen Maßnahme, insbesondere jedes Eingriffs in den Körper, muss die betroffene Person aufgeklärt und ihre informierte Einwilligung eingeholt werden. Die betroffene Person muss dafür von dem/r Behandelnden, oder einer Person aufgeklärt werden, die über die dazu notwendige Ausbildung verfügt (vgl. §§ 630c-630e BGB). „Fehlt es an einem *informed consent*, so ist die Behandlung grundsätzlich rechtswidrig, und zwar auch dann, wenn der Eingriff selbst medizinisch indiziert und *lege artis* durchgeführt worden ist" (vgl. Katzenmeier 2013, S. 92, Hervorhebungen im Original). Medizinische Maßnahmen umfassen grundsätzlich auch Untersuchungen jeglicher Art (vgl. Katzenmeier 2013, S. 92). Eine Einwilligungspflicht gilt somit auch für medizinische Untersuchungen im Rahmen der Altersschätzung.

Darüber hinaus fordert der Gesetzgeber für medizinische Untersuchungen zur Altersschätzung eine Aufklärung durch das Jugendamt. Hierbei soll „umfassend über die Untersuchungsmethode und über die möglichen Folgen der Altersbestimmung" (§ 42 f. Abs. 2 SGB VIII) aufgeklärt werden. Das Jugendamt soll zusätzlich über die Konsequenzen einer Weigerung der medizinischen Altersschätzung aufklären, wenn diese von Amtswegen durchzuführen ist (vgl. § 42 f. Abs. 2 SGB VIII).

Welche Anforderungen an Aufklärung und Einwilligung im Rahmen der medizinischen Altersschätzung gestellt werden, wird in den folgenden Kapiteln erläutert. Hierbei wird in erster Linie die Aufklärungspflicht von ÄrztInnen beleuchtet.

4.3.1   Aufklärung über die medizinischen Untersuchungen

Eine Aufklärung über eine medizinische Untersuchung oder Behandlung muss mündlich durch die untersuchende bzw. behandelnde Person selbst erfolgen oder durch eine Person, „die über die zur Durchführung der Maßnahme notwendige Ausbildung verfügt" (§ 630e Abs. 2 S. 1 BGB).

> Die Patienteninformation und -aufklärung obliegt bei allen ärztlichen Maßnahmen nach §§ 630c Abs. 2 S. 1, 630e Abs. 1, Abs. 2 S. 1 Nr. 1 BGB ausschließlich einem Arzt, der über die für die zur Durchführung des Eingriffs notwendige Ausbildung verfügt. Hierbei ist diese Pflicht grundsätzlich von dem behandelnden Arzt selbst zu erfüllen (Halbe 2017a, S. A858).

Nur ergänzend kann hierbei auch auf Unterlagen Bezug genommen werden, die
in Textform ausgehändigt werden (§ 630e Abs. 2 S. 1 BGB).

4.3.1.1 Umfang der Aufklärung

Die jeweilige konkrete Behandlungssituation bestimmt den Umfang und die
Intensität wie auch Art und Weise der Aufklärung. Die behandelnde Person
ist verpflichtet, über die für die Behandlung wesentlichen Umstände aufzuklären (vgl. Katzenmeier 2013, S. 96), „[d]azu gehören insbesondere Art, Umfang,
Durchführung, zu erwartende Folgen und Risiken der Maßnahme sowie ihre
Notwendigkeit, Dringlichkeit, Eignung und Erfolgsaussichten im Hinblick auf
die Diagnose oder die Therapie" (§ 630e Abs. 1 BGB). Dabei geht es nicht
darum, exaktes medizinisches Detailwissen zu vermitteln, sondern der aufzuklärenden Person ein Bild von der Schwere und Tragweite des Eingriffs nahe zu
bringen (vgl. Katzenmeier 2013, S. 96). Hierbei sollte darauf geachtet werden,
mindestens jene Informationsmenge zu übermitteln, die einer (hypothetischen)
vernünftigen Person ausreichen würde, eine informierte Entscheidung zu treffen.
Die Informationsmenge sollte zusätzlich der individuellen Vorgeschichte und dem
daraus resultierenden Informationsbedarf der jeweiligen aufzuklärenden Person
angepasst werden (vgl. Beauchamp und Childress 2013, S. 125 ff.).

Die Informationen für die aufzuklärende Person müssen sprachlich verständlich sein (§ 630e Abs. 2 S. 3 BGB). Bei Verständigungsschwierigkeiten aufgrund
der Sprache ist somit ein/eine DolmetscherIn hinzuzuziehen. Neben den sprach-
lichen Schwierigkeiten gibt es weitere Faktoren, die das Informationsverständnis
einschränken können. So kann Nervosität, Ablenkung, Krankheit, Irrationalität
oder Unreife das Informationsverständnis einschränken. Faktoren auf ärztlicher
Seite können Zeitdruck und Interessenkonflikte sein. Es existiert kein Konsens
darüber, welches Niveau des Verständnisses für eine informierte Einwilligung
erreicht werden muss. Für gewöhnlich verstehen Personen ausreichend, wenn sie
die relevanten Informationen erhalten und ein entsprechendes Verständnis über
die Natur und Konsequenzen der Maßnahmen erlangt haben, etwa dokumentiert
durch die Fähigkeit, die vermittelte Information mit eigenen Worten und in den
wesentlichen Punkten korrekt wiederzugeben. Eine Einigkeit bezüglich des Ein-
griffes ist jedoch keine Garantie dafür, dass eine autonome Entscheidung und
eine valide Einwilligung getroffen wurde. Unterschiedlich genutzte Begrifflichkeiten können zu Fehlinterpretationen führen, auch sind Standardbegriffe in der
Medizin für PatientInnen nicht immer verständlich. Zudem können ein Informa-
tionsüberschuss oder unvertraute Begrifflichkeiten ein ausreichendes Verständnis
behindern. Ein fehlender Fakt oder ein Aufmerksamkeitsdefizit an einem wichtigen Punkt, wie zum Beispiel bei einem vitalen Risiko, kann dazu führen, dass

das Verständnis für die Gesamtsituation hinfällig ist. Aus diesen Risiken lässt sich allerdings nicht ableiten, dass eine informierte Einwilligung niemals möglich ist (vgl. Beauchamp und Childress 2013, S. 131 ff.). Insgesamt muss bei der informierten Einwilligung darauf geachtet werden, dass Wesen, Bedeutung und Tragweite des konkret bevorstehenden Eingriffs erfasst werden können und eine Abwägung des Für und Wider möglich ist (vgl. Duttge 2013, S. 78 f.; Katzenmeier 2013, S. 96 ff.). Besonders hohe Ansprüche an Inhalt und Qualität der Aufklärung bestehen bei medizinisch nicht indizierten oder fremdnützigen Behandlungsmaßnahmen (vgl. Halbe 2017b, S. A962).

Für die medizinische Altersschätzung bedeutet dies, dass insbesondere Informationen bezüglich des gesundheitlichen Risikos, der Fehlerwahrscheinlichkeit und der Konsequenzen bei Einwilligung sowie bei Ablehnung übermittelt werden müssen. Dies muss in einer für die betroffene Person verständlichen Weise und Sprache geschehen. Für die medizinischen Untersuchungen zur Altersschätzung sind ÄrztInnen zur mündlichen Aufklärung verpflichtet; sie können diese nicht zum Beispiel an JugendamtsmitarbeiterInnen delegieren, da diese nicht über die nötige Ausbildung verfügen. Zusätzlich besteht nach § 42 f. Abs. 2 SGB VIII aber auch eine umfassende Aufklärungspflicht durch das Jugendamt.

4.3.1.2 Zeitpunkt der Aufklärung

Eine Aufklärung für eine medizinische Maßnahme hat so rechtzeitig zu erfolgen, „dass der Patient seine Entscheidung über die Einwilligung wohlüberlegt treffen kann" (§ 630e Abs. 2 S. 2 BGB). Somit sollte „[b]ei planbaren größeren operativen Eingriffen […] die Aufklärung vor der Festlegung des OP-Termins und mindestens einen Tag vor der OP erfolgen" (Halbe 2017a, S. A859). Insgesamt gilt, dass, je gravierender die möglichen Folgen sind, umso eher auf diese hingewiesen werden muss (vgl. Halbe 2017b, S. A962).

Um zu beurteilen, welcher Zeitraum zwischen Aufklärungsgespräch und medizinischer Altersschätzung liegen sollte, müssen einige generelle Aspekte der medizinischen Altersschätzung sowie die Bedeutung der Konsequenzen für die betroffene Person mit einbezogen werden. Die medizinischen Untersuchungen für die Altersschätzung werden nicht aus einem kurativen Ansatz durchgeführt. Sie werden nicht vor dem Hintergrund einer zu diagnostizierenden Erkrankung in Auftrag gegeben, sondern dienen der Beantwortung der Frage, ob eine Minderjährigkeit oder Volljährigkeit vorliegt. Damit ist mit den Untersuchungen kein potentieller Heilauftrag verbunden, sondern eine administrative Fragestellung. Im Bereich der röntgenologischen Verfahren kann es zu Strahlenschäden mit der Folge einer Tumorentstehung kommen, und die körperliche Untersuchung wie auch die Untersuchungssituation haben das Potenzial psychischer

(Re-)Traumatisierung. Bei der medizinischen Altersschätzung besteht kein direkter Zeitdruck wie bei einer Notfalldiagnostik oder -behandlung, bei der ein
Aufschub der Behandlung zu einer Verschlechterung des Gesundheitszustandes
führen würde. Die von der Untersuchung betroffenen Personen befinden sich nach
§ 42a SGB VIII meistens bereits in vorläufiger Obhut des Jugendamts, sodass die
betroffenen Personen sich bereits in einer geschützten Umgebung befinden, wenn
die Anforderungen der Untersuchung an sie gestellt werden. Darüber hinaus hat
das Ergebnis der Untersuchungen weitreichende Konsequenzen für die von der
Untersuchung betroffenen Personen. Danach entscheidet sich, ob sie als Minderjährige weitergeführt werden und entsprechende Jugendhilfemaßnahmen erhalten
oder ob sie als Erwachsene zum Beispiel in einer Erstaufnahmeeinrichtung
untergebracht werden.

Aufgrund der möglichen Schädigung bei den Untersuchungen und der weitreichenden Konsequenzen für die betroffenen Personen hat die Aufklärung für die
medizinische Altersschätzung daher mit einem gewissen zeitlichen Vorlauf und
das heißt – in Analogie zu anderen medizinischen Maßnahmen – mindestens am
Vortag der Untersuchungen stattzufinden, damit die Entscheidung für oder gegen
die Untersuchungen wohlüberlegt getroffen werden kann.

4.3.2 Einwilligung in die medizinischen Untersuchungen

Für eine informierte Einwilligung in die medizinische Untersuchung ist sowohl
die Einwilligungsfähigkeit, als auch die Freiwilligkeit entscheidend. Beide
Aspekte werden im Folgenden diskutiert.

4.3.2.1 Einwilligungsfähigkeit

Um in eine medizinische Maßnahme einzuwilligen, muss der/die jeweilige PatientIn die nötige Kompetenz aufweisen, also kognitiv, psychisch und legal zu der
Einwilligung in der Lage sein (vgl. Beauchamp und Childress 2013, S. 114 f.).
Es bedarf jeweils im konkreten Einzelfall der Prüfung und Feststellung, „ob
der individuelle Patient hinreichend einsichts-, urteils-, und selbststeuerungsfä-
hig ist" (Duttge 2013, S. 78). Dazu muss der/die PatientIn in der Lage sein,
Wesen, Bedeutung und Tragweite des bevorstehenden Eingriffs zu erfassen und
das Für und Wider gegeneinander abzuwägen. Die Fähigkeit zur Einwilligung
ist keine starre Größe, sondern variiert je nach Komplexität der Sachlage und
Reichweite der möglichen Folgen. Beispielsweise sind die Anforderungen an
die Einwilligungsfähigkeit bei folgenschweren Eingriffen strenger als bei Baga-
tellmaßnahmen (vgl. Duttge 2013, S. 78 ff.). Psychische Einschränkungen, die

gegen die Kompetenz zur Einwilligung sprechen, sind beispielsweise die Unfä-
higkeit, relevante Informationen verstehen sowie die eigene Situation und deren
Konsequenzen einschätzen zu können (vgl. Beauchamp und Childress 2013,
S. 118).

Bei Minderjährigen kommt es für die nötige Kompetenz zur Einwilligung
zusätzlich noch auf die geistige Reife an, um freiverantwortliche Entscheidungen treffen zu können. Pauschale Altersgrenzen für die Einwilligungsfähigkeit bei
Minderjährigen können aufgrund der Variationsbreite der individuellen Reifeentwicklung nicht festgelegt werden. In der Praxis hat sich zur ersten Orientierung
eine Stufeneinteilung herausgebildet, die allerdings die Einzelfallprüfung nicht
ersetzen kann. Kindern vor Vollendung des 14. Lebensjahres wird es in der Regel
an der nötigen Einwilligungsfähigkeit fehlen, während nach dem vollendeten 16.
Lebensjahr in der Regel von einer Einwilligungsfähigkeit ausgegangen werden
kann. In der Altersspanne dazwischen gibt es keine Regelvermutung, hier kann
die Einwilligungsfähigkeit im Einzelfall gegeben sein. In jedem Fall muss das
Vorliegen der Fähigkeit individuell und in Abhängigkeit von der Komplexität der
zu treffenden Entscheidungen geprüft werden (vgl. Duttge 2013, S. 78 ff.).

Bisher sind die Rechtsfolgen einer festgestellten Einwilligungsfähigkeit bei
Minderjährigen allerdings umstritten. Während einige in diesen Fällen den Minderjährigen die alleinige Entscheidungsbefugnis zugestehen wollen, sprechen sich
andere für eine kumulative Entscheidungsbefugnis von Minderjährigen und Personensorgeberechtigten aus (vgl. Duttge 2013, S. 78 ff.). Das AMG sieht bei
einer rein wissenschaftlichen Forschung mit Minderjährigen vor, dass der/die
VertreterIn einwilligen, sich aber am mutmaßlichen Willen des Minderjährigen
orientieren muss. Sollte die/der Minderjährige in der Lage sein, Wesen, Bedeutung und Tragweite der klinischen Prüfung zu erkennen, so muss auch diese/r
einwilligen (vgl. § 40 Abs. 4 S. 3 AMG). § 42 f. Abs. 2 SGB VIII legt in
dieser Hinsicht fest, dass sowohl die betroffene Person als auch ihr/ihre VertreterIn einwilligen müssen. Der/die VertreterIn der betroffenen Person ist in der
Anfangsphase der vorläufigen Inobhutnahme, bis ein Vormund bestellt wurde,
das Jugendamt. Dieses hat dabei zum Wohl des Kindes oder des Jugendlichen
zu entscheiden und die betroffene Person auch an der Entscheidung zu beteiligen
(vgl. § 42a Abs. 3 SGB VIII).

4.3.2.2 Freiwilligkeit
Neben der Einwilligungsfähigkeit ist die Freiwilligkeit der Entscheidung, also
die Freiheit von äußeren Zwängen, ein wichtiger Bestandteil der informierten
Einwilligung (vgl. Duttge 2013, S. 78). Um Einflussnahme durch Zwang näher

zu bestimmen, sind eng gefasste Kriterien sinnvoll, damit der Begriff nicht aus-
gehöhlt wird. Im Folgenden wird die Definition von Beauchamp und Childress
(2013) und des Deutschen Ethikrates (2018) zugrunde gelegt. Nach Beauchamp
und Childress besteht ein äußerer Zwang, wenn eine Person absichtlich eine
ernsthafte Drohung dazu einsetzt, die betroffene Person zu beeinflussen. „Coercion occurs if and only if one person intentionally uses a credible and severe
threat of harm or force to control another" (Beauchamp und Childress 2013,
S. 138). Zudem muss die Drohung die selbstgewählte Entscheidung der betroffenen Person tatsächlich beeinflussen bzw. ändern. „Coercion occurs only if an
intended and credible threat displaces a person's self-directed course of action,
thereby rendering even intentional and well-informed behavior nonautonomous"
(Beauchamp und Childress 2013, S. 138). Auch der deutsche Ethikrat spricht sich
in einer Stellungnahme von 2018 für eine Nutzung des Begriffes von Zwang in
diesem Rahmen aus. Der Zwang richtet sich „auf die Überwindung des Willens
der betroffenen Person" (Deutsche Ethikrat 2018, S. 29). Zwang kann sowohl
unmittelbar durch körperliche Gewalt als auch mittelbar durch Freiheitsbeschrän-
kungen vorliegen. Darüber hinaus kann mit Zwang direkt auf die psychische
Verfassung einer Person eingewirkt werden, z. B. „durch Drohen mit negativen
Konsequenzen, die auf die Überwindung oder Ausschaltung ihres entgegenstehen-
den Willens abzielt" (Deutsche Ethikrat 2018, S. 30). Eine weitere Form ist neben
dem direkten Zwang der indirekte Zwang, bei dem der Wille indirekt überwunden
wird, „indem der betroffenen Person relevante Informationen vorenthalten oder
falsche Tatsachen vorgespiegelt werden und sie so zu einer bestimmten Entscheidung bzw. zu einem bestimmten Verhalten bewegt wird" (Deutsche Ethikrat 2018,
S. 30). Der indirekte Zwang entspricht am ehesten dem Begriff der Manipulation
nach Beauchamp und Childress (2013). Bei einer Manipulation geht es darum,
eine Person zu einer Handlung zu bewegen, die die manipulierende Person inten-
diert. Dies geschieht zum Beispiel durch den gezielten Einsatz bzw. das gezielte
Vorenthalten von Informationen. Auch der Einsatz von Belohnungen kann mani-
pulativ wirken. Allerdings ist die Anfälligkeit von Personen für Manipulationen
variabel, sodass die Schwelle für „unzulässige" Beeinflussungen ebenfalls nicht
genau bestimmt werden kann. Die Aussicht auf attraktive Förderung beispielsweise kann Personen in einer Notlage manipulieren, während andere, weniger
bedürftige Personen davon unbeeindruckt bleiben. So sind gerade in Einrichtungen untergebrachte Personen einer besonderen Gefahr ausgesetzt, Manipulationen
zu unterliegen (vgl. Beauchamp und Childress 2013, S. 138 ff.).

Im Rahmen der Einwilligung zur medizinischen Altersschätzung können sich
mehrere Situationen ergeben, bei denen die Gefahr des indirekten Zwangs bzw.
der Manipulation der betroffenen Personen besteht. Die betroffenen Personen

befinden sich zum Zeitpunkt der Aufklärung meistens bereits in Obhut, sind also in spezialisierten Einrichtungen untergebracht und stehen in einem Verhältnis der Abhängigkeit vom Jugendamt. In dieser Umgebung besteht die Gefahr, dass der Wille der betroffenen Personen indirekt überwunden wird, indem z. B. durch MitarbeiterInnen der Einrichtungen gezielt Informationen über die Altersschätzung verbreitet werden, mit dem Ziel die Jugendlichen zu einer Einwilligung zur Altersschätzung zu bewegen. Auch die Aussicht auf weitere Förderung nach SGB VIII kann den Willen ändern, wenn den betroffenen Personen beispielsweise nach der Altersschätzung die Berechtigung zum Schulbesuch versprochen wird.

Neben der Möglichkeit der Ausübung von indirektem Zwang kann im Rahmen der Einwilligung aber auch direkter Zwang ausgeübt werden. Das Jugendamt darf im Falle einer Verweigerung der ärztlichen Untersuchung seine Leistungen, die an eine Minderjährigkeit geknüpft sind, einstellen (vgl. § 42 f. Abs. 3 SGB VIII). Das Jugendamt ist dazu verpflichtet, über diese möglichen Folgen einer Verweigerung der ärztlichen Untersuchung aufzuklären (vgl. § 42 f. Abs. 2 SGB VIII). Indem das Jugendamt über die Folgen einer Verweigerung der Untersuchungen aufklärt, spricht es gleichzeitig eine Drohung aus, die aufgrund der resultierenden Konsequenzen (Volljährigkeit, keine weitere Inobhutnahme) als schwerwiegend aufzufassen ist. Sollte die betroffene Person aufgrund des Schädigungspotenzials und der Fehlerwahrscheinlichkeit der Untersuchungen zu dem Entschluss gekommen sein, die Untersuchung abzulehnen, führt eine solche Aufklärung durch das Jugendamt mit hoher Wahrscheinlichkeit zu einer Änderung der vormals ggf. selbstbestimmt getroffenen Entscheidung. In dieser Situation würde das Jugendamt Zwang im Sinne der Definitionen nach Beauchamp und Childress (2013) und des Deutschen Ethikrates (2018) ausüben. Aufgrund des auf diese Weise möglicherweise ausgeübten Zwangs ist fraglich, ob die informierte Einwilligung rechtskräftig ist und in der Folge nicht die gesamte Untersuchung rechtswidrig wäre, da eine medizinische Untersuchung eine rechtskräftige Einwilligung voraussetzt.

Neben diesem direkten Zwang besteht aufgrund eines möglichen Interessenkonfliktes beim Jugendamt eine weitere Möglichkeit des indirekten Zwangs gegenüber der betroffenen Person bzw. auch des direkten Zwangs gegenüber der Vertreterin/des Vertreters der betroffenen Person, die Auswirkungen auf die Freiwilligkeit bei der Einwilligung haben können. Das Jugendamt hat „in Zweifelsfällen eine ärztliche Untersuchung zur Altersbestimmung zu veranlassen" (§ 42a Abs. 2 SGB VIII). Gleichzeitig ist das Jugendamt während der vorläufigen Inobhutnahme berechtigt und verpflichtet, die Rechtshandlungen für die betroffene Person vorzunehmen, bis ein Vormund bestellt wurde (vgl. § 42a Abs. 3 SGB VIII). Auch der spätere Vormund kann ein/e MitarbeiterIn des Jugendamts sein.

Für die Untersuchungen muss sowohl die betroffene Person, als auch der/die VertreterIn einwilligen (vgl. § 42 f. Abs. 2 SGB VIII). Die Problematik besteht darin, dass in diesem Falle der/die VertreterIn der betroffenen Person in der gleichen Institution angestellt ist, die die Untersuchungen angeordnet hat (vgl. Deutscher Verein für öffentliche und private Fürsorge e. V. 2015, S. 5 f.). Somit entsteht ein Interessenkonflikt, wenn ein/e MitarbeiterIn des Jugendamts als RepräsentantIn der Institution in die Untersuchung einwilligen soll, zugleich aber in ihrer Rolle als VertreterIn der betroffenen Person deren Wohl verpflichtet ist und vor diesem Hintergrund eine Ablehnung der Untersuchung von Seiten der betroffenen Person zu respektieren hätte. Ebenfalls denkbar wäre, dass der/die VertreterIn sich zum Wohl der betroffenen Person gegen die Untersuchung entscheiden will, dies aber aufgrund ihrer Rolle als MitarbeiterIn der Institution nicht tun kann.

Eine pauschale Antwort auf die Frage der Freiwilligkeit der Einwilligung von Seiten der betroffenen Person und dem/der VertreterIn ist in dieser Fallkonstellation nicht zu geben. Zwei Extreme wären in dieser Situation hypothetisch denkbar. Je nachdem welche Rolle der/die VertreterIn innerhalb der Institution einnimmt, reichen die Möglichkeiten von keinem bestehenden Interessenkonflikt bis hin zu einer nicht freiwilligen Einwilligung. Wenn z. B. der/die VertreterIn der betroffenen Person außerhalb des direkten Einflusses der Institution angestellt ist, lässt sich kein direkter Interessenkonflikt herstellen. Wenn aber der/die MitarbeiterIn, die gerade die vorläufige Vormundschaft innehat, von ihrem/ihrer Vorgesetzten den Auftrag zur Einwilligung erhält und diesen aufgrund eines möglichen Arbeitsplatzverlustes nicht ablehnen kann, besteht ein Interessenkonflikt, wenn die betroffene Person nicht einwilligen möchte. Hier befindet sich der/die MitarbeiterIn in einer Zwangslage. Er/sie muss gegebenenfalls unfreiwillig einwilligen und zusätzlich indirekten oder direkten Zwang auf die betroffene Person ausüben, damit diese auch einwilligt.

4.3.3 Zusammenfassung

In dem vorliegenden Kapitel wurden sowohl der für die informierte Einwilligung in die medizinische Altersschätzung notwendige Umfang und Zeitpunkt der Aufklärung, als auch Aspekte der Einwilligungsfähigkeit und Freiwilligkeit diskutiert. Bei der Aufklärung müssen Wesen, Bedeutung und Tragweite der Untersuchungen vermittelt werden. Es müssen insbesondere Informationen zum Untersuchungsablauf, den gesundheitlichen Risiken, der Wahrscheinlichkeit von Fehleinschätzungen und der Konsequenzen bei Einwilligung bzw. Ablehnung der Untersuchungen vermittelt werden. Die Aufklärung hat mündlich von ÄrztInnen zu erfolgen, muss dokumentiert werden und darf nicht an Jugendamtsmitarbei-terInnen delegiert werden. Das Jugendamt wiederum muss zusätzlich über die Untersuchungen und insbesondere über die möglichen Konsequenzen bei einer Ablehnung der Untersuchung aufklären, wenn diese vom Jugendamt in Auftrag gegeben wurde. Die Aufklärung muss in einer für die betroffene Person verständlichen Sprache erfolgen, gegebenenfalls in Begleitung einer Dolmetscherin/eines Dolmetschers und mindestens am Vortag der medizinischen Untersuchungen statt-finden. In die Untersuchung einwilligen müssen sowohl die betroffene Person als auch ihr/e VertreterIn, welche/r in der Anfangszeit, bevor ein Vormund bestellt wurde, in der Regel das Jugendamt ist.

Selbst wenn all den bisher genannten Aspekten während der informierten Einwilligung Rechnung getragen wird, ist fraglich, ob letztlich die Freiwilligkeit der Zustimmung zu den medizinischen Untersuchungen gegeben ist. Die betroffenen Personen sind zum Zeitpunkt der Aufklärung meistens bereits in Obhut. Hieraus resultiert die Gefahr von indirektem Zwang, zum Beispiel durch Manipulationen, indem gezielt Informationen zur Altersschätzung durch MitarbeiterInnen in den Einrichtungen bereitgestellt oder weggelassen werden, in der Absicht, die betroffenen Personen zu einer Einwilligung zu bewegen. Darüber hinaus befindet sich der/die VertreterIn der betroffenen Person als JugendamtsmitarbeiterIn gegebenenfalls in einem Interessenkonflikt, wenn er/sie als MitarbeiterIn der die Untersuchung veranlassenden Institution in die Untersuchung einwilligen soll, die betroffene Person dies aber nicht will und der/die VertreterIn sich eigentlich zum Wohl der betroffenen Person gegen die Untersuchung entscheiden wollen würde. Ein weiteres Problem stellt der bei der Einwilligung möglicherweise ausgeübte direkte Zwang dar. Das Jugendamt muss über die Konsequenzen der Ablehnung der medizinischen Untersuchung aufklären, also darüber, dass bei Ablehnung der Untersuchungen die Leistungen des Jugendamts entzogen werden können und die betroffene Person als volljährig eingestuft werden kann. Dies entspricht für die betroffene Person einer Drohung mit unmittelbaren Auswirkungen auf das folgende Leben, sodass davon ausgegangen werden kann, dass eine Entscheidung hin zur Einwilligung beeinflusst wird. Aufgrund des möglicherweise ausgeübten Zwangs ist fraglich, ob die erteilte informierte Einwilligung rechtskräftig ist, womit dann gegebenenfalls die gesamte medizinische Untersuchung zur Altersschätzung rechtswidrig wäre.

Zusammenfassung der Ergebnisse und Schlussfolgerungen 5

In der vorliegenden Arbeit wurden zwei Fragestellungen diskutiert: zum einen, ob die medizinische Altersschätzung geeignet ist, bei Personen die angeben 16 oder 17 Jahre alt zu sein, eine Volljährigkeit oder Minderjährigkeit sicher nachzuweisen, zum anderen, wie die medizinische Altersschätzung vor dem Hintergrund der medizinethischen Prinzipien nach Beauchamp und Childress (2013) zu bewerten ist.

Zur Beantwortung der ersten Fragestellung wurden die nach den Empfehlungen der AGFAD derzeit aussagekräftigsten Methoden beschrieben und anhand von Studien deren Aussagekraft für die Altersschätzung untersucht. Hierbei wurde auf die Methoden der körperlichen Untersuchung (Tanner 1962, Flügel et al. 1986), des Handröntgen (Greulich und Pyle 1959, Thiemann et al. 2006, Tanner et al. 1983, Schmeling et al. 2004), der Weisheitszahnbeurteilung (Demirjian et al. 1973, Olze et al. 2010a,b) und der Beurteilung der Schlüsselbeine (Schmeling et al. 2004, Kellinghaus et al. 2010b) eingegangen. Gerade die computertomographische Untersuchung der Schlüsselbeine erhielt aufgrund ihrer Wichtigkeit für die Fragestellung besondere Aufmerksamkeit. Es wurde ein umfassendes Bild der derzeitig verfügbaren Studien gezeichnet und diese bezüglich ihrer Aussagekraft beurteilt. Zusätzliche Kapitel beschäftigten sich mit Parametern zur Interpretation von Studien und der körperlichen Untersuchung zur Evaluation von Krankheiten mit Einfluss auf das Knochenalter. Anschließend flossen die Ergebnisse dieser Analyse mit in die Beantwortung der zweiten Fragestellung ein. Hierbei wurden insbesondere Gerechtigkeitsaspekte in Zusammenhang mit der Inobhutnahme und die Einwilligung in die medizinische Altersschätzung diskutiert. Darüber hinaus wurde eine Nutzen-Risiko-Analyse durchgeführt, bei der die Risiken der Untersuchungen (psychisches Traumatisierungspotenzial, Schäden durch Röntgenstrahlen, Risiko der Fehleinschätzung) gegen den Nutzen (Schutz durch Inobhutnahme) abgewogen wurden.

© Der/die Autor(en), exklusiv lizenziert an Springer Fachmedien Wiesbaden GmbH, ein Teil von Springer Nature 2022
M. L. Huesmann, *Ethische Aspekte der medizinischen Altersschätzung bei unbegleiteten minderjährigen Migrantinnen und Migranten*,
https://doi.org/10.1007/978-3-658-37766-3_5

5.1 Untersuchungsmethoden der medizinischen Altersschätzung

Im Folgenden werden zunächst die einzelnen Untersuchungsmethoden der medizinischen Altersschätzung zusammengefasst dargestellt. Anschließend werden die Ergebnisse der sich daran anschließenden ethischen Diskussion wiedergegeben.

5.1.1 Altersschätzung anhand der sexuellen Reifezeichen

Die gebräuchlichsten Methoden zur Evaluation der primären und sekundären Geschlechtsmerkmale nach Flügel et al. (1986) und Tanner (1962) sind für den Nachweis einer Volljährigkeit nicht geeignet. Die letzte Phase in der Entwicklung der primären und sekundären Geschlechtsmerkmale kann bereits in einem Alter von 15 Jahren erreicht werden.

In der Altersgruppe der 16- und 17-jährigen Personen lassen die Methoden darüber hinaus keine regelhafte Aussage über eine Minderjährigkeit zu, da bei volljährigen Personen bereits das Stadium 3 nach Tanner (1962) nachgewiesen werden konnte. Somit müsste ein niedrigeres Stadium festgestellt werden, um anhand dieser Methoden von einer Minderjährigkeit ausgehen zu können. Das Stadium 2, das in etwa mit der ersten puberalen Phase nach Flügel et al. (1986) gleichzusetzen ist, ist bei Personen im Alter von 16 und 17 Jahren allerdings nicht regelhaft zu erwarten.

5.1.2 Röntgenologische Untersuchungsmethoden der Handknochenentwicklung

In der vorliegenden Arbeit wurden die zur röntgenologischen Beurteilung der Handverknöcherung eingesetzten Atlasmethoden nach Greulich und Pyle (1959), Thiemann et al. (2006), die Auswertungsmethode nach Tanner et al. (1983) sowie die Stadieneinteilung nach Schmeling et al. (2004) auf ihre Aussagekraft zur Beurteilung der Volljährigkeit oder Minderjährigkeit anhand der vorliegenden Studien kritisch geprüft. Auch hier wurde ein Augenmerk auf die Altersgruppe der 16- bis 17-jährigen Minderjährigen gelegt. Die Methode nach Greulich und Pyle (1959) ist aufgrund der einfachen Handhabung die Gebräuchlichste. Die Strahlendosis des Handröntgen beträgt ungefähr 0,1 μSv und die Strahlung wird entfernt vom Körperstamm appliziert.

Es konnte gezeigt werden, dass keine der Auswertungsmethoden eine sichere Aussage über eine Volljährigkeit oder eine Minderjährigkeit bei der Altersgruppe der 16- bis 17-jährigen Minderjährigen erlaubt. Eine Ausnahme stellt die Methode nach Schmeling et al. (2004) dar. In den zwei vorgestellten Studien hatten allerdings nur etwa 6 % der volljährigen Männer das nötige Stadium für eine Volljährigkeit erreicht. Dieses ist für eine sichere Altersschätzung nicht praktikabel.

Ein Problem der Auswertung liegt in der Beurteilung der fast vollständig abgeschlossenen Verknöcherung der Hand um das vollendete 18. bzw. 19. Lebensjahr. Über dieses Alter hinaus erlauben die Methoden nach Greulich und Pyle (1959), Thiemann et al. (2006) und Tanner et al. (1983) keine Altersschätzung. Bei einer normalen körperlichen Entwicklung muss mindestens von einer Schwankungsbreite von ungefähr +/− 2,2 Jahren ausgegangen werden. Eine Person, die auf ein Alter von 18 oder 19 Jahren geschätzt wird, kann also noch minderjährig sein, während eine auf 16 oder 17 Jahre geschätzte Person volljährig sein kann. Volljährige und minderjährige Personen lassen sich also mit Hilfe der aktuell genutzten röntgenologischen Untersuchungsmethoden der Handknochenentwicklung in der Altersgruppe der 16- bis 17-Jährigen nicht sicher differenzieren.

5.1.3 Röntgenologische Untersuchungsmethoden zur Beurteilung der Zahnentwicklung

Für die Beurteilung des Zahnalters wurde die röntgenologische Methode nach Demirjian et al. (1973) für Weisheitszähne für eine Altersgruppe von 16- bis 17-jährigen Personen ausgewertet. Diese ist die am häufigsten angewandte Methode. Daneben wurden noch zwei weitere Methoden nach Olze et al. (2010a, b) zur Beurteilung des Parodontalspalts und der Wurzelpulpa mit einbezogen.

Bei den genannten Methoden werden die Entwicklungsstadien der Weisheitszähne mittels eines röntgenbasierten Orthopantomogramms ausgewertet. Die applizierte Strahlendosis auf den Kopf beträgt bei dieser Untersuchung ungefähr 26 μSv. Die Weisheitszähne werden berücksichtigt, da diese sich um das Alter der Volljährigkeit herum noch in der Entwicklung befinden. Anhand der ausgewerteten Studien und der Übersichtsarbeit von Cole (2015) konnte gezeigt werden, dass sich im letzten Stadium (H) nach Demirjian et al. (1973) überwiegend volljährige Personen befinden, aber auch mehr als 10 % Minderjährige als volljährig fehlinterpretiert werden. Gleichzeitig werden bei der Nutzung des Stadium H als Schwellenwert für eine Volljährigkeit ungefähr 30 % bis 40 % Volljährige als minderjährig eingestuft. Über das Stadium (H) hinaus ist mit dieser Methode keine Beurteilung mehr möglich.

Die Auswertungsmethoden nach Olze et al. (2010a, b) zum Parodontalspalt und der Wurzelpulpa der Weisheitszähne könnten eventuell, wenn mehr Studien vorliegen, als Zusatzkriterium genutzt werden, da kein erneutes Röntgenbild angefertigt werden muss. Aktuell fehlt hier allerdings noch eine ausreichende Anzahl von Minderjährigen in den Studien, um einen sicheren Schwellenwert für eine Volljährigkeit festlegen zu können, zudem machen die vorhandenen Studien häufig keine genaue Aussage zur Altersverteilung. Zusätzlich haben auch diese Methoden das Problem, dass weiterhin Volljährige als minderjährig fehlinterpretiert werden.

5.1.4 Computertomographische Untersuchung der Schlüsselbeine

Bei der Evaluation der Schlüsselbeine werden die brustbeinnahen Epiphysen der Schlüsselbeine nach den Stadien von Schmeling et al. (2004) und Kellinghaus et al. (2010b) ausgewertet. In der vorliegenden Arbeit wurden primär die durch die Computertomographie gestützten Untersuchungsverfahren ausgewertet, da diese eine genauere Beurteilung feiner Strukturen zulassen, wodurch wiederum eine zuverlässigere Stadienbeurteilung erfolgen kann. Die Strahlung ist mit 400 bis 800 µSv bei dieser Untersuchung vergleichsweise hoch. 17 CT-basierte Studien konnten in die Analyse einbezogen werden. In den Stadien 3c und 4, die als Schwellenwert für eine Volljährigkeit vorgeschlagen werden, ließen sich nur in zwei Studien noch minderjährige ProbandInnen nachweisen. Das Mindestalter in den anderen Studien lag nicht selten bei 18 oder 19 Jahren, entsprechend also immer noch sehr dicht an der Minderjährigkeit. Widerlegt werden konnte in dieser Arbeit die Aussage von Schmeling et al. (2016, S. 47), dass das Stadium 3c (nach Kellinghaus et al. 2010b) die Vollendung des 19. Lebensjahres und das Stadium 4 (nach Schmeling et al. 2004) die Vollendung 21. Lebensjahres belege.

Insbesondere ist bei den untersuchten Studien ein Problem der Altersverteilung auffällig. Bei vielen Studien gibt es in den Studienkohorten nur eine vergleichsweise kleine Anzahl an ProbandInnen pro Altersgruppe, die unter 18 Jahren alt sind, und entsprechend einen Überhang an volljährigen Personen, sodass nur näherungsweise Aussagen über die Verallgemeinerung auf die Allgemeinbevölkerung und damit über die Aussagekraft der Studien möglich ist. Dieser Umstand wurde allerdings nur in fünf Studien als mögliche Verzerrung der Daten benannt, dies obwohl unter anderem die AGFAD die gleichmäßige Altersverteilung in den Referenzstudien als Qualitätskriterium hervorhebt. Von den insgesamt in den untersuchten Studien evaluierten 7468 Personen sind nur lediglich 11,6 % in der für die vorliegende Arbeit relevanten Altersgruppe der 16- und 17-Jährigen. Zudem zeigte schon die Berechnung der zweifachen Standardabweichung als Schätzer für eine unbekannte Streuung in der Grundgesamtheit, dass statistisch gesehen niedrigere Mindestalter und höhere Höchstalter als die angegebenen möglich sind. Es kann also angenommen werden, dass bei Vergrößerung der Studienkohorten weitere Minderjährige in den Stadien 3c und 4 gesehen werden. Als möglicher Schwellenwert für den Ausschluss von Minderjährigen bzw. für eine Volljährigkeit könnte sich das Stadium 5 erweisen. Insgesamt werden bei dieser Untersuchung (abhängig vom Stadium) allerdings viele Volljährige als minderjährig fehlinterpretiert. Keine der Studien berechnete die Testgütekriterien Sensitivität und Spezifität für die einzelnen Stadien bei einer dichotomen Fragestellung (minderjährig oder volljährig) im Rahmen des diagnostischen Testens. Dieses hätte eine Berechnung von Wahrscheinlichkeiten zugelassen und gezeigt, wie viele Minderjährige und Volljährige in den jeweiligen Stadien fehlinterpretiert worden wären.

5.1.5 Sequentielles Testen als diagnostischer Pfad zur Erhöhung der Aussagekraft

Werden, wie von der AGFAD empfohlen, mehrere Untersuchungen durchgeführt, um die Aussagesicherheit der Altersschätzung zu erhöhen, müssten diese nach den Prinzipien des multiplen Testens in sequentieller Reihenfolge durchgeführt werden. So kann die Spezifität erhöht und damit eine Fehleinschätzung von Minderjährigen als volljährig reduziert werden. Beim sequentiellen Testen werden die genannten Untersuchungen der Reihe nach durchgeführt und erst dann weiterführende Untersuchungen durchgeführt, wenn Hinweise für eine Volljährigkeit vorliegen. Ein genauer diagnostischer Pfad ließ sich leider nicht evaluieren, da hierzu gerade im Bereich der CT-Untersuchungen der Schlüsselbeine aussagekräftige Daten fehlen. In keiner der identifizierten Studien zur CT-basierten Evaluation der Schlüsselbeine wurde die Sensitivität und Spezifität berechnet, mit deren Hilfe eine Berechnung von Parametern für das multiple Testen möglich gewesen wäre.

In der kritischen Prüfung der Untersuchungsmethoden für ein sequentielles Testen bringt die körperliche Untersuchung für die Altersschätzung der Altersgruppe der 16- und 17-jährigen Minderjährigen kaum einen Vorteil. Eine sichere

Bestimmung der Volljährigkeit ist nicht möglich. Die letzte Phase der Entwicklung beginnt bereits in einem Alter von 16 bis 17 Jahren und wurde auch schon mit 15 Jahren nachgewiesen. Zudem kann auch in früheren Stadien nach Tanner (1962) oder Flügel et al. (1986) eine Volljährigkeit möglich sein. Es müssten also entsprechend noch frühere Stadien gesehen werden, um von einer Minderjährigkeit ausgehen zu können. Dieses ist in der Altersgruppe der 16- und 17-jährigen Minderjährigen selten zu erwarten, insbesondere da gerade Personen der medizinischen Altersschätzung zugeführt werden, denen eine Minderjährigkeit nicht anzusehen ist.

Die anschließende Untersuchung der Entwicklung der Hand mittels Röntgen lässt auch keine sichere Bestimmung der Volljährigkeit zu. Eine Bestimmung der Minderjährigkeit wiederum ist in der Altersgruppe der 16- bis 17-Jährigen nur eingeschränkt möglich. Ein Vorteil im diagnostischen Pfad ergibt sich nur, wenn eine Minderjährigkeit postuliert wird, wenn das letzte Standardbild des Atlas nach Greulich und Pyle (1959) nicht erreicht wurde, um entsprechend weitere Untersuchungen einsparen zu können. Andernfalls hat die Untersuchung kaum einen Vorteil im diagnostischen Pfad, da eine Volljährigkeit auch bei niedrigeren Standardbildern, die mit einem Alter von 16 oder 17 Jahren verknüpft sind, möglich ist und entsprechend weitere Diagnostik durchgeführt werden müsste.

Bei der Röntgenuntersuchung der Weisheitszähne nach den Stadien von Demirjian et al. (1973) wurden auch im letzten Stadium (H) mehr als 10 % Minderjährige nachgewiesen, weshalb in diesem Stadium Bestätigungstests nötig sind. Die Untersuchung kann unter anderem im Rahmen des sequentiellen Testens sinnvoll sein, wenn strahlenintensivere Diagnostik eingespart werden soll. Dann müsste eine Orientierung am Mindestalter stattfinden, bei dem alle ProbandInnen unterhalb des Stadium H (mit einer nicht abgeschlossenen Weisheitszahnentwicklung) als minderjährig betrachtet werden, da auch hier in den niedrigeren Stadien volljährige Personen gesehen wurden. So müsste keine weitere strahlenintensivere Diagnostik angeschlossen werden, wenngleich Personen in diesen Stadien volljährig sein können.

Bei den CT-Untersuchungen der Schlüsselbeine lässt sich bezüglich eines zuverlässigen Schwellenwertes für einen Ausschluss von Minderjährigen bzw. für eine Volljährigkeit aufgrund der aktuellen Studien keine sichere Aussage treffen. Aktuell vermag höchstens das Stadium 5 (nach Schmeling et al. 2004) eventuell eine Volljährigkeit nachzuweisen. Insbesondere für die Stadien 3c (nach Kellinghaus et al. 2010b) und 4 (nach Schmeling et al. 2004) ist die Datenlage für eine sichere Aussage aber nicht ausreichend. Zusätzlich werden in diesen Stadien viele Volljährige als minderjährig fehlinterpretiert, wenn diese Stadien als Schwellenwert für eine Volljährigkeit genutzt werden. Je höher das Stadium, das als Schwellenwert verwendet wird, desto mehr Volljährige werden als minderjährig fehlinterpretiert. Im Stadium 5 ist diese Art der Fehlinterpretation am höchsten, weshalb entsprechend insbesondere das Stadium 5 als Schwellenwert die gesamte Untersuchungsmethode in Frage stellen könnte.

Insgesamt dürfte die Wahrscheinlichkeit im Rahmen des sequentiellen Testens, mit den Stadien 3c (Kellinghaus et al. 2010b) und 4 (Schmeling et al. 2004) Minderjährige fälschlicherweise als volljährig zu interpretieren, geschätzt bei bis zu 10 % liegen. Dies ergibt sich aus der Wahrscheinlichkeit für Fehlinterpretationen im Stadium H nach Demirjian et al. (1973) bei der röntgenologischen Beurteilung der Weisheitszähne und der Annahme, durch die CT-Untersuchung der Schlüsselbeine im Stadium 3c und 4 prinzipiell die Genauigkeit erhöhen zu können. Dabei muss allerdings berücksichtigt werden, dass aufgrund der in den CT-Studien angegeben Daten und den beschrieben Einschränkungen in der Aussagekraft keine Aussage über einen sicheren Schwellenwert für eine Volljährigkeit in den Stadien 3c und 4 gemacht werden konnte. Zudem ist davon auszugehen, dass aufgrund der Unterrepräsentation von Minderjährigen in den untersuchten Studien bei Vergrößerung der Studienkohorten Minderjährige in diesen Stadien nachgewiesen werden. Im Stadium 5 dürfte die oben genannte Wahrscheinlichkeit der Fehlinterpretation weiter sinken. Es gilt aber zu bedenken, dass sich die Zahl der Volljährigen, die als minderjährig fehlinterpretiert werden, mit jedem Stadium erhöht.

5.1.6 Körperliche Untersuchung im Rahmen der Altersschätzung zur Diagnostik von Erkrankungen

Im Rahmen der medizinischen Altersschätzung wird die körperliche Untersuchung neben der Altersschätzung auch zum Ausschluss von Erkrankungen mit Einfluss auf das Knochenalter durchgeführt. In der vorliegenden Arbeit wurden entsprechende Erkrankungen identifiziert und u. a. daraufhin beleuchtet, wie diese zu diagnostizieren sind. Es konnte gezeigt werden, dass die gezielte Anamnese den wichtigsten Hinweis auf entwicklungsbeschleunigende oder -verlangsamende Erkrankungen liefert. Demnach ist die Durchführung einer fokussierten körperlichen Untersuchung bei Hinweisen auf eine spezifische Erkrankung zweckmäßig. Eine Reihenuntersuchung der primären und sekundären Geschlechtsmerkmale, ohne Anhaltspunkte für Erkrankungen in der Anamnese, ist allerdings nicht sinnvoll.

5.2   Ethische Diskussion

Wie eingangs dargelegt wurden für diesen Abschnitt der Arbeit die vier medizinethischen Prinzipien nach Beauchamp und Childress (2013) zugrunde gelegt. Hierbei handelt es sich um die Prinzipien des Wohltuns, Nicht-Schadens, der Gerechtigkeit und des Respekts vor der Autonomie. Zusätzlich flossen die Ergebnisse des vorhergehenden Abschnitts mit in die Analyse ein, denn erst eine Bewertung der Aussagekraft der verschiedenen Untersuchungsverfahren erlaubte eine angemessene Abwägung der medizinethischen Prinzipien.

5.2.1 Nutzen-Schaden-Analyse

Bei der Nutzen-Schaden-Analyse wurde der potentielle Nutzen der medizinischen Altersschätzung gegen das Risiko für die betroffene Person abgewogen. Der Nutzen für die betroffene Person besteht in dem Nachweis der Minderjährigkeit und daraus folgend in einer gesonderten Unterbringung und Unterstützung nach § 42 SGB VIII. Der Schaden ergibt sich aus einem möglichen (Re-) Traumatisierungspotenzial bei der (körperlichen) Untersuchung, einer möglichen Tumorentstehung in Folge der röntgenologischen Untersuchungen, der Möglichkeit, fälschlicherweise als volljährig eingeschätzt zu werden, und dem Risiko, bei Ablehnung der medizinischen Altersschätzung falsch als volljährig eingestuft zu werden. Wird die betroffene Person als volljährig eingeschätzt, verliert sie die Leistungen der Inobhutnahme nach SGB VIII und kann leichter in das Herkunftsland zurückgeführt werden.

Eine Nutzen-Schaden-Analyse muss für jeden Einzelfall vorgenommen werden, da jeweils der individuelle Nutzen der Untersuchungen gegen den individuellen Schaden abgewogen werden muss. Hierbei ist das Alter, der Hilfe- und Schutzbedarf, der Bildungsstand sowie der Aufenthaltsstatus der betroffenen Person mit einzubeziehen. So kann es für eine Person ohne großen Hilfebedarf sinnvoll sein, die Untersuchungen vor dem Hintergrund des möglichen Schadens abzulehnen, während bei einer Person mit großem Hilfebedarf und dem Risiko der Verwahrlosung oder der Rückführung ins Herkunftsland die Risiken der Untersuchungen weniger schwer wiegen können. Würden weniger belastende bzw. weniger gesundheitsschädigende Untersuchungen eingesetzt, könnte sich die Nutzen-Schaden-Analyse weiter zugunsten des Nutzens für die Minderjährigen verschieben.

5.2.2 Gerechtigkeitsaspekte

Staatliche Institutionen haben ein Interesse, unbegleitete Minderjährige zu deren Schutz in Obhut zu nehmen. Gleichzeitig besteht ein Interesse, Ressourcen (Personal, Räumlichkeiten, Geldmittel) zu schonen und geltende Gesetze einzuhalten, die vorgeben, dass ausschließlich Minderjährige in Obhut zu nehmen sind. Diese Beschränkung auf Minderjährige führt zu Problemen bei der Inobhutnahme, die sich vornehmlich bei der Altersschätzung manifestieren. Es konnte gezeigt werden, dass aufgrund der Ungenauigkeit der Untersuchungsmethoden das Ziel, nur Minderjährige in Obhut zu nehmen, mit den medizinischen Untersuchungsmethoden nicht zu erreichen ist. Trotz der Anwendung der Methoden der medizinischen Altersschätzung werden weiterhin Volljährige in Obhut genommen. Auf der anderen Seite werden trotzdem schätzungsweise bis zu 10 % Minderjährige als volljährig eingestuft. Diese Ungleichbehandlung der betroffenen Personen stellt ein gravierendes Gerechtigkeitsproblem dar. Das Ziel der Ressourcenschonung mit den medizinischen Altersschätzungen ist also nur zu Lasten von Minderjährigen zu erreichen. Eine Ressourcenschonung wird nicht aufgrund von sicheren Auswahlkriterien erreicht. Während Minderjährige als volljährig eingeschätzt werden und die gesonderten Einrichtungen verlassen müssen, werden Volljährige als minderjährig eingeschätzt und dürfen in den gesonderten Einrichtungen verbleiben. Auch lassen sich die gesetzlichen Vorgaben nur Minderjährige in Obhut zu nehmen nicht einhalten, wenn trotz der medizinischen Untersuchungen Volljährige in Obhut genommen werden. Somit steht die Indikation für die Untersuchungen in Frage, wenn das Ziel sein soll nur Minderjährige in Obhut zu nehmen.

Ohnehin zeigt sich, dass die diskutierten Methoden der medizinischen Altersschätzung eine mangelnde Berücksichtigung der Rechte Minderjähriger darstellen. Minderjährigen kommt zu ihrem Schutz im BGB, den SGB, dem StGB, dem JGG und dem AMG eine besondere Rechtsstellung zu. Hieraus kann hergeleitet werden, dass aufgrund des Schädigungspotenzials bei der medizinischen Altersschätzung, das über einem minimalen Risiko und einer minimalen Belastung liegt, die Interessen der Minderjährigen auf körperliche Unversehrtheit höher wiegen, als z. B. das Interesse staatlicher Institutionen auf Ressourcenschonung.

5.2.3 Aufklärung und Einwilligung zu den medizinischen Untersuchungen zur Altersschätzung

Im Rahmen der medizinischen Aufklärung müssen die betroffenen Personen von medizinischen Altersschätzungen von ÄrztInnen Wesen, Bedeutung und Tragweite der Untersuchungen vermittelt bekommen. Hierzu gehören insbesondere Informationen bezüglich der Art der Untersuchungen, des gesundheitlichen Risikos und der Wahrscheinlichkeit von Fehleinschätzungen. Die Aufklärung hat mündlich zu erfolgen und kann nicht an JugendamtsmitarbeiterInnen delegiert werden. Das Jugendamt muss nach § 42f Abs. 2 SGB VIII ebenfalls über die medizinischen Untersuchungen aufklären und insbesondere über die Konsequenzen einer Ablehnung der medizinischen Untersuchungen, wenn diese vom Jugendamt in Auftrag gegeben wurden. Die Aufklärung muss in einer für die betroffene Person verständlichen Sprache (ggf. ist ein/eine DolmetscherIn hinzuzuziehen) und aufgrund der Tragweite der Entscheidung mindestens am Vortag der Untersuchung erfolgen. Einwilligen müssen sowohl die betroffene Person als auch der/die VertreterIn. In der Regel übernimmt das Jugendamt, bis ein Vormund bestellt wurde, die Rechtshandlungen für die betroffene Person.

Auch wenn all den bisher genannten Aspekten während der informierten Einwilligung Rechnung getragen wird, ist die Freiwilligkeit der Einwilligung zu den medizinischen Untersuchungen in Gefahr. Zum einen dadurch, dass zum Beispiel die Möglichkeit des indirekten Zwangs durch Manipulationen besteht. So können möglicherweise Informationen gezielt eingesetzt werden, um eine Einwilligung zu erzielen. Zum anderen besteht die Möglichkeit des direkten Zwangs. Das Jugendamt muss über die Konsequenzen einer Ablehnung der Untersuchungen aufklären, also über die hohe Wahrscheinlichkeit der Einstufung als volljährig und der daraus resultierenden Beendigung der Inobhutnahme. Dies kann einer Drohung mit unmittelbaren Auswirkungen auf das folgende Leben entsprechen und somit kann davon ausgegangen werden, dass damit eine Entscheidung hin zur Einwilligung erwirkt wird. Aufgrund eines in dieser Art ausgeübten Zwangs besteht die Möglichkeit, dass die Einwilligung nicht rechtskräftig und die Untersuchung damit rechtswidrig werden könnte.

Ein weiteres Problem ergibt sich durch einen möglichen Interessenkonflikt auf Seiten des Jugendamts, durch den es zur Ausübung von direktem und indirektem Zwang kommen könnte. Beispielsweise dann, wenn der/die VertreterIn der betroffenen Person beim Jugendamt angestellt ist und auf Verlangen des Jugendamts in die Untersuchung einwilligen soll, obwohl die betroffene Person die Untersuchung aber ablehnt.

5.3 Schlussfolgerungen

Wenn unbegleitete minderjährige MigrantInnen nach Deutschland einreisen, werden diese von staatlichen Institutionen in Obhut genommen, um einer Kindeswohlgefährdung vorzubeugen. Bei der Inobhutnahme werden die Minderjährigen gesondert untergebracht und können besondere Hilfeleistungen in Anspruch nehmen. Auch eine Rückführung in das Herkunftsland wird dadurch erschwert. Können die betroffenen Personen ihr Alter nicht sicher nachweisen und besteht von Seiten des Jugendamts Zweifel an der Minderjährigkeit, kann eine medizinische Altersschätzung angeordnet werden.

Die Untersuchungen, die im Rahmen der medizinischen Altersschätzung unbegleiteter minderjähriger MigrantInnen durchgeführt werden, sind in Deutschland nicht einheitlich geregelt. Diese Arbeit fokussiert daher auf den von der Arbeitsgemeinschaft für forensische Altersdiagnostik (AGFAD) empfohlenen Methoden, die in vielen Bundesländern zur Anwendung kommen. Die körperliche Untersuchung nach Tanner (1962) und Flügel et al. (1986), das Röntgen der Hand nach Greulich und Pyle (1959), Thiemann et al. (2006), Tanner et al. (1983) und Schmeling et al. (2004), das Röntgen der Weisheitszähne nach Demijrian et al. (1973) und Olze et al. (2010a, b) sowie die CT-Untersuchung der Schlüsselbeine nach Schmeling et al. (2004) und Kellinghaus et al. (2010b) wurden in der vorliegenden Arbeit diskutiert und bewertet. Diese Methoden bergen alle ein mehr als nur minimales Schädigungspotenzial und eine mehr als minimale Belastung, entweder durch die Gefahr einer psychischen (Re-)Traumatisierung oder durch die applizierte Röntgenstrahlung. Das Ziel im Bereich der Altersgruppe der 16- bis 17-Jährigen, Minderjährige sicher zu bestimmen oder auszuschließen bzw. Volljährige sicher zu bestimmen oder auszuschließen, kann von keiner dieser Methoden zuverlässig erreicht werden. Eine genaue Bestimmung der Aussagekraft im Rahmen des sequentiellen Testens ist nicht möglich, da im Bereich der CT-Untersuchungen der Schlüsselbeine bisher entsprechende Studien fehlen, bei denen die Sensitivität und Spezifität berechnet wurde. Beim sequentiellen Testen würden die Untersuchungen einzeln der Reihe nach durchgeführt werden, zunächst die körperliche Untersuchung, dann das Handröntgen, das Weisheitszahnröntgen und zuletzt die CT-Untersuchung der Schlüsselbeine. Allerdings ließ sich zeigen, dass die körperliche Untersuchung kaum einen Vorteil im diagnostischen Pfad mit sich bringt und wenig dazu beiträgt, Erkrankungen mit Einfluss auf das Knochenwachstum zu erkennen. Das Handröntgen könnte in diesem Zusammenhang lediglich vor dem Hintergrund der Annahme einer Minderjährigkeit bei nicht abgeschlossener Entwicklung der Handknochen von

Nutzen sein, aber auch nur dann, wenn bei einem solchen Ergebnis die Untersu-
chungsreihe abgebrochen wird. Beim Weisheitszahnröntgen wurden in Studien
auch im letzten Stadium (H) nach Demirjian et al. (1973) mehr als 10 %
Minderjährige nachgewiesen. Soll durch diese Untersuchung strahlenintensivere
Diagnostik eingespart werden, müssten bei einer Orientierung am Mindestalter die untersuchten Personen in allen früheren Stadien aufgrund noch nicht
abgeschlossener Weisheitszahnentwicklung als minderjährig eingestuft werden,
obwohl die Möglichkeit einer Volljährigkeit besteht. Bei Vorliegen des Stadiums H müsste eine CT-Untersuchung der Schlüsselbeine angeschlossen werden,
um eine sicherere Aussage zur Volljährigkeit treffen zu können. Aber auch mit
der CT-Untersuchung der Schlüsselbeine können Minderjährige bzw. Volljährige
aktuell nicht sicher identifiziert werden. Zwar wurden in jeweils nur einer von
17 Studien Minderjährige in den Stadien 3c bzw. 4 nach Kellinghaus et al.
(2010b) und Schmeling et al. (2004) nachgewiesen, doch wurden insgesamt in
den meisten untersuchten Studien relativ zu wenig ProbandInnen unter 18 Jahren
eingeschlossen, und es gab entsprechend ein Überhang an volljährigen ProbandInnen. Auf diese Asymmetrie in der Altersverteilung wird aber nur in fünf Studien
hingewiesen, obwohl gerade die AGFAD eine angemessene Altersverteilung als
Qualitätskriterium für Studien hervorhebt. Von den insgesamt in den untersuchten Studien evaluierten 7468 Personen befinden sich nur 11,6 % in der für die
vorliegende Arbeit relevanten Altersgruppe der 16- und 17-Jährigen. Darüber
hinaus konnte schon anhand der zweifachen Standardabweichung als Schätzer für eine unbekannte Streuung in der Grundgesamtheit gezeigt werden, dass
statistisch gesehen niedrigere Mindestalter und höhere Höchstalter als die angegebenen möglich sind. Trotz dieser Einschränkungen ist es möglich, dass sich
das Stadium 5 in der Zukunft als sicherer Schwellenwert für eine Volljährigkeit
erweisen könnte, allerdings werden dann sehr viele Volljährige als minderjährig fehlinterpretiert. Zudem muss bedacht werden, dass die CT-Untersuchung
der Schlüsselbeine die höchste Strahlenbelastung in dieser diagnostischen Reihe
aufweist, und diese Tatsache eine eigene Rechtfertigung verlangt.

Unter diesen Annahmen dürfte die Wahrscheinlichkeit, im Rahmen des
sequentiellen Testens Minderjährige fälschlich als volljährig zu interpretieren,
geschätzt bei bis zu 10 % liegen. Dies ergibt sich aus der Wahrscheinlichkeit
für Fehlinterpretationen im Stadium H nach Demirjian et al. (1973) bei der
röntgenologischen Beurteilung der Weisheitszähne und der Annahme, durch die
CT-Untersuchung der Schlüsselbeine im Stadium 3c (Kellinghaus et al. 2010b)
bzw. 4 (Schmeling et al. 2004) die Genauigkeit zu erhöhen. Im Stadium 5
(Schmeling et al. 2004) dürfte die Wahrscheinlichkeit der Fehlinterpretation
weiter sinken.

Vor diesem Hintergrund muss gefolgert werden, dass diese Untersuchungen in der Altersgruppe der 16- und 17-Jährigen nicht in der Lage sind, Minderjährige bzw. Volljährige sicher zu erkennen, da Minderjährige als volljährig und Volljährige als minderjährig fehlinterpretiert werden und somit die gesetzlich vorgeschriebene Inobhutnahme von ausschließlich Minderjährigen nicht zu gewährleisten ist.

Die Inobhutnahme soll einer Kindeswohlgefährdung vorbeugen (§ 42 SGB VIII). Die Abwehr möglicher Gefahren für das Kindeswohl ist auch in weiteren Gesetzen vorgesehen. Im BGB werden zum Schutz von Minderjährigen sowohl die Geschäftsfähigkeit als auch die Deliktfähigkeit eingeschränkt. Auch im Strafrecht sieht der Gesetzgeber mit dem Jugendgerichtsgesetz gesonderte Regelungen für Minderjährige vor. Im AMG ist festgehalten, dass Minderjährige zu gruppennützigen Forschungszwecken – wenn überhaupt – nicht einem mehr als nur minimalen Risiko bzw. minimaler Belastung ausgesetzt werden dürfen. Zwar treffen die zuletzt benannten rechtlichen Regelungen nicht direkt auf die medizinische Altersschätzung zu, hieraus konnte aber in Analogie abgeleitet werden, dass im Falle einer Abwägung zugunsten des Interesses staatlicher Institutionen auf Ressourcenschonung das Interesse von Minderjährigen auf körperliche Unversehrtheit nicht ausreichend berücksichtigt werden würde. Dies gilt jedenfalls dann, wenn die Untersuchungsverfahren mehr als ein minimales Risiko oder mehr als eine minimale Belastung implizieren. Wie dargelegt wurde, liegen die Risiken und Belastungen der röntgenologischen Untersuchung, insbesondere der CT-Untersuchung, sowie der körperlichen Untersuchung darüber.

Erschwerend kommt hinzu, dass die derzeit angewandten Methoden zur medizinischen Altersschätzung nicht in der Lage sind, die Voraussetzungen für die Inobhutnahme von ausschließlich minderjährigen Personen zu schaffen. Ein grundlegendes Problem der angeführten Untersuchungen ist, dass dabei viele Volljährige als minderjährig fehlinterpretiert werden. Als Beispiel sei das Weisheitszahnröntgen mit ungefähr 40 % fälschlicherweise als minderjährig eingestuften Volljährigen im letzten Stadium (H) genannt. Zwar kann durch das sequentielle Testen (mehrere Untersuchungen, die aufeinander folgen) die Fehlinterpretation von Minderjährigen als volljährig verringert werden, doch wird dann zwangsläufig die Zahl der Volljährigen, die als minderjährig fehlinterpretiert werden, erhöht. Die Inobhutnahme von Volljährigen ist in mehrerlei Hinsicht problematisch. Zum einen lässt sich durch die Fehleinschätzungen das legitime Ziel von staatlichen Institutionen, Ressourcen nur denjenigen Personen zur Verfügung zu stellen, die diese wirklich benötigen, nicht sinnvoll umsetzen. Zum anderen führt dies zu Ungerechtigkeiten zwischen den betroffenen Personen. Der

Schutzanspruch von tatsächlich Minderjährigen, die fälschlicherweise als volljährig eingeschätzt werden, wird teilweise nicht gewährleistet, während gleichzeitig als minderjährig anerkannten Volljährigen ein besonderer Schutz zukommt, den diese aller Wahrscheinlichkeit nach in diesem Umfang nicht benötigen. Damit ist die Indikation für die medizinische Altersschätzung fraglich, sofern das Ziel sein soll, nur Minderjährige in Obhut zu nehmen.

Ein weiteres grundlegendes Problem der medizinisches Altersschätzung ergibt sich aus der Frage nach der Freiwilligkeit. Bei allen medizinischen Untersuchungen haben zuvor eine Aufklärung sowie eine freiwillige Einwilligung des Patienten/der Patientin zu erfolgen. Im Falle der medizinischen Altersschätzung besteht eine ernstzunehmende Gefahr, dass die Freiwilligkeit nicht gegeben ist. Da bei der Aufklärung auch über die Konsequenzen einer Ablehnung der Untersuchungen durch die betroffene Person informiert werden muss, ist der betroffenen Person bewusst, dass sie bei Ablehnung mit hoher Wahrscheinlichkeit als volljährig eingestuft wird. Diese Aussage kann für die betroffene Personen einer Drohung entsprechen und als direkter Zwang gewertet werden, der dazu geeignet ist, eine Entscheidung zu manipulieren. In der Folge könnte die Einwilligung als nichtig gelten und die Untersuchung rechtswidrig werden.

Begreift man die medizinische Altersschätzung unbegleiteter minderjähriger MigrantInnen als ärztliche Handlung, wäre sie ohnehin nur in Ausnahmefällen zu rechtfertigen. Die Durchführung der Untersuchungen verletzt das Nicht-Schaden-Prinzip. Die medizinischen Untersuchungen zur Altersschätzung bergen ein mehr als nur minimales Schädigungspotenzial in sich, dem häufig kein abzuwendender Schaden gegenübersteht, da sich die betroffenen Personen zum Zeitpunkt der Untersuchung in der Regel bereits in Obhut befinden. Eine zusätzliche Schädigung würde bei einer Fehleinschätzung des Alters entstehen. Lediglich der Fall, bei dem eine als volljährig eingestufte minderjährige Person selbstständig um eine Altersschätzung bittet, um ihre Minderjährigkeit beweisen zu können, könnte eine Ausnahme bilden, insbesondere vor dem Hintergrund einer zu diesem Zeitpunkt nicht stattfindenden Inobhutnahme. Dabei müsste dann eine im Vorfeld auf die betroffene Person zugeschnittene Nutzen-Schaden-Analyse positiv ausfallen. Nach der AWMF-Leitlinie „Allgemeine Grundlagen der medizinischen Begutachtung" ist bei „potentiell risikobehafteten Untersuchungen [...] das Nutzen-Risiko-Verhältnis besonders kritisch zu würdigen. Dies gilt insbesondere für Bilddiagnostik mit ionisierenden Strahlen, weil der Begutachtungsauftrag allein mangels ,gesundheitlichen Nutzens' zumindest nicht unmittelbar eine ,rechtfertigende Indikation' im Sinne von § 23 RöV [Röntgenverordnung, Anm. d. Autors] bzw. § 80 StrlSchV zu liefern vermag" (AWMF-Leitlinie medizinische Begutachtung 2019, S. 16). Zudem sind ÄrztInnen nicht dazu verpflichtet, in außergerichtlichen Verfahren Gutachten zu übernehmen (vgl. AWMF-Leitlinie medizinische Begutachtung 2019, S. 7).

Ganz allgemein muss gefragt werden, ob den betroffenen Personen überhaupt eine Mitwirkungspflicht abverlangt werden kann. Die Mitwirkungspflicht an Untersuchungen vor dem Hintergrund der Leistungsgewährung nach dem Sozialgesetzbuch wird vornehmlich im ersten Sozialgesetzbuch geregelt. Im achten Sozialgesetzbuch § 42f Abs. 2, dem Paragraphen, der die medizinische Altersschätzung normiert, wird auf diesen Umstand hingewiesen. So sollen bezüglich der Mitwirkungspflicht unter anderem die §§ 62 und 65 SGB I Anwendung finden. Der § 62 SGB I gibt dabei allgemein an, dass sich Personen, die Sozialleistungen beantragen, „auf Verlangen des zuständigen Leistungsträgers ärztlichen und psychologischen Untersuchungsmaßnahmen unterziehen [sollen], soweit diese für die Entscheidung über die Leistung erforderlich sind" (§ 62 SGB I). Die Grenzen der Mitwirkung werden in § 65 SGB I geregelt. Absatz 1 besagt:

Die Mitwirkungspflichten nach den §§ 60 bis 64 bestehen nicht, soweit

1. ihre Erfüllung nicht in einem angemessenen Verhältnis zu der in Anspruch genommenen Sozialleistung oder ihrer Erstattung steht oder
2. ihre Erfüllung dem Betroffenen aus einem wichtigen Grund nicht zugemutet werden kann oder
3. der Leistungsträger sich durch einen geringeren Aufwand als der Antragsteller oder Leistungsberechtigte die erforderlichen Kenntnisse selbst beschaffen kann (§ 65 Abs. 1 Satz 1-3 SGB I).

Hier könnte insbesondere Satz 2 in einigen Fällen gegeben sein, zum Beispiel wenn eine hohe Gefahr der (Re-)Traumatisierung besteht. Satz 1 beispielsweise könnte eine 17½-jährige Person betreffen, die nur noch für ein halbes Jahr einen Schutzanspruch genießt, durch die Untersuchung aber einem Schädigungspotenzial ausgesetzt wird.

Der zweite Absatz besagt, dass Behandlungen und Untersuchungen abgelehnt werden können,

1. bei denen im Einzelfall ein Schaden für Leben oder Gesundheit nicht mit hoher Wahrscheinlichkeit ausgeschlossen werden kann,
2. die mit erheblichen Schmerzen verbunden sind oder
3. die einen erheblichen Eingriff in die körperliche Unversehrtheit bedeuten (§ 65 Abs. 2 Satz 1-3 SGB I).

Auch hierunter dürften insbesondere Personen mit einer hohen Gefahr einer psychischen (Re-)Traumatisierung fallen sowie solche Personen, denen insbesondere durch die CT-Untersuchung der Schlüsselbeine das Risiko einer Tumorentstehung zugemutet wird. Außerdem zeigt die vorliegende Arbeit auf, dass Minderjährigen in der Rechtsprechung ein besonderer Schutz zukommt, wenn diesen ein potenzieller Schaden entstehen kann.

Einige Aspekte des Themas konnten im Rahmen der vorliegenden Arbeit nicht erörtert werden. So konnte eine rechtliche Einordnung im engeren Sinne nicht geleistet werden. Auch wurde keine Metaanalyse der vorgestellten Untersuchungsmethoden durchgeführt, insbesondere, da die Altersverteilung in den CT-basierten Studien zu asymmetrisch ist. Alternative Verfahren, die in Deutschland ebenfalls zur Altersschätzung verwendet werden, wie z. B. die qualifizierte Inaugenscheinnahme durch das Jugendamt oder sozialpsychologische Untersuchungen zur Schätzung des Alters, wurden nicht vergleichend untersucht. Auch wurde darauf verzichtet zu diskutieren, ob auf eine Altersschätzung nicht gänzlich verzichtet werden könnte. Diese Themen der Altersschätzung bei unbegleiteten minderjährigen MigrantInnen sind weiteren wissenschaftlichen Arbeiten vorbehalten.

Dessen ungeachtet kann als Ergebnis dieser Arbeit festgehalten werden, dass die in Deutschland übliche Praxis der medizinischen Altersschätzung zur Inobhutnahme bei Personen, die ein Alter von 16 oder 17 Jahren angeben, mittels der AGFAD-Empfehlungen eine Minderjährigkeit oder Volljährigkeit festzustellen, aus ethischen Gründen in der übergroßen Mehrheit der Fälle derzeit nicht gerechtfertigt ist. Weder erlauben die Verfahren eine ausreichend sichere Aussage, noch ist die Anwendung unter Berücksichtigung der medizinethischen Prinzipien des Wohltuns und Nicht-Schadens, der Gerechtigkeit und des Respekts vor der Autonomie ethisch ausreichend begründbar.

Zusammenfassung 6

Bei der Einreise nach Deutschland werden unbegleitete minderjährige MigrantInnen von staatlichen Institutionen in Obhut genommen, um einer Kindeswohlgefährdung vorzubeugen. Wenn von Seiten des Jugendamts Zweifel an der Minderjährigkeit besteht und die betroffenen Personen ihr Alter nicht sicher nachweisen können, kann eine medizinische Altersschätzung angeordnet werden. Die vorliegende Arbeit diskutiert zum einen die Frage, ob die medizinische Altersschätzung geeignet ist, eine Minderjährigkeit oder Volljährigkeit bei Personen nachzuweisen, die ein Alter von 16 oder 17 Jahren angeben, und zum anderen, wie die medizinische Altersschätzung medizinethisch zu bewerten ist. Für die Diskussion der ersten Fragestellung wurden die nach den Empfehlungen der Arbeitsgemeinschaft für Forensische Altersdiagnostik der Deutschen Gesellschaft für Rechtsmedizin (AGFAD) derzeit aussagekräftigsten Methoden beschrieben und anhand von Studien deren Aussagekraft für die Altersschätzung untersucht. Hierfür wurde auf die körperliche Untersuchung nach Tanner (1962) und Flügel et al. (1986), das Röntgen der Hand nach Greulich und Pyle (1959), Thiemann et al. (2006), Tanner et al. (1983) und Schmeling et al. (2004), das Röntgen der Weisheitszähne nach Demijrian et al. (1973) und Olze et al. (2010a, b) sowie die computertomographische Untersuchung der Schlüsselbeine nach Schmeling et al. (2004) und Kellinghaus et al. (2010b) eingegangen. Hierbei erhielt gerade die computertomographische Untersuchung der Schlüsselbeine eine besondere Beachtung, da sie nach Ansicht der AGFAD am ehesten eine Aussage zur Volljährigkeit zulässt. Es wurde eine systematische Literaturrecherche durchgeführt, um ein umfassendes Bild der derzeitig verfügbaren computertomographischen Studien zu zeichnen. Anschließend wurden die Ergebnisse der Methoden- und Studienanalyse aus medizinethischer Perspektive diskutiert. Dies geschah auf Basis der vier medizinethischen Prinzipien von Beauchamp und Childress (2013) Wohltun, Nicht-Schaden, Gerechtigkeit und Respekt vor der Autonomie.

© Der/die Autor(en), exklusiv lizenziert an Springer Fachmedien Wiesbaden GmbH, ein Teil von Springer Nature 2022
M. L. Huesmann, *Ethische Aspekte der medizinischen Altersschätzung bei unbegleiteten minderjährigen Migrantinnen und Migranten*,
https://doi.org/10.1007/978-3-658-37766-3_6

In der vorliegenden Arbeit wurde gezeigt, dass keine der genannten Untersuchungsmethoden für sich genommen dazu geeignet ist, bei einem vorgegebenen Alter von 16 oder 17 Jahren sicher eine Minderjährigkeit oder Volljährigkeit nachzuweisen oder auszuschließen. Eine genaue Bestimmung der Aussagekraft im Rahmen des sequentiellen Testens ist nicht möglich, da in den Studien zur computertomographischen Untersuchung der Schlüsselbeine die Sensitivität und Spezifität nicht berechnet wurde. Zudem zeigten diese Studien zur Beurteilung der Schlüsselbeine eine deutliche Asymmetrie in der Altersverteilung. Von den in den 17 Studien insgesamt untersuchten 7468 Personen befinden sich nur 11,6 % in der für die vorliegende Arbeit relevanten Altersgruppe der 16- bis 17-Jährigen. Es ist somit davon auszugehen, dass bei Vergrößerung der Studienkohorten Minderjährige in den Stadien 3c nach Kellinghaus et al. (2010b) und 4 nach Schmeling et al. (2004) nachgewiesen werden würden. Unter diesen Annahmen dürfte die Wahrscheinlichkeit, im Rahmen des sequentiellen Testens in den Stadien 3c und 4, Minderjährige fälschlich als volljährig zu interpretieren, geschätzt bei bis zu 10 % liegen. Gleichzeitig werden aufgrund des sequentiellen Testens Volljährige fälschlicherweise als minderjährig fehlinterpretiert.

Die Diskussion aus medizinethischer Perspektive zeigt, dass die medizinischen Untersuchungen zur Altersschätzung in vielerlei Hinsicht problematisch sind. Sie bergen aufgrund der applizierten Röntgenstrahlung und der Gefahr einer psychischen (Re-)Traumatisierung ein mehr als minimales Risiko und eine mehr als minimale Belastung für die untersuchten Personen. Im Falle einer Abwägung zugunsten des Interesses staatlicher Institutionen auf Ressourcenschonung (Personal, Räumlichkeiten, Geldmittel) würde das Interesse von Minderjährigen auf körperliche Unversehrtheit nicht ausreichend berücksichtigt werden. Zusätzlich sind die derzeit verwendeten Methoden zur medizinischen Altersschätzung nicht in der Lage, die Voraussetzungen für eine Inobhutnahme von ausschließlich Minderjährigen zu schaffen, die gerade aus einer Gerechtigkeitsperspektive wichtig ist. Es besteht nicht nur die Gefahr, dass Minderjährige fälschlicherweise als volljährig fehlinterpretiert werden, sondern es werden auch Volljährige fälschlicherweise als minderjährig fehlinterpretiert. Darüber hinaus besteht bei der medizinischen Altersschätzung die Gefahr, dass die Freiwilligkeit der Einwilligung der untersuchten Person nicht gewährleistet ist. Bei der Aufklärung für die Untersuchungen muss die betroffene Person auch über die Konsequenzen einer Ablehnung der Untersuchungen aufgeklärt werden. Eine dieser Konsequenzen ist, dass die betroffene Person danach eventuell als volljährig gilt und ihre besondere

Förderung entfällt. Diese Konsequenzen können von der betroffenen Person als Drohung aufgefasst und als direkter Zwang gewertet werden; Freiwilligkeit der Einwilligung wäre somit nicht mehr gegeben. Insgesamt kann als Ergebnis festgehalten werden, dass die medizinische Altersschätzung in der übergroßen Mehrheit der Fälle derzeit aus ethischen Gründen nicht zu rechtfertigen ist.

Literaturverzeichnis

117. Deutscher Ärztetag: Altersfeststellungen bei Flüchtlingen – Entschließungsantrag. Ärztetags-Drucksache Nr. VII-45 2014. https://www.bundesaerztekammer.de/arzt2014/media/applications/EVII45.pdf; abgerufen am 25.06.2020

Aggrawal A, Setia P, Gupta A, Busuttil A: External Soft Tissue Indicators of Age from Birth to Adulthood. In: Black SM, Aggrawal A, Payne-James J (Hrsg.): Age estimation in the living: the practitioners guide. Wiley-Blackwell, Chichester, West Sussex, UK; Hoboken, NJ 2010, 150–175

Akkaya N, Yılancı HÖ, Boyacıoğlu H, Göksülük D, Özkan G (2019): Accuracy of the use of radiographic visibility of root pulp in the mandibular third molar as a maturity marker at age thresholds of 18 and 21. Int J Legal Med 133, 1507–1515

Al Qattan F, Alzoubi EE, Lucas V, Roberts G, McDonald F, Camilleri S (2020): Root Pulp Visibility as a mandibular maturity marker at the 18-year threshold in the Maltese population. Int J Legal Med 134, 363–368

AWMF-Leitlinie medizinische Begutachtung (2019): Allgemeine Grundlagen der medizinischen Begutachtung – AWMF-Registernummer: 094/001. https://www.awmf.org/uploads/tx_szleitlinien/094-001l_S2k_Allgemeine_Grundlagen_der_medizinischen_Begutachtung_2019-04.pdf; abgerufen am 25.06.2020

Aynsley-Green A, Cole TJ, Crawley H, Lessof N, Boag LR, Wallace RMM (2012): Medical, statistical, ethical and human rights considerations in the assessment of age in children and young people subject to immigration control. Br Med Bull 102, 17–42

Bassed RB, Drummer OH, Briggs C, Valenzuela A (2011): Age estimation and the medial clavicular epiphysis: analysis of the age of majority in an Australian population using computed tomography. Forensic Sci Med Pathol 7, 148–154

Baumann U, Schulz R, Reisinger W, Heinecke A, Schmeling A, Schmidt S (2009): Reference study on the time frame for ossification of the distal radius and ulnar epiphyses on the hand radiograph. Forensic Sci Int 191, 15–18

Beauchamp TL, Childress JF: Principles of biomedical ethics. 7. Auflage; Oxford University Press, New York 2013

Benesch T: Schlüsselkonzepte zur Statistik: die wichtigsten Methoden, Verteilungen, Tests anschaulich erklärt. Spektrum Akademischer Verlag, Heidelberg 2013

© Der/die Herausgeber bzw. der/die Autor(en), exklusiv lizenziert an Springer Fachmedien Wiesbaden GmbH, ein Teil von Springer Nature 2022
M. L. Huesmann, *Ethische Aspekte der medizinischen Altersschätzung bei unbegleiteten minderjährigen Migrantinnen und Migranten*,
https://doi.org/10.1007/978-3-658-37766-3

Büken B, Safak AA, Yazıcı B, Büken E, Mayda AS (2007): Is the assessment of bone age by the Greulich—Pyle method reliable at forensic age estimation for Turkish children? Forensic Sci Int 173, 146–153

Bullmann, Minnemann (2011): Diagnostik und Therapie des klassischen adrenogenitalen Syndroms. Gynäkol Endokrinol 9, 87–92

Bundesärztekammer (2016): Stellungnahme der Zentralen Kommission zur Wahrung ethischer Grundsätze in der Medizin und ihren Grenzgebieten (Zentrale Ethikkommission) bei der Bundesärztekammer: Medizinische Altersschätzung bei unbegleiteten jungen Flüchtlingen. Dtsch Ärztebl 113, A1–A6

Bundesgesetzblatt Jahrgang 2015 Teil I Nr. 42: Gesetz zur Verbesserung der Unterbringung, Versorgung und Betreuung ausländischer Kinder und Jugendlicher vom 28. Oktober 2015.

Caldas IM, Júlio P, Simões RJ, Matos E, Afonso A, Magalhães T (2011): Chronological age estimation based on third molar development in a Portuguese population. Int J Legal Med 125, 235–243

Cameriere R, De Luca S, De Angelis D, Merelli V, Giuliodori A, Cingolani M, Cattaneo C, Ferrante L (2012): Reliability of Schmeling's stages of ossification of medial clavicular epiphyses and its validity to assess 18 years of age in living subjects. Int J Legal Med 126, 923–932

Cameron N, Jones LL: Growth, Maturation and Age. In: Black SM, Aggrawal A, Payne-James J (Hrsg.): Age estimation in the living: the practitioners guide. Wiley-Blackwell, Chichester, West Sussex, UK; Hoboken, NJ 2010, 95–129

Candela-Juan C, Montoro A, Ruiz-Martínez E, Villaescusa JI, Martí-Bonmatí L (2014): Current knowledge on tumour induction by computed tomography should be carefully used. Eur Radiol 24, 649–656

Chaudhary MA, Liversidge HM (2017): A radiographic study estimating age of mandibular third molars by periodontal ligament visibility. J Forensic Odontostomatol 35, 79–89

Choukair PDD, Bettendorf M (2013): Hormonelle Steuerung des Größenwachstums. Gynäkol Endokrinol 11, 19–24

Claus EB, Calvocoressi L, Bondy ML, Schildkraut JM, Wiemels JL, Wrensch M (2012): Dental x-rays and risk of meningioma: Dental X-Rays and Risk of Meningioma. Cancer 118, 4530–4537

Cochrane Deutschland, Arbeitsgemeinschaft der Wissenschaftlichen Medizinischen Fachgesellschaften – Institut für, Medizinisches Wissensmanagement (2016): Bewertung des Biasrisikos (Risiko systematischer Fehler) in klinischen Studien: ein Manual für die Leitlinienerstellung. http://www.cochrane.de/sites/cochrane.de/files/public/uploads/manual_biasbewertung.pdf; abgerufen am 25.06.2020

Cochrane Deutschland, Arbeitsgemeinschaft der Wissenschaftlichen Medizinischen Fachgesellschaften – Institut, für Medizinisches Wissensmanagement (2017): Bewertung des Verzerrungsrisikos von systematischen Übersichtsarbeiten: ein Manual für die Leitlinienerstellung. http://www.cochrane.de/de/review-bewertung-manual; abgerufen am 25.06.2020

Cole TJ (2015): The evidential value of developmental age imaging for assessing age of majority. Ann Hum Biol 42, 379–388

Demirjian, Goldstein, Tanner (1973): A New System of Dental Age Assessment. Hum Biol 45, 211–227

Dettenborn H: Kindeswohl und Kindeswille: psychologische und rechtliche Aspekte. 4. überarbeitete Auflage; Ernst Reinhardt Verlag, München Basel 2014

Deutsche Ethikrat (Hrsg.) (2018): Hilfe durch Zwang? Professionelle Sorgebeziehungen im Spannungsfeld von Wohl und Selbstbestimmung. https://www.ethikrat.org/fileadmin/Pub likationen/Stellungnahmen/deutsch/stellungnahme-hilfe-durch-zwang.pdf; abgerufen am 25.06.2020

Deutscher Bundestag 18/6392: Beschlussempfehlung und Bericht des Ausschusses für Familie, Senioren, Frauen und Jugend (13. Ausschuss) vom 14.10.2015 – Entwurf eines Gesetzes zur Verbesserung der Unterbringung, Versorgung und Betreuung ausländischer Kinder und Jugendlicher.

Deutscher Bundestag 18/11540: Unterrichtung durch die Bundesregierung – Bericht über die Situation unbegleiteter ausländischer Minderjähriger in Deutschland vom 15.03.2017.

Deutscher Verein für öffentliche und private Fürsorge e. V. (2015): Stellungnahme des Deutschen Vereins zum Regierungsentwurf eines Gesetzes zur Verbesserung der Unterbringung, Versorgung und Betreuung ausländischer Kinder und Jugendlicher – Stellungnahme DV 24/15. https://www.deutscher-verein.de/de/uploads/empfehlun gen-stellungnahmen/2015/dv-24-15_unterbringung_minderjaehrige_fluechtlinge.pdf; abgerufen am 25.06.2020

Deutsches Komitee für UNICEF (Hrsg.): Zur Situation der Kinder in der Welt. 2006: Kinder ohne Kindheit. 1. Auflage; Fischer-Taschenbuch-Verl, Frankfurt am Main 2006

Dincer Y, Sezgin Z (2014): Medical Radiation Exposure and Human Carcinogenesis-Genetic and Epigenetic Mechanisms. Biomed Env Sci 27, 718–728

Ding K, Rolseth V, Dahlberg P, Mosdøl A, Straumann G, Bleka Ø, Vist G: Age estimation by ossification stages of the medial clavicular epiphysis: a systematic review (Estimering av alder ved hjelp av utviklingsstadier av det mediale kragebeinet: en systematisk oversikt). Norwegian Institute of Public Health, Oslo 2018

Duttge G: Patientenautonomie und Einwilligungsfähigkeit. In: Wiesemann C, Simon A, Hüllbrock L, Forschergruppe „Autonomie und Vertrauen in der modernen Medizin." (Hrsg.): Patientenautonomie: theoretische Grundlagen, praktische Anwendungen. Mentis, Münster 2013, 77–90

Düwell M: Bioethik: Methoden, Theorien und Bereiche. Metzler, Stuttgart 2008

Ekizoglu O, Hocaoglu E, Inci E, Can IO, Aksoy S, Sayin I (2015b): Estimation of forensic age using substages of ossification of the medial clavicle in living individuals. Int J Legal Med 129, 1259–1264

Ekizoglu O, Hocaoglu E, Inci E, Sayin I, Solmaz D, Bilgili MG, Can IO (2015a): Forensic age estimation by the Schmeling method: computed tomography analysis of the medial clavicular epiphysis. Int J Legal Med 129, 203–210

Fletcher RH, Fletcher SW, Haerting J, Rink C, Stang A: Klinische Epidemiologie – Grundlagen und Anwendung. 2. Auflage; Hans Huber, Bern 2007

Flügel B, Greil H, Sommer K: Anthropologischer Atlas: Grundlagen und Daten: Alters- und Geschlechtsvariabilität des Menschen. Wötzel, Frankfurt/Main 1986

Franklin D, Flavel A (2015): CT evaluation of timing for ossification of the medial clavicular epiphysis in a contemporary Western Australian population. Int J Legal Med 129, 583–594

Gäbel U, Ruf M, Schauer M, Odenwald M, Neuner F (2006): Prävalenz der Posttraumatischen Belastungsstörung (PTSD) und Möglichkeiten der Ermittlung in der Asylverfahrenspraxis. Z Für Klin Psychol Psychother 35, 12–20

Garamendi PM, Landa MI, Ballesteros J, Solano MA (2005): Reliability of the methods applied to assess age minority in living subjects around 18 years old: A survey on a Moroccan origin population. Forensic Sci Int 154, 3–12

Gavranidou M, Niemiec B, Magg B, Rosner R (2008): Traumatische Erfahrungen, aktuelle Lebensbedingungen im Exil und psychische Belastung junger Flüchtlinge. Kindh Entwickl 17, 224–231

Gelbrich B, Lessig R, Lehmann M, Dannhauer K-H, Gelbrich G (2010): Altersselektion in Referenzstichproben. Rechtsmedizin 20, 459–463

Gerst T (2015): Randnotiz: Keine ärztliche Aufgabe. Dtsch Arztebl 112, A1261

Gleiser I, Hunt EE (1955): The permanent mandibular first molar: Its calcification, eruption and decay. Am J Phys Anthropol 13, 253–283

Gordis L: Epidemiology. Fifth edition; Elsevier/Saunders, Philadelphia, PA 2014

Greulich WW, Pyle SI: Radiographic atlas of skeletal development of the hand and wrist. 2. Auflage; Stanford Univ. Press, Stanford, Calif. 1959

Guo Y, Chu G, Olze A, Schmidt S, Schulz R, Ottow C, Pfeiffer H, Chen T, Schmeling A (2018b): Application of age assessment based on the radiographic visibility of the root pulp of lower third molars in a northern Chinese population. Int J Legal Med 132, 825–829

Guo Y, Li M, Olze A, Schmidt S, Schulz R, Zhou H, Pfeiffer H, Chen T, Schmeling A (2018a): Studies on the radiographic visibility of the periodontal ligament in lower third molars: can the Olze method be used in the Chinese population? Int J Legal Med 132, 617–622

Gurses MS, Inanir NT, Gokalp G, Fedakar R, Tobcu E, Ocakoglu G (2016): Evaluation of age estimation in forensic medicine by examination of medial clavicular ossification from thin-slice computed tomography images. Int J Legal Med 130, 1343–1352

Gurses MS, Inanir NT, Soylu E, Gokalp G, Kir E, Fedakar R (2017): Evaluation of the ossification of the medial clavicle according to the Kellinghaus substage system in identifying the 18-year-old age limit in the estimation of forensic age—is it necessary? Int J Legal Med 131, 585–592

Gustafson G, Koch G (1974): Age estimation up to 16 years of age based on dental development. Odontol Revy 25, 297–306

Hackman L, Black S (2013): The Reliability of the Greulich and Pyle Atlas When Applied to a Modern Scottish Population. J Forensic Sci 58, 114–119

Haenel F: Besonderheiten bei der Begutachtung psychisch reaktiver Traumafolgen. In: Haenel F, Wenk-Ansohn M (Hrsg.): Begutachtung psychisch reaktiver Traumafolgen in aufenthaltsrechtlichen Verfahren. 1. Aufl; Psychologie-Verl.-Union, München 2004, 61–75

Halbe B (2017a): Aufklärungspflicht Teil 1: Rechtssicherheit für Ärzte und Patienten. Dtsch Ärztebl 114, A858–A859

Halbe B (2017b): Aufklärungspflicht Teil 2: Strafbarkeit von Ärzten bei unzureichender Patientenaufklärung. Dtsch Ärztebl 114, A962–A963

Harris MJ, Nortjé CJ (1984): The mesial root of the third mandibular molar. A possible indicator of age. J Forensic Odontostomatol 2, 39–43

Heinrichs B: Forschung am Menschen: Elemente einer ethischen Theorie biomedizinischer Humanexperimente (Studien zu Wissenschaft und Ethik Bd. 3). De Gruyter, Berlin 2006

Hermetet C, Saint-Martin P, Gambier A, Ribier L, Sautenet B, Rérolle C (2018): Forensic age estimation using computed tomography of the medial clavicular epiphysis: a systematic review. Int J Legal Med 132, 1415–1425

Herold G: Innere Medizin. Gerd Herold, Köln 2012

Hornsteiner G: Daten und Statistik Eine praktische Einführung für den Bachelor in Psychologie und Sozialwissenschaften. Spektrum Akademischer Verlag, Heidelberg 2012

Houpert T, Rérolle C, Savall F, Telmon N, Saint-Martin P (2016): Is a CT-scan of the medial clavicle epiphysis a good exam to attest to the 18-year threshold in forensic age estimation? Forensic Sci Int 260, 103.e1–103.e3

Huesmann M, Wiesemann C: Ethical Aspects of Estimating the Age of Young Refugees by Biological Methods. In: Eisenberg W, Nowotny T, Uhe F (Hrsg.): Best Practice for Young Refugees. IPPNW, Berlin 2016, 44–54. https://www.ippnw.de/commonFiles/pdfs/Soziale_Verantwortung/Best_Practice_Refugees_2016.pdf; abgerufen am 25.06.2020

Jones LL: Determinants of pubertal development in an urban South African cohort. Doctoral Thesis, Loughborough University. 2008

Journy N, Rehel J-L, Ducou Le Pointe H, Lee C, Brisse H, Chateil J-F, Caer-Lorho S, Laurier D, Bernier M-O (2015): Are the studies on cancer risk from CT scans biased by indication? Elements of answer from a large-scale cohort study in France. Br J Cancer 112, 185–193

Katzenmeier C: Ärztliche Aufklärung. In: Wiesemann C, Simon A, Hüllbrock L, Forschergruppe „Autonomie und Vertrauen in der modernen Medizin." (Hrsg.): Patientenautonomie: theoretische Grundlagen, praktische Anwendungen. Mentis, Münster 2013, 91–105

Keilson H: Sequentielle Traumatisierung bei Kindern: deskriptiv-klinische und quantifizierend-statistische follow-up Untersuchung zum Schicksal der jüdischen Kriegswaisen in den Niederlanden (Forum der Psychiatrie N.F., 5). Enke, Stuttgart 1979

Kellinghaus M, Schulz R, Vieth V, Schmidt S, Pfeiffer H, Schmeling A (2010b): Enhanced possibilities to make statements on the ossification status of the medial clavicular epiphysis using an amplified staging scheme in evaluating thin-slice CT scans. Int J Legal Med 124, 321–325

Kellinghaus M, Schulz R, Vieth V, Schmidt S, Schmeling A (2010a): Forensic age estimation in living subjects based on the ossification status of the medial clavicular epiphysis as revealed by thin-slice multidetector computed tomography. Int J Legal Med 124, 149–154

Kiess W: Störungen des Wachstums. In: Kruse K, Dörr H-G (Hrsg.): Pädiatrische Endokrinologie. Ferdinand Enke, Stuttgart 1993, 188–223

Knell B, Ruhstaller P, Prieels F, Schmeling A (2009): Dental age diagnostics by means of radiographical evaluation of the growth stages of lower wisdom teeth. Int J Legal Med 123, 465–469

Köhn FM (2004): Diagnostik und Therapie des Hypogonadismus bei erwachsenen Männern. Hautarzt 55, 877–897

Koletzko B: Kinder- und Jugendmedizin. 14. Auflage; Springer-Verlag, Berlin Heidelberg 2013

Küchler A, Wieczorek D (2011): Syndrome mit dem Leitsymptom Großwuchs. Med Genet 23, 505–517

Kullman L, Johanson G, Akesson L (1992): Root development of the lower third molar and its relation to chronological age. Swed Dent J 16, 161–167

Kupfer MA: Untersuchungen zur radiologischen Sichtbarkeit der Wurzelpulpa und des Parodontalspalts unterer dritter Molaren. Dissertation Universitätsmedizin Berlin 2011

Land PDC (2012): Vorzeitiger, verspäteter und ausbleibender Pubertätsbeginn. Monatsschr Kinderheilkd 160, 626–637

Lehmann KM, Hellwig E, Wenz H-J: Zahnärztliche Propädeutik: Einführung in die Zahnheilkunde; mit 34 Tabellen. Dt. Zahnärzte-Verl., Köln 2012

Lockemann U, Fuhrmann A, Püschel K, Schmeling A, Geserick G (o.J.): Arbeitsgemeinschaft für Forensische Altersdiagnostik der Deutschen Gesellschaft für Rechtsmedizin – Empfehlungen für die Altersdiagnostik bei Jugendlichen und jungen Erwachsenen außerhalb des Strafverfahrens (aktualisierte Fassung von Lockemann U, Fuhrmann A, Püschel K, Schmeling A, Geserick G (2004)). https://www.dgrm.de/fileadmin/PDF/AG_FAD/empfehlungen_au%C3%9Ferhalb_strafverfahren.pdf; abgerufen am 25.06.2020

Lockemann U, Fuhrmann A, Püschel K, Schmeling A, Geserick G (2004): Arbeitsgemeinschaft für Forensische Altersdiagnostik der Deutschen Gesellschaft für Rechtsmedizin – Empfehlungen für die Altersdiagnostik bei Jugendlichen und jungen Erwachsenen außerhalb des Strafverfahrens. Rechtsmedizin 14, 123–126

Lucas VS, McDonald F, Andiappan M, Roberts G (2017a): Dental age estimation: periodontal ligament visibility (PLV)—pattern recognition of a conclusive mandibular maturity marker related to the lower left third molar at the 18-year threshold. Int J Legal Med 131, 797–801

Lucas VS, McDonald F, Andiappan M, Roberts G (2017b): Dental Age Estimation—Root Pulp Visibility (RPV) patterns: A reliable Mandibular Maturity Marker at the 18 year threshold. Forensic Sci Int 270, 98–102

Lucas VS, Andiappan M, McDonald F, Roberts G (2016): Dental Age Estimation: A Test of the Reliability of Correctly Identifying a Subject Over 18 Years of Age Using the Gold Standard of Chronological Age as the Comparator. J Forensic Sci 61, 1238–1243

Lüllmann-Rauch R: Taschenlehrbuch Histologie. 2. Auflage; Thieme, Stuttgart 2006

Lynnerup N, Belard E, Buch-Olsen K, Sejrsen B, Damgaard-Pedersen K (2008): Intra- and interobserver error of the Greulich–Pyle method as used on a Danish forensic sample. Forensic Sci Int 179, 242.e1–242.e6

Mathews JD, Forsythe AV, Brady Z, Butler MW, Goergen SK, Byrnes GB, Giles GG, Wallace AB, Anderson PR, Guiver TA, et al. (2013): Cancer risk in 680 000 people exposed to computed tomography scans in childhood or adolescence: data linkage study of 11 million Australians. BMJ 346, f2360–f2360

Mattle H, Mumenthaler M: Neurologie. 13., vollständig überarbeitete Auflage; Georg Thieme Verlag, Stuttgart 2013

Mittag H-J: Statistik eine interaktive Einführung. Springer Spektrum, Berlin 2012

Mühler M, Schulz R, Schmidt S, Schmeling A, Reisinger W (2006): The influence of slice thickness on assessment of clavicle ossification in forensic age diagnostics. Int J Legal Med 120, 15–17

Müller K, Fuhrmann A, Püschel K (2011): Altersschätzung bei einreisenden jungen Ausländern. Rechtsmedizin 21, 33–38

Negrao C (2005): Shame, Humiliation, and Childhood Sexual Abuse: Distinct Contributions and Emotional Coherence. Child Maltreat 10, 350–363

Nowotny T, Eisenberg W, Mohnike K (2014): Unbegleitete minderjährige Flüchtlinge: Strittiges Alter – strittige Altersdiagnostik. Dtsch Arztebl Int 111, A786–A788

Olze A: Forensisch-odontologische Altersdiagnostik bei Lebenden und Toten. Habilitationsschrift Universitätsmedizin Berlin 2005

Olze A, Solheim T, Schulz R, Kupfer M, Pfeiffer H, Schmeling A (2010b): Assessment of the radiographic visibility of the periodontal ligament in the lower third molars for the purpose of forensic age estimation in living individuals. Int J Legal Med 124, 445–448

Olze A, Solheim T, Schulz R, Kupfer M, Schmeling A (2010a): Evaluation of the radiographic visibility of the root pulp in the lower third molars for the purpose of forensic age estimation in living individuals. Int J Legal Med 124, 183–186

Olze A, Bilang D, Schmidt S, Wernecke K-D, Geserick G, Schmeling A (2005): Validation of common classification systems for assessing the mineralization of third molars. Int J Legal Med 119, 22–26

Parent A-S, Teilmann G, Juul A, Skakkebaek NE, Toppari J, Bourguignon J-P (2003): The timing of normal puberty and the age limits of sexual precocity: variations around the world, secular trends, and changes after migration. Endocr Rev 24, 668–693

Patil PB, Kiran R, Maled V, Dakhankar S (2018): The Chronology of Medial Clavicle Epiphysis Ossification using Computed Tomography. Nternational J Anat Radiol Surg 7, 23–28

Pattamapaspong N, Madla C, Mekjaidee K, Namwongprom S (2015): Age estimation of a Thai population based on maturation of the medial clavicular epiphysis using computed tomography. Forensic Sci Int 246, 123.e1–123.e5

Pérez-Mongiovi D, Teixeira A, Caldas IM (2015): The radiographic visibility of the root pulp of the third lower molar as an age marker. Forensic Sci Med Pathol 11, 339–344

Pokora R, Krille L, Dreger S, Lee C, Günster C, Zeeb H, Blettner M (2016): Computed Tomography in Germany. Dtsch Arzteblatt Int 113, 721–728

Prieto JL, Barbería E, Ortega R, Magaña C (2005): Evaluation of chronological age based on third molar development in the Spanish population. Int J Legal Med 119, 349–354

Püschel K (2015): Selbstverständlich eine ärztliche Aufgabe! Dtsch Ärztebl 112, A1674

Radenbach K, Wiesemann C: Risiko und Belastung als Kriterien der Zulässigkeit von Forschung mit Kindern und Jugendlichen. In: Marckmann G, Hans-Neuffer-Stiftung (Hrsg.): Ethische Aspekte der pädiatrischen Forschung: mit 3 Tabellen (Medizin-Ethik 22). Dt. Ärzte-Verl, Köln 2010, 37–49

Radlanski RJ: Orale Struktur- und Entwicklungsbiologie (Curriculum). Quintessenz-Verl, Berlin 2011

Rassow J, Hauser K, Netzker R, Deutzmann R: Biochemie. 2. Auflage; Thieme, Stuttgart 2008

Reichelt E: Diagnostik, Differentialdiagnostik und Komorbidität. In: Haenel F, Wenk-Ansohn M (Hrsg.): Begutachtung psychisch reaktiver Traumafolgen in aufenthaltsrechtlichen Verfahren. 1. Aufl; Psychologie-Verl.-Union, München 2004, 37–60

Reisch N, Reincke M (2012): Das adrenogenitale Syndrom. Gynäkol 45, 355–362

Richtlinie 2013/32/EU des europäischen Parlaments und des Rates vom 26.06.2013 zu gemeinsamen Verfahren für die Zuerkennung und Aberkennung des internationalen Schutzes (Neufassung).

Richtlinie 2013/33/EU des europäischen Parlaments und des Rates vom 26.06.2013 zur Festlegung von Normen für die Aufnahme von Personen, die internationalen Schutz beantragen (Neufassung).

Rolseth V, Mosdøl A, Dahlberg P, Ding K, Bleka Ø, Skjerven-Martinsen M, Straumann G, Delaveris G, Vist G: Demirjians utviklingsstadier på visdomstenner for estimering av kronologisk alder: en systematisk oversikt. (Demirjian's development stages on wisdom teeth for estimation of chronological age: a systematic review.). Folkehelseinstituttet, Oslo 2017

Rosner R, Hagl M, Petermann U (2015): Trauma- und belastungsbezogene Störungen: Neue Herausforderungen in der Klinischen Kinderpsychologie. Kindh Entwickl 24, 131–136

Ruf M, Schauer M, Elbert T (2010): Prävalenz von traumatischen Stresserfahrungen und seelischen Erkrankungen bei in Deutschland lebenden Kindern von Asylbewerbern. Z Für Klin Psychol Psychother 39, 151–160

Schickhardt C: Kinderethik: der moralische Status und die Rechte der Kinder. Zweite, korrigierte und ergänzte Auflage; mentis, Münster 2016

Schmeling A: Forensische Altersdiagnostik bei Lebenden im Strafverfahren. Habilitationsschrift Universitätsmedizin Berlin 2004

Schmeling A (2011): Forensische Altersdiagnostik bei lebenden Jugendlichen und jungen Erwachsenen. Rechtsmedizin 21, 151–162

Schmeling A, Rudolf E (2016): Altersschätzung: Auf Seiten der Kritiker. Dtsch Ärztebl 113, A2109–A2110

Schmeling A, Reisinger W, Geserick G, Olze A (2006a): Age estimation of unaccompanied minors. Forensic Sci Int 159, S61–S64

Schmeling A, Baumann U, Schmidt S, Wernecke K-D, Reisinger W (2006b): Reference data for the Thiemann—Nitz method of assessing skeletal age for the purpose of forensic age estimation. Int J Legal Med 120, 1–4

Schmeling A, Schulz R, Reisinger W, Mühler M, Wernecke K-D, Geserick G (2004): Studies on the time frame for ossification of the medial clavicular epiphyseal cartilage in conventional radiography. Int J Legal Med 118, 5–8

Schmeling A, Grundmann C, Fuhrmann A, Kaatsch H-J, Knell B, Ramsthaler F, Reisinger W, Riepert T, Ritz-Timme S, Rösing FW, et al. (o.J.): Arbeitsgemeinschaft für Forensische Altersdiagnostik der Deutschen Gesellschaft für Rechtsmedizin – Aktualisierte Empfehlungen für Altersschätzungen bei Lebenden im Strafverfahren (aktualisierte Fassung von Schmeling A, Grundmann C, Fuhrmann A, Kaatsch H-J, Knell B, Ramsthaler F, Reisinger W, Riepert T, Ritz-Timme S, Rösing FW (2008)). https://www.dgrm.de/fileadmin/PDF/AG_FAD/empfehlungen_strafverfahren.pdf; abgerufen am 25.06.2020

Schmeling A, Grundmann C, Fuhrmann A, Kaatsch H-J, Knell B, Ramsthaler F, Reisinger W, Riepert T, Ritz-Timme S, Rösing FW (2008): Aktualisierte Empfehlungen der Arbeitsgemeinschaft für Forensische Altersdiagnostik für Altersschätzungen bei Lebenden im Strafverfahren. Rechtsmedizin 18, 451–453

Schmeling A, Dettmeyer R, Rudolf E, Vieth V, Geserick G (2016): Forensische Altersdiagnostik Methoden, Aussagesicherheit, Rechtsfragen. Dtsch Ärztebl 113, 44–50

Schmidt S, Nitz I, Schulz R, Schmeling A (2008a): Applicability of the skeletal age determination method of Tanner and Whitehouse for forensic age diagnostics. Int J Legal Med 122, 309–314

Schmidt S, Baumann U, Schulz R, Reisinger W, Schmeling A (2008b): Study of age dependence of epiphyseal ossification of the hand skeleton. Int J Legal Med 122, 51–54

Schmidt S, Koch B, Schulz R, Reisinger W, Schmeling A (2007): Comparative analysis of the applicability of the skeletal age determination methods of Greulich–Pyle and Thiemann–Nitz for forensic age estimation in living subjects. Int J Legal Med 121, 293–296

Schmidt S, Fracasso T, Pfeiffer H, Schmeling A (2010): Skelettaltersbestimmung der Hand. Rechtsmedizin 20, 475–482

Schulz R, Mühler M, Mutze S, Schmidt S, Reisinger W, Schmeling A (2005): Studies on the time frame for ossification of the medial epiphysis of the clavicle as revealed by CT scans. Int J Legal Med 119, 142–145

Schulze D, Rother U, Fuhrmann A, Richel S, Faulmann G, Heiland M (2006): Correlation of age and ossification of the medial clavicular epiphysis using computed tomography. Forensic Sci Int 158, 184–189

Seisselberg J (2016): Missbrauchsbeauftragter rügt Koalition: Schutz von Flüchtlingskindern: Nebensache – ARD Tagesschau. 11.02.2016

Sequeira Cd, Teixeira A, Caldas Im, Afonso A, Perez-Mongiovi D (2014): Age estimation using the radiographic visibility of the periodontal ligament in lower third molars in a Portuguese population. J Clin Exp Dent 6, e546–e550

Shannoun F, Blettner M, Schmidberger H, Zeeb H (2008): Radiation Protection in Diagnostic Radiology. Dtsch Ärztebl Int 105, 41–46

Sitzmann FC, Bartmann P: Pädiatrie. Thieme, Stuttgart 2007

Spampinato MV, Tipnis S, Tavernier J, Huda W (2015): Thyroid doses and risk to paediatric patients undergoing neck CT examinations. Eur Radiol 25, 1883–1890

Stolle M: Minderjährige unbegleitete Flüchtlinge in Hamburg: Kinder- und jugendpsychiatrische Auffälligkeiten unter besonderer Berücksichtigung der asylrechtlichen Anhörung und des Aufenthaltsstatus. Dissertation Universität Hamburg 2001

Strauß: Medizinische Psychologie und Soziologie: Ein praxisorientiertes Lehrbuch. Hogrefe, Göttingen 2004

Tanner JM: Wachstum und Reifung des Menschen. Georg Thieme Verlag, Stuttgart 1962

Tanner JM, Whitehouse RH, Cameron N, Marshall WA, Healy MJR, Goldstein H: Assessment of skeletal maturity and prediction of adult height (TW2 method). 2nd ed; Academic Press, London; New York 1983

Taylor J, Blenkin M: Age Evaluation and Odontology in the Living. In: Black SM, Aggrawal A, Payne-James J (Hrsg.): Age estimation in the living: the practitioners guide. Wiley-Blackwell, Chichester, West Sussex, UK; Hoboken, NJ 2010, 176–201

Thiemann H-H, Nitz I, Schmeling A: Röntgenatlas der normalen Hand im Kindesalter. Thieme, Stuttgart 2006

Tieg A (2018): Alterstest für Flüchtlinge: „Wir liegen zu 95 Prozent richtig". Die Zeit, 04.01.2018

Timme M, Timme WH, Olze A, Ottow C, Ribbecke S, Pfeiffer H, Dettmeyer R, Schmeling A (2017): The chronology of the radiographic visibility of the periodontal ligament and the root pulp in the lower third molars. Sci Justice 57, 257–261

Tipnis SV, Spampinato MV, Hungerford J, Huda W (2015): Thyroid Doses and Risks to Adult Patients Undergoing Neck CT Examinations. Am J Roentgenol 204, 1064–1068

Tisè M, Mazzarini L, Fabrizzi G, Ferrante L, Giorgetti R, Tagliabracci A (2011): Applicability of Greulich and Pyle method for age assessment in forensic practice on an Italian sample. Int J Legal Med 125, 411–416

Torimitsu S, Makino Y, Saitoh H, Ishii N, Inokuchi G, Motomura A, Chiba F, Yamaguchi R, Hoshioka Y, Urabe S, Iwase H (2019): Age estimation based on maturation of the medial clavicular epiphysis in a Japanese population using multidetector computed tomography. Leg Med 37, 28–32

Ufuk F, Agladioglu K, Karabulut N (2016): CT evaluation of medial clavicular epiphysis as a method of bone age determination in adolescents and young adults. Diagn Interv Radiol 22, 241–246

United Nations (1989): Convention on the Rights of the Child—Adopted and opened for signature, ratification and accession by General Assembly resolution 44/25 of 20 November 1989 entry into force 2 September 1990. https://www.ohchr.org/Documents/Professio nalInterest/crc.pdf; abgerufen am 25.06.2020

United Nations, Scientific Committee on the Effects of Atomic Radiation: Sources, effects and risks of ionizing radiation: United Nations Scientific Committee on the Effects of Atomic Radiation : UNSCEAR 2013 report to the General Assembly with scientific annexes. Band 1; UNITED NATIONS PUBLICATION, New York 2014

United Nations Children's Fund (UNICEF): Uprooted—The Growing Crisis for Refugee and Migrant Children. UNICEF Division of Data, Research and Policy, New York 2016

Uysal Ramadan S, Gurses MS, Inanir NT, Hacifazlioglu C, Fedakar R, Hizli S (2017): Evaluation of the medial clavicular epiphysis according to the Schmeling and Kellinghaus method in living individuals: A retrospective CT study. Leg Med 25, 16–22

Verordnung 604/2013/EU des europäischen Parlaments und des Rates vom 26. Juni 2013 zur Festlegung der Kriterien und Verfahren zur Bestimmung des Mitgliedstaats, der für die Prüfung eines von einem Drittstaatsangehörigen oder Staatenlosen in einem Mitgliedstaat gestellten Antrags auf internationalen Schutz zuständig ist (Neufassung).

Vieth V, Kellinghaus M, Schulz R, Pfeiffer H, Schmeling PDA (2010): Beurteilung des Ossifikationsstadiums der medialen Klavikulaepiphysenfuge. Rechtsmedizin 20, 483–488

Vorstand der Deutschen Gesellschaft für Rechtsmedizin (2016): Antwort des Vorstands der DGRM auf die Stellungnahme der ZEKO zur medizinischen Altersschätzung bei unbegleiteten jungen Flüchtlingen vom 30.09.2016. https://www.dgrm.de/fileadmin/PDF/ AG_FAD/Antwort_DGRM_ZEKO_30.09.2016.pdf; abgerufen am 25.06.2020

Whiting PF (2011): QUADAS-2: A Revised Tool for the Quality Assessment of Diagnostic Accuracy Studies. Ann Intern Med 155, 529

Wiesemann C: Spannungsfeld Kindeswohl und Kindeswille. In: Riedel A, Lehmeyer S (Hrsg.): Ethik im Gesundheitswesen. Springer 2020 (im Druck)

Willig RP (2008): Hochwuchs bei Kindern und Jugendlichen. Gynäkol Endokrinol 6, 39–47

Wittschieber D, Schulz R, Vieth V, Küppers M, Bajanowski T, Ramsthaler F, Püschel K, Pfeiffer H, Schmidt S, Schmeling A (2014): The value of sub-stages and thin slices for the assessment of the medial clavicular epiphysis: a prospective multi-center CT study. Forensic Sci Med Pathol 10, 163–169

Zhang K, Chen X, Zhao H, Dong X, Deng Z (2015): Forensic Age Estimation Using Thin-Slice Multidetector CT of the Clavicular Epiphyses Among Adolescent Western Chinese. J Forensic Sci 60, 675–678

Ziegler A, Antes G, König I (2011): Bevorzugte Report Items für systematische Übersichten und Meta-Analysen: Das PRISMA-Statement. DMW – Dtsch Med Wochenschr 136, e9–e15

BfS – Bundesamt für Strahlenschutz. https://www.bfs.de/DE/themen/ion/anwendung-med izin/diagnostik/roentgen/nutzen-risiko.html; abgerufen am 25.06.2020

Printed in the United States
by Baker & Taylor Publisher Services

Printed in the United States
by Baker & Taylor Publisher Services